临床医师工作指南系列

西京妇产科医嘱速查手册

主　编　魏　莉　陈必良　辛晓燕

副主编　杨　红　王　建　王　林

编　者　（以姓氏笔画排序）

于月成　马向东　王红英

王西林　任　红　刘朵朵

刘淑娟　宋　晖　张红菊

张建芳　张俊茹　李胜男

杨　荣　邹　伟　武　燕

赵海波　黄艳红　滑　玮

穆润华

西安交通大学出版社
XI'AN JIAOTONG UNIVERSITY PRESS

内 容 提 要

本书系统地整理了妇产科临床常见疾病医嘱，并对其中涉及的重要检查、治疗及注意事项、替代方案等进行了必要补充。全书内容丰富、条理清晰、实用性强，读者既可便捷地查找学习规范的医嘱，也可透过最新进展，启迪诊疗思路。适合各级妇产科医生参阅。

图书在版编目(CIP)数据

西京妇产科医嘱速查手册/魏莉，陈必良，辛晓燕主编.
—西安：西安交通大学出版社，2012.7
ISBN 978-7-5605-4144-0

Ⅰ.①西… Ⅱ.①魏… ②陈… ③辛… Ⅲ.①妇产科病-医嘱-手册 Ⅳ.①R710.5-62

中国版本图书馆 CIP 数据核字(2011)第 281941 号

书　　名　西京妇产科医嘱速查手册
主　　编　魏　莉　陈必良　辛晓燕
责任编辑　赵　阳　王丽娜

出版发行　西安交通大学出版社
　　　　　(西安市兴庆南路 10 号　邮政编码 710049)
网　　址　http://www.xjtupress.com
电　　话　(029)82668357　82667874(发行中心)
　　　　　(029)82668315　82669096(总编办)
传　　真　(029)82668280
印　　刷　陕西元盛印务有限公司

开　　本　787mm×1 092mm　1/32　**印张**　13.5　**字数**　401 千字
版次印次　2012 年 7 月第 1 版　　2012 年 7 月第 1 次印刷
书　　号　ISBN 978-7-5605-4144-0/R·200
定　　价　29.00 元

读者购书、书店添货、如发现印装质量问题，请与本社发行中心联系、调换。
订购热线：(029)82665248　(029)82665249
投稿热线：(029)82665546
读者信箱：xjtumpress@126.com

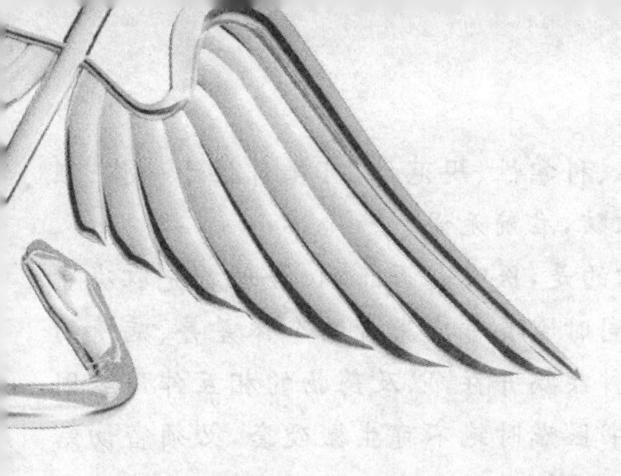

前言

FOREWORD

从着手准备、初稿形成到酝酿出版，心中一直充满着憧憬、忐忑和兴奋。梦想即将成为现实时，却又不知从何说起……

我们所从事的妇产科学是一门实践性、经验性很强的学科。近年来，医学发展迅速，妇产科也取得了巨大的进步，新技术、新药物、新疗法层出不穷。进入第四军医大学西京医院妇产科十二年，从住院医生一路走来，在临床实践中常常发现，年轻的妇产科医生，尤其是基层医院的专科医生在开医嘱时常常会感到棘手。纵使案头备有教科书和厚厚的专业书籍，但是其中详尽的分析、阐述反而会使他们感到茫然、不知所措，不得要领。多年的临床教学工作更使我认识到规范化医嘱的重要性。教与学两方面都需要一本较为全面、简洁、清晰的妇产科医嘱方面的工具书。

为了向大家提供一本各级医生都“愿意看”“看得懂”“记得住”“用得上”的妇产科临床工具书，我们总结了临床长期应用、疗效可靠，并为国内外学者所公认的医嘱和处理原则，同时反映了近年来的研究成果和最新进展。

在内容上集先进性、科学性、规范性、可操作性于一体；在语言上力争言简意赅，准确无误。

需要特别注意的是，医嘱是否正确、合理首先取决于明确的疾病诊断，同时需要考虑患者的个体差异、病情的发展、演变甚至多种疾病并存，以及药物的相互作用等因素。因此，使用本书医嘱时绝不可生搬硬套，必须密切结合患者的具体情况，严格遵循个体化原则，根据病情的变化不断完善诊疗方案，合理开具医嘱。

最后，感谢为本书付出辛苦劳动，协助审校的恩师——辛晓燕教授、陈必良教授以及所有给予我教诲和帮助的老师们。尽管付出努力，但不妥之处在所难免，恳切期望广大读者惠予指正。

魏 莉

2012年1月22日（除夕）

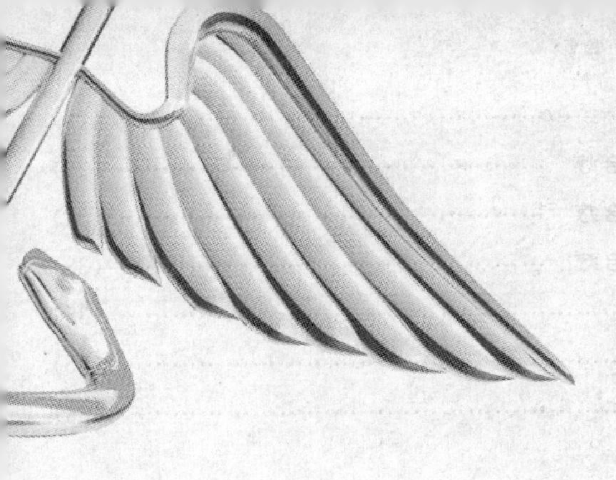

目录

CONTENTS

产科篇

妇科篇

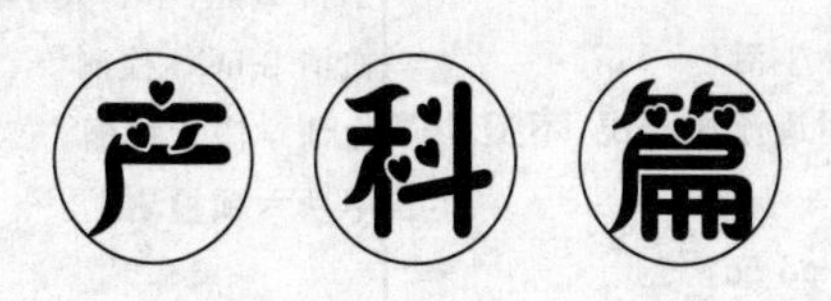

不知年长的妇产科医生会怎么想，总之如今的我每次听说又要轮转产科，真是一件很“terrible”的事情。产科，这个众人眼中每日热热闹闹、高高兴兴迎接小朝阳们的希望之地，对于产科医生来说，却可能每日都在演绎着悲喜交加、瞬间的阴阳两隔。产科有太多的欢乐，也有着令人难以忘怀的悲伤。但是我们仍然热爱产科，无论多么辛苦，母子平安是我们唯一的目标……

病理妊娠

流产

先兆流产

长期医嘱	临时医嘱
普通饮食 卧床休息,避免性生活 密切观察腹痛、阴道流血情况,不适立即就近就诊[4] 维生素 E 100mg po qd **黄体功能不足者** 黄体酮注射液 20mg im qd 或地屈孕酮片 10mg po bid 或绒促素(HCG) 3000U im qod **甲状腺功能减退者** 甲状腺素 10mg po qd～bid	妇科 B 超(孕囊大小、胚芽、胎心)[1] 血清 β-hCG 检测[2] 血清孕激素检测[3] 甲功六项检测[5]

① 孕 5,6,7 周孕囊的能见率分别为 76%,96%,98%。孕周初步估算方法:孕囊直径平均值(mm)+30(天数)或顶臀长(cm)+6.5(周数)。若阴道流血停止、腹痛消失,B 超证实胚胎存活,可继续妊娠。

② HCG 由合体滋养细胞分泌。受精后 6～7 日,囊胚分化出合体滋养细胞层,即可测出血 β-hCG,约为 20～50mIU/ml;排卵后 14 日,约为 100mIU/ml;第 5 周,可达 1000mIU/ml。早孕期间监测 β-hCG 的动态变化,有助于判断妊娠预后:正常妊娠 6～8 周时,血 β-hCG 以每日 66%的速度递增,如每 48 小时其递增速度<66%,提示妊娠预后不良;若已见孕囊,但其水平仍<1000mIU/ml,则胚胎一般不可能存活。

③ 早孕期间,血孕酮≥25ng/ml,提示宫内妊娠存活;血孕酮<15ng/ml,可能与不良妊娠结局有关,如自然流产、异位妊娠;血孕酮<10ng/ml,提示先兆流产且胎儿死亡概率为 83%;血孕酮持续下降,提示妊娠预后不良。

④ 妊娠出现阴道出血的概率约为30%，其中约50%将流产，其余将继续存活，与未出血妊娠相比，其并发症发生和预后不良率增加。
⑤ 鉴别诊断有无合并甲状腺功能低下，以便及早治疗。

流产

难免流产及不全流产

长期医嘱	临时医嘱
妇科护理常规	妇科B超
普通饮食	血常规
1个月内避免性生活	白带常规
预防感染[①]	清宫术+病理检查
琥乙红霉素片 0.25g po tid	5% GS 500ml ｜iv(视子宫情况而定)
促进子宫恢复	缩宫素 10～20U ｜
新生化冲剂 2包 po tid	
或益母草冲剂 2包 po tid	

①若有青霉素、头孢类药物过敏史，红霉素类药物为首选。

流产

稽留流产

长期医嘱	临时医嘱
妇科护理常规	妇科B超
普通饮食	血常规、白带常规
1个月内避免性生活	血凝全套[③]
半年内避孕	血型鉴定
结合雌激素[①] 1.25mg po tid 3～5d	肝、肾功能
或戊酸雌二醇[①] 2mg po tid 3～5d	**子宫小于12周**[④]
预防感染[②]	清宫术+病理检查
琥乙红霉素片 0.25g po tid	**子宫大于12周**[⑤]

长期医嘱	临时医嘱
促进子宫恢复	第 1～3 日：米非司酮 25mg po bid
新生化冲剂 2 包 po tid	第 4 日：米索前列醇 600μg po
或益母草冲剂 2 包 po tid	5% GS 500ml 缩宫素 10～20U　iv(视子宫情况而定)

①稽留流产由于胚胎组织死亡后滞留宫腔，易与子宫肌壁粘连，清宫困难。如胚胎死亡时间较长，为了提高子宫肌层对缩宫素的敏感性，保证彻底清除宫内胚胎组织，可以先给雌激素数日，而后行清宫术。但肝肾功能异常、乳腺肿瘤等雌激素禁忌证患者应慎重使用。

②若有青霉素、头孢类药物过敏史，此类药物为首选。

③患者凝血功能障碍，应请血液科会诊。输新鲜血浆、纤维蛋白原等纠正凝血功能后，再行清宫术或引产。

④子宫小于 12 周，建议清宫后送组织病理学检查。

⑤子宫大于 12 周，胚胎妊娠物较多，一次清宫较困难，可使用此方法待胚胎或胎盘排出后再行清宫术。

流产

习惯性流产

长期医嘱	临时医嘱
普通饮食	妇科 B 超(孕囊大小、胚芽、胎心)
卧床休息，避免性生活	血清 β-hCG 监测
密切观察腹痛、阴道流血情况，不适立即就近就诊	血清孕激素监测
维生素 E 100mg po qd	宫颈内口环扎术(孕 14～20 周，阴道 B 超检测宫颈内口情况，有指征时)
黄体功能不足者	
黄体酮注射液 20～40mg im qd	
或地屈孕酮片 10mg po bid～tid	
绒促素(HCG) 3000U im qod	
沙丁胺醇[①] 2.4mg po tid(首剂加倍)	

①沙丁胺醇曾是国内最常用的宫缩抑制剂，其药理机制为作用于子宫平滑肌的β_2受体，激活细胞内腺苷酸环化酶，细胞内游离钙浓度降低，使子宫平滑肌松弛、宫缩抑制。但是，目前我国沙丁胺醇药品说明书中未注明此用途，且在妊娠危险性中均将其列为孕妇禁用。故请各位临床医生慎重考虑是否使用。

知识拓展

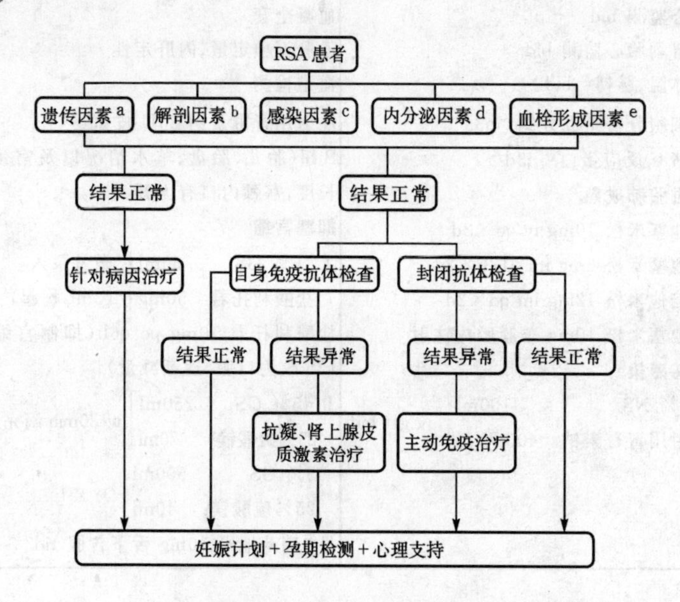

习惯性流产(RSA)患者诊疗规范

a. 夫妇双方染色体核型分析、以单基因遗传病检测为目的的分子遗传学检测；b. 生殖器查体、B超、子宫输卵管碘油造影、腹腔镜和宫腔镜、宫颈功能不全检测；c. 病毒十项(TORCH)检测；d. 性激素六项检测、黄体功能检测(BBT、孕酮水平检测、子宫内膜检测)、血泌乳素检测、甲状腺功能检测、OGTT检测；e. FDP、D-Ⅱ聚体等对血栓前状态及血浆凝血功能亢进的动态评价。

早产

长期医嘱	临时医嘱
按孕XX周先兆早产产科常规护理	血细胞分析+五分类
Ⅰ级护理	尿液分析+尿沉渣定量(流式法)
产科饮食	大便常规
观察产兆	肝功十一项、肾功两项、离子五项、血糖
胎心监测 bid	血凝全套
多普勒胎心监测 bid	乙肝五项定量、丙肝定性
测体温、脉搏⑥ bid	血型检测
血细胞分析+五分类⑥ q3d	注射用青霉素钠 20U 皮试
血清C反应蛋白⑥ q3d	B超(胎儿、胎盘、羊水情况以及宫颈管长度,宫颈内口有无开大)
促进胎肺成熟①	**抑制宫缩**
地塞米松 10mg iv qd×2d	Ⅰ②5% GS 50ml / 盐酸利托君 50mg │ 微量泵入 (3ml/h起)
或地塞米松 6mg im q12h×2d	盐酸利托君 10mg po q6h(抑制宫缩后12h改为口服,逐渐减量)
或倍他米松 12mg im qd×2d	Ⅱ③5% GS 250ml / 25%硫酸镁 20ml │ iv(30min滴完)
或地塞米松 10mg 羊膜腔内注射	5% GS 500ml / 25%硫酸镁 40ml │ iv gtt
预防感染⑤	Ⅲ④硝苯地平 10mg 舌下含服 tid
0.9% NS 100ml / 注射用青霉素钠 400万U │ iv gtt bid	

① 糖皮质激素的作用是促进胎肺成熟,同时也能促进胎儿其他组织发育。对于早产前及有早产风险的孕妇应用糖皮质激素,可降低新生儿呼吸窘迫综合征、缺氧缺血性颅内出血、新生儿坏死性小肠结肠炎、支气管肺发育不良和晶体后纤维增生症等危险,降低新生儿死亡率,同时并不增加妊娠感染率。羊膜腔内注射地塞米松的方法适用于妊娠合并糖尿病患者;多胎妊娠则适用地塞米松5mg肌注,每8h一次,连续2d;或倍他米松12mg肌注,每18h一次,连续3次。

指征 妊娠未满34周、7日内有早产分娩可能者;孕周>34周,但有临床证据证实胎肺未成熟者;妊娠期糖尿病血糖控制不满意者。

副作用 孕妇血糖升高、降低母儿免疫力。多疗程应用可能对胎儿神经系统发育产生一定的影响。因此，不推荐产前反复、多疗程应用。

禁忌证 临床已有宫内感染证据的孕妇。

② 盐酸利托君为β_2肾上腺素受体激动剂，可激动子宫平滑肌中的β_2受体，抑制子宫平滑肌的收缩频率和强度，是一种口服、肌肉和静脉注射均可有效延长妊娠，阻止早产的药物，属于孕期B类用药。

用法 根据孕妇情况，滴注时要经常监测妊娠子宫收缩频率、胎儿心率、孕妇心率、血压、血糖、肺部情况、尿量，注意出入平衡，控制输液量不超过2500ml/d。静滴时建议保持左侧卧位，以减少低血压危险。取本品50mg加入5% GS 50ml中，微量泵持续泵入，起始速度3ml/h（即0.05mg/min），视宫缩调节，每10分钟增加3ml/h，最大速度不得大于21ml/h（即0.35mg/min），待宫缩停止，继续输注至少12h。对糖尿病患者可用生理盐水稀释。口服片剂最大剂量每日不超过12片。

副作用 包括以下两个方面。

- 孕妇：心动过速、头痛、恶心、呕吐、低血钾、高血糖、肺水肿、心悸、心肌缺血等。
- 新生儿：心动过速、低血压、低血钙、低血糖、颅内出血、胆红素血症等。

禁忌证 禁用于以下几种情况。

- 禁用于妊娠不足20周和分娩进行期（宫颈扩展大于4cm或开全80%以上）的孕妇。
- 禁用于延长妊娠对孕妇、胎儿构成危险的情况，包括分娩前任何原因的大出血（特别是前置胎盘和胎盘早剥）、子痫及严重的先兆子痫、死胎、绒毛膜羊膜炎、妊娠合并心脏病、肺动脉高压、重度高血压、妊娠合并甲状腺功能亢进、病情控制不佳的糖尿病患者、对本品中任何成分过敏者。

③ 镁离子直接作用于子宫平滑肌细胞，拮抗钙离子对其的收缩活性，从而抑制子宫收缩。治疗早产的有效血镁浓度为2.1～2.9mmol/L。

用法 一般采用25%硫酸镁20ml加于5%葡萄糖液100～250ml中，在30～60min内缓慢静脉滴注，然后用25%硫酸镁40ml加于5%葡萄糖液500ml中，以1～2g/h速度静脉滴注，直至宫缩停止。用药过程中应注意呼吸（不少于16次/分）、膝反射（存在）及尿量（不少于

25ml/h)、心率等。

副作用 孕妇和新生儿均会受到影响。

- 孕妇：潮红、出汗、口干、恶心、呕吐、肌无力、低血压，运动反射减弱、呼吸抑制、肺水肿、心搏停止。
- 新生儿：呼吸抑制、低 Apgar 评分、肠蠕动减弱等。

解毒 10%葡萄糖酸钙 10ml 稀释后，缓慢静脉注射。

禁忌证 重症肌无力，肾功不全，近期心梗或心肌病史者禁用。

④ 硝苯地平为钙拮抗剂，影响钙离子内流，抑制子宫收缩。治疗中应密切注意孕妇血压、心率变化。注意血压急剧下降，胎盘血流量减少，胎心减慢的不良反应。对于充血性心力衰竭、主动脉瓣狭窄者禁用；已用硫酸镁慎用，以防血压急剧下降。

⑤ 虽然早产的主要原因是感染所致，但研究显示，抗生素并不能延长孕周、降低早产率。

- 对有早产史或其他早产高危孕妇，应结合病情个体化地应用抗生素。
- 对胎膜早破的先兆早产孕妇，建议常规应用抗生素预防感染。

⑥ 宫内感染的临床诊断指标如下（有以下 3 项或 3 项以上者即可诊断）。合并胎膜早破或宫内感染时，应加强检测；若排除胎膜早流、宫内感染，可常规检测。

- 体温升高≥38℃。
- 脉搏≥110 次/分。
- 胎心率>160 次/分或<120 次/分。
- 血白细胞升高达 15×10^9/L 或有核左移。
- 血清 C 反应蛋白水平上升。
- 羊水有异味。
- 子宫有压痛。

知识拓展

1. 分娩时机的选择

(1) 对于不可避免的早产，应停用一切宫缩抑制剂。

(2) 当延长妊娠的风险大于胎儿不成熟的风险时，应选择及时终止妊娠。

(3) 妊娠<34 周时,根据个体情况决定是否终止妊娠。

(4) 如有明确的宫内感染,应尽快终止妊娠。

(5) 对于妊娠≥34 周的患者,可以顺其自然。

2. 分娩方式的选择

(1) 有剖宫产指征者可行剖宫产术结束分娩,但应在估计早产儿有存活可能性的基础上实施。

(2) 阴道分娩应密切监测胎心、慎用可能抑制胎儿呼吸的镇静剂。第二产程常规行会阴侧切术。

3. 早产处置流程图

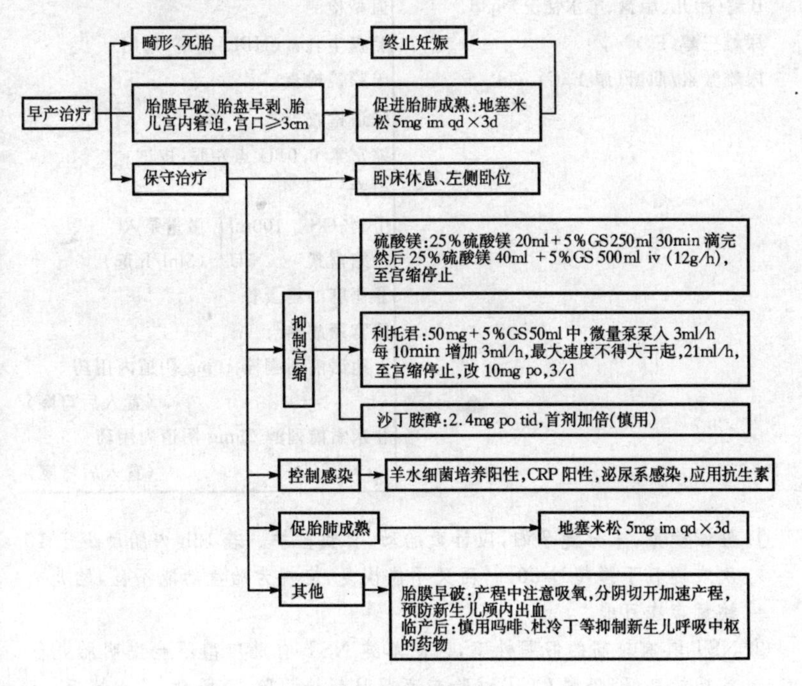

早产处置流程图

过期妊娠

长期医嘱	临时医嘱
按孕 XX 周过期妊娠产科常规护理	血细胞分析＋五分类
Ⅰ级护理	尿液分析＋尿沉渣定量(流式法)
产科饮食	大便常规
观察产兆	肝功十一项、肾功两项、离子五项、血糖
自数胎动① tid	血凝全套
多普勒胎心监测 (NST)② qd	乙肝五项定量、丙肝定性
B 超(胎儿、胎盘、羊水情况) q3d	血型检测
尿雌三醇(E_3)③	胎盘生乳素(HPL)测定(选用)
尿雌激素/肌酐(尿 E/C) q3d	羊膜镜检查
	阴道检查④
	缩宫素 0.01U 点左眼(皮试)
	引产⑤⑥
	Ⅰ 5%GS 100ml, 缩宫素 5U | 微量泵入 (3ml/h 起)
	Ⅱ 蓖麻油鸡蛋餐
	促宫颈成熟⑦
	Ⅰ 地诺前列酮栓 10mg 阴道内用药 (置入后穹窿)
	Ⅱ 米索前列醇 25mg 阴道内用药 (置入后穹窿)

① 妊娠晚期，未分娩孕妇，应计数胎动，自我监护。若 12h 内胎动少于 10 次或逐日下降超过 50%，而又不能恢复，应视为胎盘功能不良，胎儿有缺氧存在可能。

② NST 具有较高的假阴性率，因此单纯 NST 有反应型不能说明胎儿储备功能良好，仍需 OCT 试验或定期 B 超检测胎儿、胎盘、羊水情况。

③ 胎盘功能评估：采用单次尿测定尿雌三醇与肌酐(E/C)比值。E/C 比值在正常情况下应大于 15，若 E/C 比值<10，或 24h 尿 E_3<10mg，或 HPL<4mg/L 或突然降低 50%，均表明胎盘功能减退。

④ 详细检查骨盆大小即形态、胎儿大小、胎位、头盆关系等，排除阴道分

娩禁忌证。

⑤ 引产前准备

a. 仔细核对预产期,防止人为的早产和不必要的引产。

b. 判断胎儿成熟度:如果胎肺未成熟,如情况许可,尽可能先促胎肺成熟,后行引产术。

c. 详细检查骨盆大小即形态、胎儿大小、胎位、头盆关系等,排除阴道分娩禁忌证。

d. 在引产前应行多普勒胎心监护和超声检查,了解胎儿宫内状况。

e. 在引产前应行评估宫颈成熟度,对引产的成功率进行预测和判断。(目前公认的评估成熟度常用的方法是 Bishop 评分法,评分≥6 分提示宫颈成熟;评分越高,引产成功率越高;评分<6 分提示宫颈不成熟,需要促宫颈成熟。)

f. 妊娠合并内科疾病及产科并发症者,在引产前,充分估计疾病严重程度及经阴道分娩的风险,并进行相应检查,制定详细的防治方案。

g. 医护人员应熟练掌握各种引产方法及其并发症的早期诊断和处理,要严密观察产程,做好详细记录,引产期间需配备有阴道助产及剖宫产的人员和设备。

h. 若出现宫缩过强、过频、过度刺激综合征、胎儿窘迫以及梗阻性分娩、子宫先兆破裂、羊水栓塞等征候,应及时按以下方式处理。

➤ 立即停止使用催产药物。

➤ 立即左侧卧位、吸氧、建立静脉通路。

➤ 静脉给子宫松弛剂,如利托君,或 25%硫酸镁等。

➤ 立即行阴道检查,了解产程进展情况。未破膜者给予人工破膜术,观察羊水有无胎粪污染及其程度。

➤ 立即行多普勒胎心监护,判断有无胎儿宫内窘迫,决定后续分娩方式。

⑥ 缩宫素 5U 加入 0.9%氯化钠注射液 100ml,微量泵持续泵入,起始速度 3ml/h(即 2.5mU/min),根据宫缩调整滴速,一般每隔 30min 调整一次,直至出现有效宫缩。有效宫缩的判定标准为 10min 内出现 3 次宫缩,每次宫缩持续 30～60s。最大滴速一般不得超过 30ml/h。要专人观察宫缩强度、频率、持续时间及胎心率变化并及时记录,调好宫缩后行胎心监护。破膜后要观察羊水量及有无胎粪污染及其程度。警

惕缩宫素过敏反应。禁止肌肉注射、皮下穴位注射及鼻黏膜用药。用量不宜过大，以防止发生水中毒。宫缩过强时应及时停用缩宫素，必要时使用宫缩抑制剂。

⑦ 促宫颈成熟

a. 机械性扩张促宫颈成熟：包括低位水囊、Foleys 管、昆布条、海藻棒等，需要在阴道无感染及胎膜完整时才能使用。主要是通过机械刺激宫颈管，促进宫颈局部内源性前列腺素合成、释放，从而促进宫颈管软化成熟。其缺点是有潜在感染、胎膜早破、宫颈损伤的可能。

b. 前列腺素制剂促宫颈成熟：如果宫颈评分＜6 分，则应在引产前促宫颈成熟。常用的促宫颈成熟的药物主要是前列腺素制剂。应用前列腺素制剂促宫颈成熟应注意以下事项：

- 孕妇患有心脏病、急性肝肾疾病、严重贫血、青光眼、哮喘、癫痫者禁用。
- 有剖宫产史和其他子宫手术史者禁用。
- 胎膜早破者，禁用。
- 主要的不良反应是宫缩过频、过强，要专人观察和记录，发现宫缩过强或过频及胎心率异常者及时取出阴道内药物，必要时使用宫缩抑制剂。
- 已临产者应及时取出促宫颈成熟度药物。

Bishop 宫颈成熟度评分法

指标	分数			
	0	1	2	3
子宫颈口扩张(cm)	0	1～2	3～4	5～6
宫颈管容受*	≥2.5	2	1	≤0.5
宫颈管消退(%)	0～30	40～50	60～70	80～100
子宫颈质地	硬	中	软	
子宫颈位置	后	中	前	
先露位置(坐骨棘水平＝0)	－3	－2	－1～0	＋1～＋2

* 宫颈管长度(未消退 2～3cm)

前列腺素制剂促宫颈成熟的主要机制：通过改变宫颈细胞外基质成分，软化宫颈，如激活胶原酶，使胶原纤维溶解、基质增加；影响宫颈和宫体平滑肌,使宫颈平滑肌松弛,宫颈扩张,宫体平滑肌收缩,牵拉宫颈;促进子宫平滑肌细胞间缝隙连接的形成。目前临床使用的前列腺素制剂有以下两种。

➤ PGE_2 制剂,如阴道内栓剂(可控释地诺前列酮栓)。可控释地诺前列酮栓,是一种可控制释放的前列腺素 PGE_2 制剂,含有10mg 地诺前列酮,以0.3mg/h速度缓慢释放,需低温保存。

优点 可控制药物的释放,在出现宫缩过强或过频时可方便取出。

应用方法 消毒外阴,将可控释地诺前列酮栓置于阴道后穹隆深处,将其旋转90°使栓剂横置于阴道后穹隆,宜于保持原位。在阴道外保留2~3 cm终止带以便于取出。在药物置入后,嘱孕妇平卧位20~30min以利于吸水膨胀。2h后复查,仍在原位后可活动。出现以下情况时应及时取出:临产;放置12h后;如出现过强和过频宫缩、过敏反应或胎心率异常时;如取出后宫缩过强、过频仍不缓解,可使用宫缩抑制剂。

➤ PGE_1 类制剂,如米索前列醇。适用于妊娠晚期需要引产而宫颈条件不成熟的孕妇。

方法 每次阴道内放药剂量为25μg,放药时不要将药物压成碎片。如6h后仍无宫缩,在重复使用米索前列醇前应做阴道检查,重新评估宫颈成熟度,了解原放置的药物是否溶化、吸收。如未溶化和吸收者则不宜再放。每日总量不得超过50μg,以免药物吸收过多。如需加用缩宫素,应该距离最后一次放置米索前列醇后4h以上,并应经阴道检查证实药物已经吸收。使用米索前列醇者应在产房观察,监测宫缩和胎心率,一旦出现宫缩过强或过频,应立即进行阴道检查,并取出残留药物。有剖宫产史者、子宫手术史者禁用。

知识拓展

1. 引产术前患者病情告知书

(1)产程进展过快,胎儿宫内窘迫,需剖宫产结束分娩。

(2)产程进展过快,新生儿窒息,新生儿产伤可能。

(3)宫缩过强致软产道损伤、子宫破裂,必要时行子宫修补术,子宫全切术。

(4)产时、产后出血,失血性休克,死亡。

(5)胎盘胎膜残留,必要时清宫,胎盘植入,必要时需切除子宫。

(6)产程停滞,胎儿宫内窘迫,必要时需剖宫产结束分娩。

(7)产褥感染,继发不孕可能。

(8)产程进展中胎儿宫内窘迫、胎死宫内、死胎、死产可能。

(9)引产不顺利,改用其他方式引产可能。

(10)不排除新生儿畸形。

(11)新生儿损伤、窒息、呼吸窘迫综合征、吸入性肺炎,抢救无效,死亡。

(12)输液、输血反应。

(13)羊水栓塞,DIC,死亡。

(14)其他。

2.终止妊娠指征

已确诊过期妊娠,若有下列情况之一应立即终止妊娠。

- 宫颈条件成熟。
- 胎儿≥4000g 或 IUGR。
- 12h 内胎动累计数<10 次,或 NST 为无反应型,CST 阳性或可疑时。
- 持续低 E/C 比值。
- 羊水过少(羊水暗区<3cm)或羊水粪染。
- 并发中度或重度妊娠期高血压疾病。

3.引产禁忌证

(1) 绝对禁忌证:孕妇严重合并症及并发症,不能耐受阴道分娩者。

- 子宫手术史,主要是指古典式剖宫产术,未知子宫切口的剖宫产术,穿透子宫内膜的肌瘤剔除术,子宫破裂史等。
- 前置胎盘、前置血管。
- 明显头盆不称。
- 胎位异常,横位,初产臀位估计不能经阴道分娩者。
- 宫颈浸润癌。
- 某些生殖道感染性疾病,如疱疹感染活动期。
- 未经治疗的获得性免疫缺陷病毒感染者。

• 对引产药物过敏者。

(2)相对禁忌证:包括以下几种情况。

• 子宫下段剖宫产史。

• 臀位。

• 羊水过多。

• 双胎或多胎妊娠。

• 经产妇分娩次数大于等于5次者。

4.引产术中剖宫产指征

• 产程长,胎先露部下降不满意。

• 引产失败。

• 产程中出现胎儿窘迫征象。

• 头盆不称。

• 巨大儿。

• 臀先露伴骨盆轻度狭窄。

• 高龄初产妇。

• 破膜后羊水少、黏稠、粪染。

• 同时存在较为严重的妊娠期合并症或并发症,如糖尿病、肾病综合征、重度子痫、妊娠合并心脏病等。

妊娠剧吐

长期医嘱	临时医嘱
按孕XX周妊娠剧吐产科常规护理	血细胞分析+五分类
Ⅱ级护理	尿液分析+尿沉渣定量(流式法)
禁食/产科饮食①	大便常规
复方醋酸钠注射液 1000ml iv gtt qd	肝功十三项、肾功两项、离子五项、血糖
10% GS 500ml 10%氯化钾注射液① 10ml iv gtt qd	乙肝五项定量、丙肝定性 血气分析
5% GS 500ml 维生素 B_6 注射液 10ml iv gtt qd	二氧化碳结合力测定 B超②

长期医嘱			临时医嘱
5% GNS	500ml	iv gtt qd	心电图③
维生素 C 注射液	10ml		眼底检查④
ATP	40mg		
辅酶 A	100U		
氨基酸注射液① 250ml iv gtt qd/bid			
脂肪乳注射液① 250ml iv gtt qd			
5%碳酸氢钠注射液① 250ml iv gtt qd			
维生素 B_1 注射液 100mg im qd			

① 中至重度呕吐者必须住院，给予补液、纠酸、维持电解质平衡等对症支持治疗。入院后先禁食 2～3d，每日静滴葡萄糖、林格液，总量约 3000ml，使每日尿量 1000ml 以上。根据血钾、血钠情况决定离子补充的方法；根据血气分析、二氧化碳结合力结果，决定是否静滴 5%碳酸氢钠；营养不良者，可补充氨基酸、脂肪乳等营养液。轻度呕吐者可门诊随诊治疗，嘱少食多餐，适当休息，补充维生素 A、B_1、B_6、C 等。

② 检查胎儿宫内情况、是否多胎妊娠、排除葡萄胎等。

③ 及时发现有无高血钾、低血钾影响，了解心肌情况。

④ 了解有无视网膜出血。

知识拓展

1.妊娠恶心和呕吐的鉴别诊断

(1)胃肠因素：胃肠炎，胃轻瘫，失迟缓症，胆道疾病，肝炎，肠梗阻，消化性溃疡，胰腺炎，阑尾炎。

(2)泌尿生殖道疾病：肾盂肾炎，尿毒症，卵巢扭转，肾结石，子宫肌瘤退行性变。

(3)代谢性疾病：糖尿病酮症酸中毒，卟啉病，Addison's 病，甲亢。

(4)神经系统疾病：假脑瘤，脑前庭损伤，偏头痛，中枢神经系统肿瘤。

(5)其他：药物毒性或耐受不良，心理因素。

2.妊娠剧吐并发症

(1)水、电解质紊乱。

(2)酮症酸中毒。

(3)Mallory-Weis 综合征，表现为胃-食管连接处纵向黏膜撕裂出血，引起呕血、黑便等。

(4)Weinicke-Korsakoff 综合征是由于维生素 B_1 缺乏引起的中枢神经系统疾病。包括 Weinicke 脑病和 Korsakoff 精神病，为同一病程的两个阶段。此综合征为一紧急情况，死亡率高达 50%，需紧急救治。应立即终止妊娠；维生素 B_1 400～600mg 分次肌注，而后用维生素 B_1 100mg，im，qd 至正常进食；同时注意补充其他维生素、改善脑细胞代谢、改善精神症状等。

- Weinicke 脑病是以眼部症状（眼球震颤、眼肌麻痹、视力障碍）、躯干性共济失调（站立或步态不稳）及精神障碍（震颤性谵妄、完全性意识模糊、淡漠状态）为特征。三征可同时出现，但大多精神症状迟发。
- Korsakoff 精神病表现为近期记忆障碍，远期记忆相对保留；患者意识清楚，其他认知功能尚好，常伴表情呆滞、缺乏主动性，产生虚构和错构；部分患者由于周围神经损害出现多发性神经病症状。

3. 终止妊娠指征

- 持续黄疸。
- 持续蛋白尿。
- 体温增高，持续 38℃以上。
- 心率＞120 次/分。
- 多发性神经炎及神经性体征。
- Weinicke-Korsakoff 综合征。

胎膜早破

长期医嘱	临时医嘱
按孕 XX 周，胎膜早破产科常规护理	血细胞分析＋五分类
Ⅰ级护理	尿液分析＋尿沉渣定量（流式法）
产科饮食	大便常规
平卧位或头低足高位①	肝功十一项、肾功两项、离子五项、血糖
观察产兆	血凝全套

长期医嘱	临时医嘱
胎心监测 bid	乙肝五项定量、丙肝定性
多普勒胎心监测 bid	血型检测
测体温、脉搏 tid	肛查
血细胞分析＋五分类 q2d	留置导尿④
血清 C 反应蛋白⑥ q2d	阴道液酸碱度测试
B 超（羊水情况）q2d	缩宫素 0.01U 点右眼
促进胎肺成熟②	注射用青霉素钠 20U 皮试
地塞米松 10mg iv qd ×2d	或注射用头孢呋辛钠 0.05mg 皮试
地塞米松 6mg im q12h ×2d	B 超（胎儿、胎盘、羊水情况以及宫颈管
或倍他米松 12mg im qd ×2d	长度，宫颈内口有无开大）
地塞米松 10mg 羊膜腔内注射	**抑制宫缩②**
预防感染③	Ⅰ②5% GS 50ml 微量泵入
0.9% NS 100ml	盐酸利托君 50mg （3ml/h 起）
注射用青霉素钠 400 万 U	盐酸利托君 10mg po q6h（抑制宫缩后
iv gtt bid	12h，改为口服）
或 0.9% NS 100ml	Ⅱ②5% GS 250ml iv
注射用头孢呋辛钠 1.5g	25%硫酸镁 20ml （30min 滴完）
iv gtt bid	5% GS 500ml iv gtt
复方醋酸钠注射液 500ml	25%硫酸镁 40ml
10%葡萄糖注射液 500ml	**引产⑤**
维生素 C 注射液 3g	Ⅰ0.9% NS 100ml 微量泵入
胰岛素注射液 24U	缩宫素 5U （3ml/h 起）
10%氯化钾注射液 40ml	Ⅱ剖宫产术
注射用水溶性维生素 16ml	
10%脂肪乳注射液 500ml	
复方氨基酸注射液 500ml	
iv gtt q2d⑥	
或葡萄糖脂肪乳氨基酸注射液⑥	
1440ml iv gtt q2d	

① 头低足高位可避免脐带脱垂或脐带受压，从而避免胎儿宫内窘迫。建议床尾抬高 30°，侧卧位。

② 足月前胎膜早破(胎龄小于 34 周):无继续妊娠禁忌证者,可考虑使用宫缩抑制剂预防早产,同时予地塞米松促进胎肺成熟。

③ 胎膜破裂超过 12h,应给予抗生素预防感染。一般选用 β-内酰胺类抗生素,如头孢菌素类或氨苄西林静脉滴注,头孢类过敏者可使用克林霉素、红霉素。若为足月前胎膜早破,抗生素使用 48h 后改为口服。若破膜后长期不临产,无明显临床感染征象,可先停用抗生素,每 3 日复查血常规、血清 CRP,必要时重复使用或进入产程时继续使用。

④ 若孕妇排尿困难,可留置导尿,但须注意会阴护理,预防感染。

⑤ 足月胎膜早破(胎龄大于 35 周):观察 12～24h,80%可自然临产。破膜后 24h 仍未临产,无头盆不称者,应引产。引产过程中出现胎儿宫内窘迫、母体感染等异常时应及早剖宫产结束分娩。若破膜后 72h,仍无有效宫缩,从安全角度可考虑剖宫产结束分娩。

⑥ 胎膜早破(胎龄小于 33 周):若胎儿过小,宫外生存能力差,建议必要时使用静脉高营养,促进胎儿发育。

知识拓展

1. 胎膜早破患者病情告知书

(1)胎盘早剥,子宫胎盘卒中,子宫收缩乏力,大出血,必要时切除子宫。

(2)脐带脱垂,胎儿宫内窘迫,胎死宫内,围产儿死亡率高。

(3)胎位异常,头盆不称,难产可能。

(4)羊膜腔内感染,产褥感染,败血症,感染性休克,DIC,多脏器功能衰竭,必要时切除子宫,丧失生育功能。

(5)羊膜腔内感染,子宫复旧不良,产后大出血,失血性休克,必要时需要输血治疗;保守治疗失败,必要时切除子宫,丧失生育功能。

(6)诱发早产,保守治疗失败,难免早产,早产可能。

(7)早产儿畸形不除外。

(8)早产儿呼吸窘迫综合征。

(9)早产儿宫内感染,继发新生儿吸入性肺炎、败血症、颅内感染、颅内出血、坏死性小肠结肠炎、神经系统后遗症等。

(10)早产儿存活力差,胎肺发育不良、早产儿硬肿症、肺透明膜病、重度窒息、吸入性肺炎、颅内出血、缺血缺氧性脑病、脑瘫、多功能脏器衰竭,抢救无效死亡。

(11)羊水栓塞,DIC,死亡。

(12)胎儿宫内窘迫、胎死宫内、死胎、死产、围产儿死亡率高。

(13)输血、输液反应。

(14)产时、产后大出血,失血性休克,死亡。

(15)其他。

2. 胎膜早破处理原则

(1)足月胎膜早破者

- 等待自然临产。
- 24h 后仍无迹象,缩宫素引产。
- 缩宫素引产失败,或破膜后 72h 未分娩,应剖宫产术结束分娩。

(2)未足月胎膜早破者

- 孕周≥36 周,按足月胎膜早破者处理。
- 孕周在 34～36 周者,估计胎儿体重、胎肺成熟情况,给予相应处理。
- 孕周≤34 周者,估计胎儿可以成活(≥28 周/30 周),促胎肺成熟、静脉高营养、预防感染,尽可能拖至接近或达到足月。
- 孕周＜28～30 周,胎儿存活力低,产科、儿科共同咨询,孕妇及家属知情同意,建议终止妊娠。

3. 血清 CRP 在胎膜早破中诊断意义

- CRP＞4.8mg/L,怀疑有感染存在。
- CRP＞8mg/L,提示羊膜腔感染。
- CRP＞10mg/L,可辅助诊断为绒毛膜羊膜炎。

4. 临床绒毛膜羊膜炎(宫内感染)的诊断

(1)临床症状

- 产前或产时每隔 4 h 体温,连续 2 次≥37.5℃(腋温),排除其他感染存在。
- 母体心率相隔 4 h,连续 2 次＞100 次/分,排除有心脏病史。
- 持续胎心率基线抬高(＞160 次/分),而无其他原因。
- 阴道分泌物呈脓性或味臭。
- 子宫压痛(＋)。

(2) 实验室指标

- 白细胞计数>12.5×10^9/L,中性>0.80。
- 血沉>65 mm/h。
- 胎盘、羊水或脐血细菌培养阳性。
- 胎膜或胎盘病理学检查为炎性表现。

以上出现其中任何两项或以上者诊断为临床绒毛膜羊膜炎,仅出现实验室指标异常,诊断为亚临床绒毛膜羊膜炎。一旦出现绒毛膜羊膜炎,应不考虑孕周,尽快终止妊娠。

胎儿生长受限

长期医嘱	临时医嘱
按孕 XX 周,FGR 产科常规护理	血细胞分析+五分类
Ⅱ级护理	尿液分析+尿沉渣定量(流式法)
产科饮食	大便常规
左侧卧位[①]	肝功十一项、肾功两项、离子五项、血糖
自数胎动[②] tid	血凝全套
氧气吸入 20~30min tid	乙肝五项定量、丙肝定性
多普勒胎心监测[③] qw	血型检测
测体重、宫高、腹围、血压 qw	甲功检测
{ 叶 酸 5mg po tid	B 超(胎儿、胎盘、羊水情况)[⑤]
{ 维生素 E 100mg po qd	脐血流测定[⑥]
{ 复合维生素 B_1 片 po tid	**胎盘功能检测[⑦]**
或玛特纳片 1 片 po qd	尿雌三醇(E_3)
或善存片 1 片 po qd	尿雌激素/肌酐(尿 E/C)
复方醋酸钠注射液 500ml	血甲胎蛋白
10%葡萄糖注射液 500ml	血胎盘生乳素
维生素 C 注射液 3g	TORCH 检测
胰岛素注射液 24U	狼疮抗体检测
10%氯化钾注射液 40ml	抗心磷脂抗体检测
注射用水溶性维生素 16ml	胎盘病理检查
10%脂肪乳注射液 500ml	
复方氨基酸注射液 500ml	
iv gtt q2d	

长期医嘱	临时医嘱
或葡萄糖脂肪乳氨基酸注射液 1440ml iv gtt q2d	
改善微循环④	
低分子右旋糖酐注射液 500ml 复方丹参注射液 4ml iv gtt qd	
促进胎肺成熟⑧	
地塞米松 10mg iv qd ×2d	
地塞米松 6mg im q12h ×2d	
或倍他米松 12mg im qd ×2d	

① 卧床休息，左侧卧位，可纠正子宫右旋，增加子宫胎盘血流量，有效增加不匀称型 FGR 胎儿体重，但对均称型 FGR 效果不佳。同时在诊断胎儿生长受限时，应立即进行 FGR 病因分析，积极消除导致 FGR 存在的因素。

② 自数胎动方法：早、中、晚 3 次，每次 1h，每小时胎动应大于 3 次。

③ 32 周后无应激试验(NST)每周 1 次，必要时可增加频次。

④ 改善微循环，可改善子宫胎盘绒毛间隙的血供，改善微循环，维持胎盘功能。一般每日 1 次，7～10d 为 1 个疗程。有出血倾向者禁用。

⑤ 评估胎龄、胎盘成熟度、羊水指数测定、生物物理评分等。其中测腹围(AC)和头围(HC)比值(AC/HC)，若比值小于同孕周平均值的第 10 百分位数，既有 FGR 可能，同时可判断 FGR 的类型。

⑥ 脐血流测定收缩期最大血流速度与舒张期最小血流速度值(S/D)。脐血流 S/D 超过第 90 百分位，可早期发现本病。

⑦ 尿 E/C<10 为危险值；尿 E_3<10mg/24h 预示胎儿有死亡危险。

⑧ 孕龄≤34 周，应促胎肺成熟 2～3d。

知识拓展

孕 38 周以后，胎盘绒毛间隙的血管逐渐关闭，已无法通过改善胎盘循环，传递营养物质的途径来纠正 FGR，因此静脉营养疗法宜于孕 32 周前使用，一般 7～10d 为一疗程。宫高、腹围小于同孕龄第 10 百分位数时应给予治疗。

1. 继续妊娠的指征

- 胎儿宫内监护情况良好。
- 胎盘功能正常。
- 妊娠未足月，孕妇无合并症及并发症，可以在密切监护下妊娠至足月，但不应超过预产期。

2. 终止妊娠的指征

- 治疗后 FGR 无改善，电子胎心监护反应差，胎儿生物物理评分 4～6分。
- 有胎儿宫内缺氧表现，胎盘提前老化，胎儿停止生长 3 周以上。
- 治疗中妊娠合并症、并发症病情加重，继续妊娠将危害母婴健康或生命者。
- 胎儿未足月，应当积极促胎肺成熟后再终止妊娠。

由于 FGR 胎儿对缺氧耐受性差，宜适当放宽剖宫产指征，并在产时做好新生儿抢救准备。

胎儿宫内窘迫

长期医嘱	临时医嘱
按孕 XX 周、胎儿宫内窘迫产科常规护理	血细胞分析＋五分类
Ⅱ级护理	尿液分析＋尿沉渣定量(流式法)
禁食水	大便常规
左侧卧位[1]	肝功十一项、肾功两项、离子五项、血糖
促进胎肺成熟[2]	血凝全套
地塞米松 10mg iv qd ×2d	乙肝五项定量、丙肝定性
地塞米松 6mg im q12h ×2d	血型检测
或倍他米松 12mg im qd ×2d	B 超[3](胎儿、胎盘、羊水、脐带情况)
慢性胎儿窘迫	**急性胎儿窘迫**
自数胎动 tid	左侧卧位
氧气吸入 20～30min tid	氧气吸入
多普勒胎心监测(NST/OCT) bid	持续多普勒胎心监测
B 超(胎儿、胎盘、羊水情况) q3d	停用缩宫素引产、抑制宫缩

长期医嘱	临时医嘱
	复方醋酸钠注射液④ 500ml iv gtt 阴道检查⑤ 人工破膜⑥ 终止妊娠⑦

① 左侧卧位，采用面罩或鼻导管吸氧，流量为10L/min，提高母血氧含量，提高胎儿氧分压。其中，慢性胎儿窘迫者每日2～3次，每次30min；急性胎儿窘迫者每次30min，间隔5min，

② 孕周≤35周使用。

③ 注意羊水量、有无脐带缠绕、胎盘功能；急性胎儿窘迫注意有无胎盘早剥。

④ 复方醋酸钠注射液可促进孕妇血液循环、改善酸中毒，在出入量平衡的情况下，可重复使用。

⑤ 阴道检查排除脐带脱垂、脐带先露。

⑥ 宫口>3cm可人工破膜，以了解羊水性状、量，有助于判断分娩方式。

⑦ 若仍处于第一产程，估计短时间不能结束分娩，应采取剖宫产结束分娩；若已进入第二产程，胎头双顶径已达坐骨棘平面以下，应尽快阴道助产。无论何种方式均需做好新生儿抢救准备。

知识拓展

1. 胎儿宫内窘迫患者病情告知书

(1)胎儿宫内窘迫、胎死宫内，死胎、死产，围产儿死亡率高。

(2)立即终止妊娠可能。

(3)新生儿畸形不除外。

(4)新生儿存活力差，早产儿硬肿症、肺透明膜病、新生儿窒息、呼吸窘迫综合征、新生儿肺炎、颅内出血、缺血缺氧性脑病、脑瘫、多功能脏器衰竭，抢救无效死亡。

(5)羊水栓塞，DIC，抢救无效，死亡。

(6)输血、输液反应。

(7)其他。

多胎妊娠

长期医嘱	临时医嘱
按孕XX周，双胎/多胎产科常规护理	血细胞分析＋五分类
Ⅱ级护理	尿液分析＋尿沉渣定量(流式法)
产科饮食	大便常规
自数胎动 tid	肝功十三项(含血胆酸)、肾功两项、离子五项、血糖③
氧气吸入 30min tid	血凝全套
多普勒胎心监测 qw	乙肝五项定量、丙肝定性
测体重、宫高、腹围、血压 qw	血型检测
叶　酸① 5mg po tid	B超(胎儿、胎盘、羊水情况)④
多糖铁复合物胶囊① 150mg po qd	卡前列素氨丁三醇注射液⑤ 250μg 备用(im/宫体注射)
维生素 C① 200mg po qd	备血
复合氨基酸螯合钙胶囊① 1g po qd/bid	
促进胎肺成熟②	
地塞米松 10mg iv qd×2d	
地塞米松 6mg im q12h×2d	
或倍他米松 12mg im qd×2d	
促进胎儿生长②	
复方醋酸钠注射液 500ml	
10%葡萄糖注射液 500ml	
维生素 C 注射液 3g	
胰岛素注射液 24U	
10%氯化钾注射液 40ml	
注射用水溶性维生素 16ml	
10%脂肪乳注射液 500ml	
复方氨基酸注射液 500ml	
iv gtt q2d ×7d	
或葡萄糖脂肪乳氨基酸注射液 1440ml iv gtt q2d ×7d	

① 双胎常合并贫血、妊娠期高血压等疾病，因此应早期积极口服铁剂、钙剂(妊娠 20 周后)，预防相关疾病。

② 胎儿生长受限、早产是造成双胎低体重儿的两大原因，严重影响新生儿预后。因此建议分别在孕28周、32周、36周左右予静脉高营养，以期促进胎儿宫内生长（合并妊娠期高血压疾病者慎用）、促胎肺成熟，改善新生儿预后。

③ 妊娠肝内胆汁淤积症（ICP）在双胎发生率为单胎的2倍，因此妊娠期应动态观察血胆酸和肝功能变化，注意孕妇瘙痒主诉，早期发现ICP。

④ 双胎B超检查应注意鉴别是否存在双胎输血综合征。

⑤ 双胎无论何种分娩方式均需积极预防产后出血，包括：

a. 临产时备血；

b. 胎儿娩出前建立静脉通路；

c. 在第二胎儿娩出后立即使用缩宫素，并使其维持至产后2h。例如，20U缩宫素持续静滴或米索前列醇300μg纳肛，必要时使用卡前列素氨丁三醇注射液肌注或宫壁注射。

知识拓展

1. 多胎妊娠一胎丢失

多胎妊娠孕期胎儿丢失率高于单胎妊娠，大部分发生于孕早期，多无明显症状或有少量阴道流血，胚胎或组织被吸收或排出体外，对母体或存活胎儿一般无不良影响。如发生于孕中期（孕4～5月），可导致母体凝血功能障碍。但孕妇DIC并不多见，与绝大多数孕妇在短期内分娩有关。当母体指标无明显异常，并且宫内存活胎儿无明显不良表现时应继续期待，给予低分子肝素、抗生素等治疗。常规在孕34周后，促进肺成熟后可考虑终止妊娠。

2. 双胎妊娠终止妊娠指征

- 合并急性羊水过多，有压迫症状，孕妇腹部过度膨胀，呼吸困难等严重不适。
- 胎儿严重畸形。
- 母亲有严重并发症，如先兆子痫或子痫，不适宜继续妊娠时。
- 预产期已到，尚未临产，胎盘功能减退者。

3. 双胎剖宫产指征

- 异常胎先露，如第一胎儿肩先露，臀先露，或易发生胎头交锁和碰撞的胎位及单羊膜囊双胎等。

- 宫缩乏力，产程延长，治疗效果不佳。
- 胎儿窘迫，短期不能经阴道结束分娩。
- 联体双胎孕周＞26周。
- 严重妊娠并发症需尽快结束妊娠，如子痫前期、胎盘早剥、先兆子宫破裂等。

死胎

长期医嘱	临时医嘱
按孕XX周，死胎产科常规护理	血细胞分析＋五分类
Ⅱ级护理	尿液分析＋尿沉渣定量（流式法）
产科饮食	大便常规
观察产兆	肝功十一项、肾功两项、离子五项、血糖
会阴护理 bid	血凝全套（PT、APTT、FIB）
	乙肝五项定量、丙肝定性
	RPR＋TPPA
	血型检测
	备血
	B超（胎儿、胎盘、羊水情况）
	3P试验①
	阴道检查

① 胎儿死亡后，约80%在2～3周内自然娩出。若死亡后3周仍未排出，退行性变的胎盘组织释放凝血活酶进入母血循环，激活血管内凝血因子，引起DIC。因此，胎儿死亡4周尚未排出者，应做有关凝血功能的检查。若纤维蛋白原含量＜1.5g/L，血小板＜100×10^9/L时，可用肝素治疗，每次0.5mg/kg，每6h给药一次，用药期间以试管凝血时间监测。一般用药24～48h后，可使纤维蛋白原、血小板恢复到有效止血水平，然后再引产，并备新鲜血，注意预防产后出血和感染。

知识拓展

1.死胎引产方法

依孕周、孕妇有无合并症等而定，死胎患者在产后应注意积极预防产后出血及感染。

(1)较早期妊娠死胎:米非司酮配伍米索前列醇引产。

- 米非司酮 50mg,口服,每日 2 次,连用 3 日。
- 米索前列醇 600μg,第 4 日晨 8:00 空腹口服。

(2)中期妊娠死胎:依沙丫啶羊膜腔内注射引产术,依沙丫啶 100mg,羊水稀释后注入羊膜腔。术后 72h 无宫缩,可重复使用 1 次。

(3)晚期妊娠死胎:缩宫素引产,缩宫素 5U 加入 0.9%生理盐水 100ml,微量泵入 3ml/h 起,视宫缩调节,每 30min 调整滴速,最大 30ml/h。

- 肝肾功不良者:水囊引产术。
- 孕妇一般情况差,严重合并症(如胎盘早剥、子痫、妊娠期急性脂肪肝等):剖宫取胎术。

2.死胎促宫颈成熟方法

- 米索前列醇 25μg 阴道内用药(置入后穹窿)。
- 海藻棒,宫颈置入。
- 地诺前列酮栓 10mg 阴道内用药(置入后穹窿)。

异位妊娠

异位妊娠保守治疗

长期医嘱	临时医嘱
按妇科常规护理	血细胞分析+五分类
Ⅰ级护理	尿液分析+尿沉渣定量(流式法)
普食	大便常规
测血压、脉搏 qid	肝功十一项、肾功两项、离子五项、血糖
密切监测腹痛、阴道流血情况	血凝全套
0.9% NS 100ml 注射用头孢呋辛钠[①] 1.5g iv gtt q12h	乙肝五项定量、丙肝定性 血型检测 RPR+TPPA+HIV 抗体检测
10%GS 500ml 氨甲苯酸注射液 0.2g 酚磺乙胺注射液 2g iv gtt qd	备血 注射用头孢呋辛钠 0.05mg 皮试 妇科 B 超(经阴道)
复方醋酸钠注射液 500ml iv gtt qd	甲氨蝶呤注射液(MTX)[③] 50mg im
5% GS 500ml 三磷酸腺苷注射液 40mg 维生素 C 注射液 2g 辅酶 A 粉针 100U iv gtt qd	
奥硝唑氯化钠注射液 0.5g iv gtt bid	
5% GS 500ml 维生素 B_6 200mg 甲氧氯普胺注射液 20mg iv gtt qd(胃肠反应重者加用)	
血清 β-绒毛膜促性腺激素(β-hCG) q3d	
米非司酮[②] 50mg po q12h ×3d	

① 异位妊娠保守治疗时,应注意抗感染、止血治疗;同时由于化疗药物

MTX 的使用，应注意适当水化，增加药物代谢，减少化疗毒副反应。

② 肝肾功能正常者适用。

③ 异位妊娠药物治疗方法包括 MTX 单次肌内注射和连续用药两种。

a. MTX 单次肌内注射：MTX 50mg/m^2，im，用药 4～7d 后 β-hCG 下降＜15％或继续升高，则在第 7 日给予第 2 次 MTX，剂量同前。

b. MTX 连续用药：MTX 0.4mg/(kg·d)，im，5d 为 1 疗程，同时予亚叶酸钙 6mg，im，隔日 1 次，共 5 次。

知识拓展

1. 期待疗法适应证

一些早期异位妊娠患者可能通过输卵管妊娠流产或溶解吸收自然消退。

- 无临床症状或临床症状轻微。
- 异位妊娠包块直径＜3cm。
- 血清 β-hCG＜1000 mIU/ml 并持续下降。

观察治疗期间，密切注意临床表现、生命体征，连续测定血 β-hCG、血球比积、超声波检查。如连续 2 次血 β-hCG 不降或升高，不宜观察等待，应及时治疗。期待疗法是供临床选择的一种方法，但约 1/3 患者可能继发输卵管阻塞，输卵管周围组织粘连，影响以后生育功能。

2. 药物保守治疗适应证

- 一般情况良好，无活动性腹腔出血。
- 异位妊娠包块直径＜5cm。
- 血 β-hCG＜5000mIU/ml。
- B 超未见胚芽、心管搏动。
- 患者肝肾功能正常。
- 无 MTX 使用禁忌证。

3. 异位妊娠保守治疗患者病情告知书

(1)保守治疗失败，需手术治疗或二次药物治疗可能。

(2)异位妊娠破裂，大出血，失血性休克，DIC，危及生命。

(3)腹腔感染、败血症、感染性休克可能。

(4)继发性不孕可能。

(5)再次异位妊娠可能。

(6)使用甲氨蝶呤,可能出现骨髓抑制、肝肾功能损害、恶心、呕吐等化疗副反应,必要时需对症支持治疗。

(7)输血、输液反应。

(8)其他。

异位妊娠介入治疗

长期医嘱	临时医嘱
按妇科常规护理	血细胞分析＋五分类
Ⅰ级护理	尿液分析＋尿沉渣定量(流式法)
普食	大便常规
测血压、脉搏 tid	肝功十一项、肾功两项、离子五项、血糖
密切监测腹痛、阴道流血情况	血凝全套
术后长期医嘱	血型检测
按异位妊娠介入术后常规护理	乙肝五项定量、丙肝定性
Ⅰ级护理	RPR＋TPPA＋HIV 抗体检测
普食	备血
测血压、脉搏 tid	注射用头孢呋辛钠 0.05mg 皮试
密切监测腹痛、阴道流血情况	妇科 B 超(经阴道)
0.9% NS 100ml 注射用头孢呋辛钠[1] 1.5g iv gtt q12h	血清 β-绒毛膜促性腺激素(β-hCG) 心电图
	术前临时医嘱
10%GS 500ml 氨甲苯酸注射液 0.2g 酚磺乙胺注射液 2g iv gtt qd	拟于 XX:XX 在 B 超监测下行经阴道异位妊娠病灶介入术
复方醋酸钠注射液 500ml iv gtt qd	甲氨蝶呤注射液(MTX) 50mg 术中用
	术后临时医嘱
5% GS 500ml 三磷酸腺苷注射液 40mg 维生素 C 注射液 2g 辅酶 A 粉针 100U iv gtt qd	血细胞分析＋五分类[2] 肝功十一项、肾功两项[2] 血清 β-绒毛膜促性腺激素(β-hCG)[3]

术后长期医嘱	术后临时医嘱
奥硝唑氯化钠注射液 0.5g iv gtt bid 5% GS 500ml 维生素 B_6 200mg 甲氧氯普胺注射液 20mg iv gtt qd(胃肠反应重者加用)	

① 异位妊娠介入治疗后，应注意抗感染、止血治疗；同时由于化疗药物 MTX 的使用，应注意适当水化，增加药物代谢，减少化疗副反应。

② 术后 3d 复查血常规，术后 7d 复查肝肾功，以便早期发现化疗副反应，早期对症治疗。

③ 术后每周复查血清 β-hCG，观察疗效，必要 1 周后，可二次介入治疗。

知识拓展

1. 异位妊娠经阴道介入治疗适应证

- 一般情况良好，无活动性腹腔出血。
- 异位妊娠包块直径＜5cm。
- 患者肝肾功能正常。
- 无 MTX 使用禁忌证。

2. 异位妊娠经阴道介入治疗患者病情告知书

(1)术中、术后大出血，需急诊手术治疗可能。

(2)术中周围脏器损伤，如肠管、膀胱等，必要时行修补手术可能。

(3)介入治疗失败，手术治疗或二次介入治疗可能。

(4)异位妊娠破裂，大出血，失血性休克，DIC，危及生命。

(5)腹腔感染、败血症、感染性休克可能。

(6)继发性不孕可能。

(7)再次异位妊娠可能。

(8)使用甲氨蝶呤，可能出现骨髓抑制、肝肾功能损害、恶心、呕吐等化疗副反应，必要时需对症支持治疗。

(9)输血、输液反应。

(10)其他。

异位妊娠手术治疗

长期医嘱	临时医嘱
按妇科常规护理	血细胞分析＋五分类
Ⅰ级护理	尿液分析＋尿沉渣定量(流式法)①
禁食水	大便常规①
测血压、脉搏 q1/2h	肝功十一项、肾功两项、离子五项、血糖
密切监测腹痛、阴道流血情况	血凝全套
术后长期医嘱	乙肝五项定量、丙肝定性①
按全麻下腹腔镜下 XX 侧输卵管切除/切开取胎术后常规护理	血型检测
	RPR＋TPPA＋HIV 抗体检测①
Ⅰ级护理	妇科 B 超(经阴道)
禁食水②	血清 β-绒毛膜促性腺激素(β-hCG)
留置导尿	心电图
一般专项护理(会阴护理) bid	胸部正侧位片
氧气吸入(3L/min) 6h	复方醋酸钠注射液 500ml iv gtt (视情况可连续输入)
心电监测 10h	
测血压脉搏 10h qh	后穹窿穿刺术
0.9% NS 100ml 注射用头孢呋辛钠 1.5g　iv gtt q12h	**术前临时医嘱**
	拟于 XX:XX 在全麻下行腹腔镜下探查术
10%GS 500ml 氨甲苯酸注射液 0.2g 酚磺乙胺注射液 2g　iv gtt qd	术前 12h 禁食,6h 禁水
	注射用头孢呋辛钠 0.05mg 皮试
	一般专项护理(备皮)
5% GS 500ml 三磷酸腺苷注射液 40mg 维生素 C 注射液 2g 辅酶 A 粉针 100U　iv gtt qd	配血(浓红 6U、血浆 400ml)
	留置导尿
	术后临时医嘱
	标本送病理检查
奥硝唑氯化钠注射液 0.5g iv gtt bid	血细胞分析＋五分类
复方醋酸钠注射液 500ml iv gtt qd	血 β-绒毛膜促性腺激素(β-hCG)③
	腹部伤口换药(术后第 5 日)
	腹部伤口换药(术后第 2 日)

① 急诊手术前可仅完善手术必需检测,如血细胞分析＋五分类、血凝、肝

肾功、心电图、胸片，其余待术后进一步完善。

② 术后6h，患者病情稳定可改为半流食。

③ 术后仍需复查血清β-hCG，观察疗效，警惕持续性异位妊娠。

知识拓展

1. 异位妊娠腹腔镜手术患者病情告知书

(1)根据术中探查情况决定具体手术方式。

(2)麻醉意外致呼吸心跳骤停。

(3)术中周围脏器损伤，如肠管、膀胱、输尿管等，造成尿瘘、粪瘘，必要时需二次手术。

(4)术中、术后大出血，致失血性休克，危及生命。

(5)中转开腹手术可能。

(6)腹腔镜手术可能导致高碳酸血症，皮下、腹膜后等部位血肿、血气栓形成皮下气肿。

(7)电灼伤、电击伤可能。

(8)术中使用贵重仪器或药品。

(9)术后伤口感染、切口脂肪液化、愈合不良、肠粘连。

(10)术后出现肠粘连、肠梗阻、盆腔血肿、包裹性积液等，必要时需二次手术。

(11)术后下肢静脉血栓形成，致血栓性静脉炎，血栓脱落引起猝死。

(12)术后肺部感染，坠积性肺炎。

(13)术后出现泌尿系感染可能。

(14)术后不孕、再次异位妊娠可能。

(15)若为保守性手术，术后持续性异位妊娠可能。

(16)输血、输液反应。

(17)其他。

2. 持续性异位妊娠的监测

- 若术后血清β-hCG升高；术后3d血β-hCG下降＜20%或不降，甚至再上升，应警惕持续性异位妊娠的可能。
- 若术后12d血清β-hCG未降至术前的10%，则应怀疑有妊娠物残留，一般采取药物保守治疗。

正常分娩

阴道分娩

长期医嘱	临时医嘱
按孕 XX 周产前常规护理	血细胞分析＋五分类
Ⅰ级护理	尿液分析＋尿沉渣定量(流式法)
产科饮食(半流食)	大便常规
观察产兆	肝功十一项、肾功两项、离子五项、血糖
听胎心 bid	血凝全套
多普勒胎心监测 bid	乙肝五项定量、丙肝定性
产后长期医嘱	B 超(胎儿、胎盘、羊水、胎盘情况)
按产后常规护理	RPR＋TPPA＋HIV 抗体检测
Ⅱ级护理	血型检测
产科饮食	心电图
密切观察阴道流血情况	缩宫素 0.01U 点右眼
一般专项护理(会阴护理) bid	阴道检查
测血压、脉搏 qid	引产①
头孢呋辛钠 0.25～0.5mg po bid	Ⅰ 0.9% NS 100ml 微量泵入
益母草冲剂 2 包 po tid	缩宫素 5U (3ml/h 起)
伴胎膜早破≥24h,或羊水粪染时,建	Ⅱ 蓖麻油鸡蛋餐
议:	**促宫颈成熟**
0.9% NS 100ml	Ⅰ 地诺前列酮栓 10mg 阴道内用药
注射用青霉素钠 400 万 U	(置入后穹窿)
iv gtt q12h×3d	Ⅱ 索前列醇 25mg 阴道内用药
奥硝唑氯化钠注射液 0.5g	(置入后穹窿)
iv gtt bid×3d	**产后临时医嘱**
	血细胞分析＋五分类(必要时)
	注射用青霉素钠 20U 皮试

①引产、促宫颈成熟方法及注意事项见过期妊娠。

知识拓展

1. 阴道分娩或引产术前患者病情告知书

(1)产程进展过快,胎儿宫内窘迫,需剖宫产。

(2)产程进展过快,新生儿窒息,新生儿产伤。

(3)宫缩过强致软产道损伤、子宫破裂,必要时行子宫修补术,或子宫切除术,丧失生育功能可能。

(4)羊水栓塞,DIC。

(5)产时、产后大出血,失血性休克,死亡。

(6)胎盘胎膜残留,必要时清宫,胎盘植入,必要时需切除子宫。

(7)产程停滞,胎儿宫内窘迫,必要时需剖宫产结束分娩。

(8)产褥感染,继发不孕可能。

(9)产程进展中胎儿宫内窘迫,胎死宫内,死胎,死产可能。

(10)引产或阴道分娩不顺利,改用其他方式引产或终止妊娠可能。

(11)新生儿畸形不除外。

(12)新生儿损伤、窒息、呼吸窘迫综合征、吸入性肺炎,抢救无效,死亡。

(13)输液反应。

(14)其他。

剖宫产

长期医嘱	临时医嘱
按孕 XX 周产前常规护理	血细胞分析+五分类[①]
Ⅰ级护理	尿液分析+尿沉渣定量(流式法)
产科饮食(半流食)[②]	大便常规
观察产兆	肝功十一项[①]、肾功两项[①]、离子五项、血糖
听胎心 bid	血凝全套[①]
多普勒胎心监测 bid	乙肝五项定量、丙肝定性
术后长期医嘱	B超(胎儿、胎盘、羊水、胎盘情况)
按联合麻醉/局麻下剖宫产术后常规护理	RPR+TPPA+HIV 抗体检测
	血型检测
Ⅰ级护理	备血

长期医嘱	临时医嘱
禁食水 留置导尿 一般专项护理(会阴护理) bid 氧气吸入(3L/min) 6h 心电监测 (10h) 测血压脉搏 10h qh 密切观察阴道流血情况 0.9% NS 100ml 注射用头孢呋辛钠 1.5g iv gtt q12h 5% GS 500ml 三磷酸腺苷注射液 40mg 维生素 C 注射液 2g 辅酶 A 粉针 100U iv gtt qd 10% GS 500ml 缩宫素 20U iv gtt qd ×3d 复方醋酸钠注射液 500ml iv gtt qd 奥硝唑氯化钠注射液[3] 0.5g iv gtt bid×3d	心电图[1] 注射用青霉素钠 20U 皮试 或注射用头孢呋辛钠 0.05mg 皮试 缩宫素 0.01U 点右眼 **术前临时医嘱** 拟于 XX:XX 在联合麻醉/局麻下行(腹膜外)剖宫产术 禁食水 一般专项护理(备皮) 静脉采血(备血) 留置导尿 **术后临时医嘱** 血细胞分析+五分类(术后第 2 日) 腹部伤口换药(术后第 2 日)腹部伤口换药(术后第 5 日)

① 急诊手术前可仅完善手术必需检测,如:血细胞分析+五分类、血凝、肝肾功、心电图,其余待术后进一步完善。

② 术后第 1 日改流食,第 2 日改半流食,第 3 日改普食;并鼓励患者早期下床活动,积极预防下肢静脉血栓。

③ 奥硝唑使用 2~3d,由于本品对乳儿可能存在潜在的不良影响,故哺乳期应慎用。哺乳患者用药时间最好在刚哺乳完毕,或用药后至少 4h 后再哺乳。

知识拓展

1.剖宫产术前患者病情告知书

(1)术中术后大出血,出血性休克,抢救无效,死亡。

(2)羊水栓塞,DIC,死亡。

(3)宫缩乏力致大出血,胎盘粘连、胎盘植入,必要时切除子宫。

(4)术中损伤周围脏器,如输尿管、膀胱、肠管等,致尿瘘、粪瘘,必要时行二次修补术。

(5)术后肠粘连、肠梗阻,必要时行二次修补术。

(6)术后子宫切口感染,局部血肿形成,必要时切除子宫。

(7)术后腹部切口脂肪液化、血肿形成、延期愈合等。

(8)术后下肢静脉血栓形成,肺栓塞,脑栓塞,危及生命。

(9)新生儿畸形不除外。

(10)新生儿损伤、窒息、呼吸窘迫综合征、吸入性肺炎,抢救无效,死亡。

(11)输血、输液反应。

(12)腹壁子宫内膜异位症可能。

(13)术后避孕3年。

(14)其他。

异常分娩

产道异常

长期医嘱	临时医嘱
按孕 XX 周产科常规护理	B 超(子宫、胎儿、胎盘、羊水情况)
Ⅰ级护理	骨盆测量、阴道检查
产科饮食	缩宫素 0.01U 点左眼(皮试)
持续多普勒胎心监测	0.5%利多卡因 10ml 局部封闭
持续低流量吸氧	山莨菪碱(654－2)注射液① 10mg iv
	血细胞分析＋五分类
	尿液分析＋尿沉渣定量(流式法)
	大便常规
	肝功十一项、肾功两项、离子五项、血糖
	血凝全套
	乙肝五项定量、丙肝定性
	RPR＋TPPA＋HIV 抗体检测
	血型检测
	备血
	心电图
	术前临时医嘱②
	拟于 XX:XX 在联合麻醉/局麻下行剖宫产术
	禁食水
	一般专项护理(备皮)
	静脉采血(备血)
	留置导尿

① 山莨菪碱有调节自主神经,松弛平滑肌、软化宫颈、扩张血管、改善微循环的作用,从而增加子宫胎盘血流灌注,减轻缺血缺氧状态,故不会对胎儿造成不良影响。特别是在潜伏期应用,能有效缩短潜伏期、缩

短产程，且安全系数高，副作用明显小于地西泮，不会改变孕产妇心血管功能的参数，无胎心率改变。

a. 若宫颈痉挛、宫颈水肿时，可行山莨菪碱 5mg 静推；用药后观察 1～2h宫颈有无软化，若宫颈口停滞在 5～6cm 不继续开大，则应行剖宫产术。

b. 若宫颈口近开全，水肿的范围不大，可在行阴道检查时上推胎头，调整胎头位置，解除胎头与耻骨之间的压迫，用手指轻轻把水肿部分的宫颈上推，使其消退，有时可经阴道分娩。或宫颈水肿部位注射山莨菪碱 5mg；也可试用宫颈旁组织封闭，即以 0.5%利多卡因注射 5ml，用药后观察 1～2h 仍不见缓解，宫口不能继续扩张宜行剖宫产术。

② 骨盆严重狭窄、畸形，宫颈狭窄，肿瘤等产妇选择剖宫产终止妊娠。

知识拓展

1. 产道异常临床处置

(1) 骨产道异常临床处置

骨产道异常分娩时处理原则是要明确狭窄骨盆的类别和程度，了解胎位、胎儿大小、胎心、宫缩强弱、宫颈扩张程度、破膜与否，结合年龄、产次、既往分娩史综合判断，决定分娩方式。

骨盆入口平面狭窄的处理

明显头盆不称（绝对性骨盆狭窄）：骶耻外径＜16cm，骨盆入口前后径＜8.5cm 者，足月活胎不能入盆，不能经阴道分娩，应在接近预产期或临产后行剖宫产结束分娩。

轻度头盆不称（相对性骨盆狭窄）：骶耻外径 16～18cm，骨盆入口前后径 8.5～9.5cm，足月活胎体重＜3000g，胎心率正常，应在严密监护下试产。试产过程中若出现宫缩乏力，胎膜未破者可在宫口扩张 3cm 时行人工破膜。若破膜后宫缩较强，产程进展顺利，多数能经阴道分娩。若试产 2～4h，胎头仍迟迟不能入盆，或伴有胎儿窘迫征象，应及时行剖宫产术结束分娩。若胎膜已破，为了减少感染，应适当缩短试产时间。

中骨盆平面狭窄的处理　在分娩过程中，胎儿在中骨盆平面完成俯屈及内旋转动作。若中骨盆平面狭窄，则胎头俯屈及内旋转受阻，易发生持续性枕横位或枕后位。若宫口开全，胎头双顶径达坐骨棘水平或更低，可经阴道助产。若胎头双顶径未达坐骨棘水平，或出现胎儿窘迫征象，应行剖宫产术结束分娩。

骨盆出口平面狭窄的处理　骨盆出口平面是产道的最低部位，应于临产前对胎儿大小、头盆关系做出充分估计，决定能否经阴道分娩，不应进行试产。若发现出口横径狭窄，耻骨弓下三角空隙不能利用，胎先露部向后移，利用出口后三角空隙娩出。临床上常用出口横径与出口后矢状径之和估计出口大小。若两者之和大于15cm时，多数可经阴道分娩；两者之和在13～15cm时，多数需用胎头吸引术或产钳术助产；两者之和小于13cm，足月胎儿一般不能经阴道分娩，应行剖宫产术结束分娩。

骨盆三个平面均狭窄的处理　主要是均小骨盆。若估计胎儿不大，头盆相称，可以试产。若胎儿较大，有绝对性头盆不称，胎儿不能通过产道，应尽早行剖宫产术。

畸形骨盆的处理　根据畸形骨盆的种类、狭窄程度、胎儿大小、产力等情况具体分析。若畸形严重，头盆不称明显者，应及时行剖宫产术。

(2) 软产道异常临床处置：具体操作流程，见下图所示。

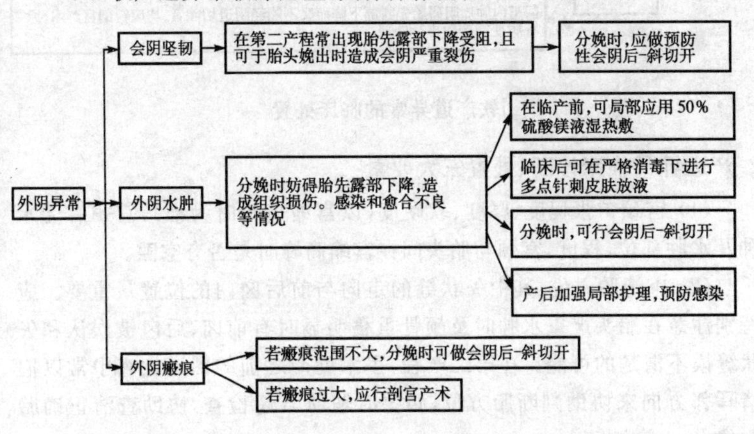

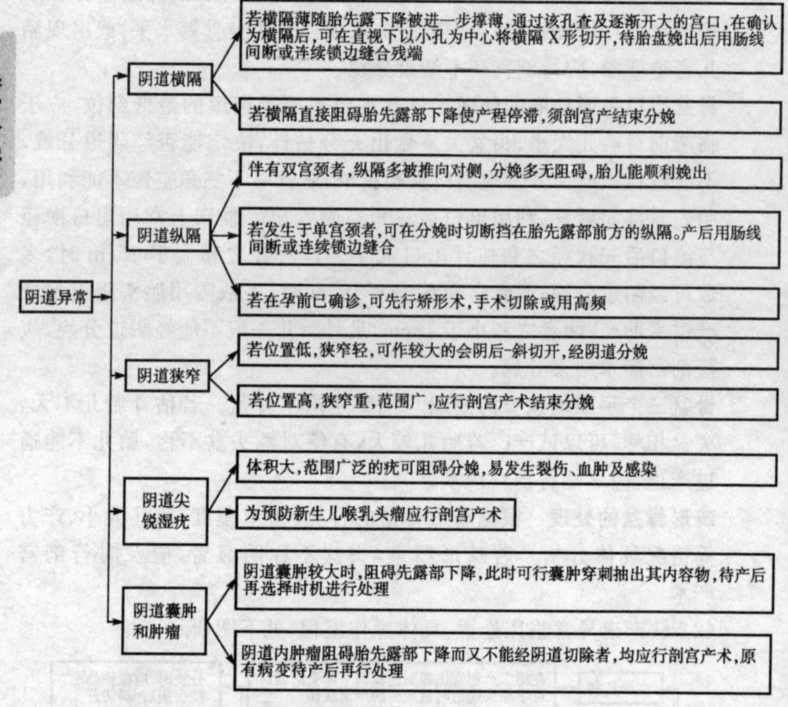

软产道异常的临床处置

2. 产道异常临床诊断、处置三大要素

(1) 宫颈扩张程度、厚度、软硬度（以宫缩高峰时为准）：宫颈有无水肿及水肿部位、程度，宫颈与胎头间在宫缩高峰时是否有空隙。

(2) 查清胎方位：其中矢状缝的走向与前后囟门的位置最重要。应特别注意在胎头严重水肿时及颅骨重叠明显时有前囟、后囟被误认和矢状缝摸不清楚的可能。在第二产程，手术助产之前的阴道检查中常以扪清耳郭方向来协助判断胎方位，必要时辅助B超检查，协助查清正确胎方位。

(3) 明确先露高低：对于诊断难产（包括判断胎先露能否通过骨产道）和决定处理方式（阴道助产或剖宫产）均极为重要。尤其对严重胎头水肿者，在检查时特别注意：以颅骨的最低点为胎先露高低的标准，必要时需要以另一手在产妇腹部（耻骨联合上）配合检查胎头双顶径是否确已通过骨盆入口平面。尤其胎头变形严重者，可能胎头最低点已经拨露，但其双顶径还卡在骨盆入口之上。

产力异常（宫缩乏力）

长期医嘱	临时医嘱
按孕XX周产科常规护理	B超（胎儿、胎盘、羊水情况）
Ⅰ级护理	多普勒胎心监测[①]
产科饮食（禁食水）	阴道检查[②]
听胎心 q2h	导尿（膀胱充盈时）
0.9% NS 100ml 注射用青霉素钠[⑦] 400万U iv gtt q12h	宫颈成熟度评分[③] 缩宫素 0.01U 点左眼（皮试） 盐酸哌替啶[④] 100mg im
或 0.9% NS 100ml 注射用头孢唑啉钠[⑦] 3.0g iv gtt q12h	或地西泮[④] 10mg iv (2～3min) 人工破膜术[⑤] 0.9% NS 100ml，缩宫素[⑥] 5U 微量泵入（3ml/h 起）
测血压、脉搏 q6h	
观察阴道流血情况（产后）	缩宫素 10U im（胎头娩出后）
	注射用青霉素钠[⑦] 20U 皮试
	注射用头孢唑啉钠[⑦] 0.05mg 皮试

① 评估胎儿宫内情况、有无胎儿宫内窘迫等，从而决定进一步产程处理方式。

② 详细检查骨盆大小（即形态）、胎儿大小、胎方位、头盆关系等，排除阴道分娩禁忌证。

③ Bishop提出用宫颈成熟度评分法估计加强宫缩等措施的引产效果（Bishop评分法见过期妊娠）。若产妇Bishop得分≤3分，人工破膜均失败，应改用其他引产方法；4～6分引产成功率约为50%，7～9分引产成功率约为80%，9分以上引产均成功。

④ 潜伏期的宫缩乏力首先应与假临产相鉴别，可给予地西泮10mg缓慢静脉注射或盐酸哌替啶100mg肌肉注射，镇静治疗后可使假临产者

宫缩消失；而绝大多数潜伏期的宫缩乏力患者经过充分休息后可自然转入活跃期。同时，地西泮还能使宫颈平滑肌松弛，软化宫颈，促进宫颈扩张。适用于宫颈扩张缓慢及宫颈水肿时。值得注意的是使用盐酸哌替啶可抑制新生儿呼吸，因此使用前必须行肛检，检测宫颈口扩张情况。初产妇宫颈口开大 4cm 以内、经产妇宫口开大 2cm 以内，估计 2～4h 不会分娩者方可应用。

⑤ 宫颈扩张≥3cm、无头盆不称、胎头已衔接者，可行人工破膜。破膜后，胎头直接紧贴子宫下段及宫颈，可引起反射性子宫收缩，加速产程进展。破膜前必须检查有无脐带先露，破膜应在宫缩间歇期进行。破膜后术者的手指应停留在阴道内，经过 1～2 次宫缩待胎头入盆后，术者再将手指取出。

⑥ 缩宫素引产适用于协调性子宫收缩乏力、胎心良好、胎方位正常、头盆相称者。

方法 缩宫素 5U ＋ 0.9 ％氯化钠注射液 100ml，微量泵持续泵入，起始速度 3ml/h(即：2.5mU/min)，根据宫缩调整滴速，一般每隔 30min 调整一次，直至出现有效宫缩。有效宫缩的判定标准为 10min 内出现 3 次宫缩，每次宫缩持续 30～60s。最大滴速一般不得超过 30ml/h。

注意事项

a. 要专人观察宫缩强度、频率、持续时间及胎心率变化并及时记录，调好宫缩后行胎心监护。破膜后要观察羊水量及有无胎粪污染及其程度。

b. 警惕过敏反应。

c. 禁止肌肉注射、皮下穴位注射及鼻黏膜用药。

d. 用量不宜过大，以防止发生水中毒。

e. 宫缩过强及时停用缩宫素，必要时使用宫缩抑制剂。

⑦ 产程超过 24h 或破膜已 12h 者，应给抗生素预防感染。

知识拓展

1. 缩宫素使用前患者病情告知书

(1)产程进展过快，胎儿宫内窘迫，需剖宫产。

(2)产程进展过快，新生儿窒息，新生儿产伤。

(3)宫缩过强致软产道损伤、子宫破裂 必要时行子宫修补术，子宫全切术。

(4)产时、产后出血,失血性休克,死亡。

(5)胎盘胎膜残留,必要时清宫,胎盘植入,必要时需切除子宫。

(6)产程停滞,胎儿宫内窘迫,必要时需剖宫产结束分娩。

(7)产褥感染,继发不孕可能。

(8)产程进展中胎儿宫内窘迫,胎死宫内,死胎,死产可能。

(9)引产不顺利,改用其他方式引产可能。

(10)新生儿畸形不除外。

(11)新生儿损伤、窒息、呼吸窘迫综合征、吸入性肺炎,抢救无效,死亡。

(12)输液反应。

(13)羊水栓塞,DIC,死亡。

(14)其他。

2. 引产禁忌证

同过期妊娠引产禁忌证,见 P14。

产力异常(宫缩过强)

长期医嘱	临时医嘱
按孕 XX 周产科常规护理	B 超(子宫、胎儿、胎盘、羊水情况)
Ⅰ级护理	产科检查、阴道检查②
禁食水	缩宫素 0.01U 点左眼(皮试)
持续多普勒胎心监测①	沙丁胺醇③ 2.4mg po
持续低流量吸氧	5% GS 20ml 25%硫酸镁③ 20ml　iv (慢,≥5min)
测血压、脉搏 q6h	5% GS 500ml 25%硫酸镁③ 40ml　iv gtt
	5% GS 50ml 盐酸利托君③ 50mg　微量泵入 (3ml/h 起)
	盐酸哌替啶④ 100mg im
	吗啡④ 10mg im
	地塞米松⑤ 10mg iv

长期医嘱	临时医嘱
	维生素 K_1[6] 10mg im(备用,新生儿)
	剖宫产术前临时医嘱[7]
	拟于 XX:XX 在联合麻醉/局麻下行剖宫产术
	禁食水
	一般专项护理(备皮)
	静脉采血(备血)
	留置导尿

① 宫缩过强、过频可能影响子宫、胎盘血液供应,使胎儿宫内缺氧,易发生胎儿宫内窘迫、胎死宫内、新生儿窒息等,因此应密切监测胎心变化。

② 详细检查骨盆大小(即骨盆形态)、胎儿大小、胎位、头盆关系等,有无产道梗阻、头盆不称、病理性缩复环、肉眼血尿等,是否为子宫痉挛性不协调收缩。出现宫缩过强时,首先应停用催产药物,应尽量避免不必要的阴道、肛门检查等一切刺激。

③ 强直性子宫收缩可予25%硫酸镁、盐酸利托君、沙丁胺醇等抑制宫缩。

④ 对于子宫痉挛性不协调收缩,若无胎儿宫内窘迫和立即临产征象,可给予镇静剂如盐酸哌替啶、吗啡,观察异常宫缩是否消失。

⑤ 地塞米松用于合并早产,促进胎肺成熟。

⑥ 新生儿出生后立即注射维生素 K_1,预防颅内血肿、脑水肿。

⑦ 若出现痉挛性缩复环、产妇剧烈宫缩痛、肉眼血尿等应高度警惕先兆子宫破裂,尽早选择剖宫产术结束分娩。

知识拓展

1. 宫缩过强患者病情告知书

(1)产程进展过快,胎儿宫内窘迫,需剖宫产。

(2)产程进展过快,新生儿窒息、新生儿产伤、新生儿颅内出血可能。

(3)宫缩过强致软产道损伤、子宫破裂,必要时行子宫修补术、子宫全切术,丧失生育功能可能。

(4)宫缩过强致子宫破裂、胎死宫内可能。

(5)羊水栓塞,DIC,死亡。

(6)产时、产后出血，失血性休克，死亡。

(7)胎盘胎膜残留，必要时清宫，胎盘植入，必要时需切除子宫。

(8)产程进展中胎儿宫内窘迫，胎死宫内，死胎，死产可能。

(9)新生儿畸形不除外。

(10)新生儿损伤、窒息、呼吸窘迫综合征、吸入性肺炎、颅内出血，抢救无效，死亡。

(11)输液反应。

(12)其他。

2.宫缩过强的处理

(1) 协调性子宫收缩过强：指宫缩的规律性、对称性和极性正常，但宫缩力过强、过频。若无产道梗阻，常以产程短暂为特征。其中，总产程不足 3h 称急产。若存在产道梗阻或瘢痕子宫，可发生病理性缩复环或子宫破裂。

(2) 不协调性子宫收缩过强：分为强迫性子宫收缩和子宫痉挛性狭窄环两种，具体处理方法如下。

强直性子宫收缩　多因分娩受阻、不恰当应用缩宫素、发生胎盘早剥等。产妇多持续性腹痛、拒按，胎心听诊不清，可出现病理性缩复环、血尿等先兆子宫破裂征兆。一旦确诊，及时给予宫缩抑制剂。若属梗阻性原因或仍不缓解，应行剖宫产。若宫缩缓解、胎心正常，可等待自然分娩或经阴道助产。

子宫痉挛性狭窄环　多因精神紧张、过度疲劳以及不恰当应用缩宫素或粗暴的阴道操作所致。一旦确诊，应尽快寻找并纠正其诱因，给予镇静剂或宫缩抑制剂，若仍不缓解或出现胎儿窘迫等，应立即行剖宫产术。若胎死宫内，应先缓解宫缩(乙醚麻醉)，随后阴道助产处理死胎，以不损害母体为原则。

妊娠期特有疾病

妊娠期高血压疾病

妊娠期高血压疾病

长期医嘱	临时医嘱
按孕XX周,妊娠期高血压产科常规护理	血细胞分析+五分类
Ⅱ级护理	尿液分析+尿沉渣定量③
高蛋白、低盐饮食	大便常规
病重	肝功十一项、肾功两项、离子五项、血糖④
左侧卧位①	血凝全套
自数胎动 tid	乙肝五项定量、丙肝定性
氧气吸入 30min tid	血型检测
测体重、宫高、腹围 qw	心内科会诊
测血压、脉搏 bid	眼科会诊⑤(眼底检查)
听胎心 bid	B超(胎儿、胎盘、羊水情况)
多普勒胎心监测 bid	心电图
记出入量	24h尿蛋白定量
监测孕妇自觉症状、产兆②	血浆黏稠度,全血黏稠度
镇静⑥	**解痉⑦**
地西泮 2.5～5mg po tid	5% GS 250ml, 25%硫酸镁 20ml | iv (30min滴完)
降压	
硝苯地平 10mg po qid	5% GS 500ml, 25%硫酸镁 40ml | iv gtt (视血压决定用量)
促进胎肺成熟(孕周<34周)	
地塞米松 10mg iv qd×2d	**降压⑧**
	5% GS 50ml, 硝普钠 (千克体重×3)mg | 微量泵入(0.5ml/h起)

① 左侧卧位可减轻子宫对腹主动脉、下腔静脉的压迫,增加回心血量,改善子宫胎盘血供。

② 监测孕妇自觉症状包括有无头痛、视力障碍、上腹区不适等,这些自觉

症状的出现，表示病情发展已进入先兆子痫阶段，应及时处理。

- 头痛、头昏是脑部小动脉痉挛，引起脑组织缺血、缺氧、水肿表现。
- 视力障碍（眼花、失明）是眼底动脉供血不足表现。
- 右上腹痛、呕吐是肝区血循环障碍表现。
- 胸闷、心慌是心肌缺血、缺氧表现。

③ 尿液分析：包括尿比重、尿常规，当尿比重≥1.020时说明尿液浓缩；尿蛋白（+）时，尿蛋白含量300mg/24h；当尿蛋白（+++）时，尿蛋白含量5g/24h。尿蛋白检查在严重妊娠期高血压患者应每2日1次或每日1次。

④ 血压升高，血管痉挛，肝、肾区血液循环障，出现肝肾功能损害，AST、ALT、肌酐、尿素升高。其中，肌酐升高与病情严重程度平行。

⑤ 视网膜小动脉的痉挛程度反映全身小血管痉挛程度，可反映病情的严重程度。通常眼底检查可见视网膜小动脉痉挛，视网膜动静脉比值1∶2以上、视乳头水肿、絮状渗出或出血，严重时可发生视网膜剥离。患者可出现视力模糊或失明等症状。

⑥ 对于精神紧张、焦虑或睡眠欠佳者可给予镇静剂。地西泮具有较强的镇静、抗惊厥、松弛肌肉作用，对胎儿、新生儿影响小。一般口服剂量为5mg，每日3次；或10mg肌注。对重症患者采用10mg静脉注射（>2min）。必要时间隔15min后可重复给药。1h内用药超过30mg可能发生呼吸抑制，24h总量不超过100mg。

⑦ 硫酸镁迄今仍为治疗子痫前期-子痫的首选解痉药物。

用药指征

- 控制子痫抽搐、防止再抽搐。
- 预防重度子痫前期发展成为子痫。
- 子痫前期临产前用药预防抽搐。

用法　一般采用25%硫酸镁20ml加于5%葡萄糖液100～250ml中，在30min内缓慢静脉滴注，然后用25%硫酸镁40ml加于5%葡萄糖液500ml中，以每小时1～2g速度静脉滴注。每日硫酸镁最大量25～30g。

血镁浓度监测　滴注硫酸镁时，应注意监测血镁浓度。

- 正常孕妇血镁浓度：0.75～1mmol/L；治疗浓度：1.7～3mmol/L。
- 中毒血镁浓度：超过3～3.5mmol/L时，将出现中毒现象。首先，为膝反射消失，随着浓度的增加，相继出现全身肌张力减退及呼吸抑制，影响神经肌肉反射传递，可导致神经性眼肌无力、复视、语言不清。超过 7.5mmol/L 时，将出现心跳停搏。中毒剂量的 Mg^{2+} 可能导致呼吸停止。

监测指标 用药过程中应注意呼吸(每分钟不少于 16 次)、膝反射(存在)、尿量(每小时不少于 25ml;24h 不少于 600ml)、心率等。

副作用 主要有以下几个方面。

- 孕妇：潮红、出汗、口干、恶心、呕吐、肌无力、低血压，运动反射减弱、呼吸抑制、肺水肿、心搏停止。
- 新生儿：呼吸抑制、低 Apgar 评分、肠蠕动减弱等。
- 需备 10%葡萄糖酸钙 10ml 用于解毒(缓慢静推 1g/3min)。

禁忌证 重症肌无力；肾功不全，近期心梗或心肌病史。

⑧ 降压选用的药物以不影响心搏出量、肾血流量及子宫胎盘灌注量，不致血压急剧下降或下降过低为宜。目前很少有药物能达到上述要求，故强调应有指征使用降压药。

降压指征 主要有以下几个方面。

- 适用于血压≥160mmHg/100～110mmHg 者，血压宜控制在 140～150mmHg/90～100mmHg。
- 虽血压未达到上述标准但妊娠期高血压疾病发生较早，继续妊娠可能超过 8 周者。
- 原发性高血压、妊娠前已用降压药者。

硝苯地平　为钙离子通道阻滞剂，解除外周血管痉挛，扩张冠脉及全身小动脉，降低外周阻力，使血压下降。妊娠期高血压疾病合并心衰者慎用、充血性心力衰竭、主动脉瓣狭窄者禁用。

尼莫地平(佩尔地平)　为钙离子通道阻滞剂，解除外周血管痉挛，使血压下降。可选择性扩张脑血管，耐受性好的优点。尼莫地平缓释胶囊 40mg，po，每 4～8h 一次，根据血压调整间隔时间，对慢性高血压合并妊娠尤其有效。盐酸尼莫地平注射液 20mg 加入 5% GS 50ml 微量泵入，2ml/h 起，视血压调节。

硝普钠　属紧急情况下使用降压药，有速效、强效、短效之称。既能扩张阻力血管，又能扩张容量血管，不影响子宫收缩。静脉注入 2min 后即可产生明显效果。停药 5min 后降压作用消失。由于能明显降低心脏前后负荷，常用于治疗高血压危象，伴充血性心力衰竭者。使用起始剂量：0.5μg/(kg·min)，根据治疗反应以0.5μg/(kg·min)递增，逐渐调整剂量。常用剂量为3μg(kg·min)，极量为每分钟按体重10μg/(kg·min)，总量为按体重3.5mg/kg。因此，配制方法为(千克体重×3)mg 加入5% GS，稀释至终体积50ml，泵速为1ml/h，泵入量为1μg/(kg·min)。以0.5ml/h起，视患者血压调整泵速，每5～10min调整1次，以0.5ml/h递增。硝普钠可通过胎盘进入胎儿体内，并保持较高浓度，其代谢产物(氰化物)对胎儿有毒性作用，因此不宜在妊娠期使用，除非其他降压药效果不佳，需立即终止妊娠或产后使用。用药同时严密监测血压、心率；必须现用现配；需要避光，以免药物受光照后产生氰化物导致中毒反应。

知识拓展

1.妊娠期高血压疾病患者病情告知书

(1)产前、产时、产后子痫，导致脑血管意外、瘫痪、脑疝形成，抢救无效，死亡。

(2)急性肾衰竭、肝功能障碍，凝血功能障碍，DIC、死亡。

(3)胎儿宫内生长受限、胎儿宫内窘迫、死胎、死产、围产儿死亡率高。

(4)胎盘早剥，子宫胎盘卒中，子宫收缩乏力，大出血，失血性休克，DIC、抢救无效，死亡。

(5)若病情加重，需随时终止妊娠。

(6)新生儿畸形不除外。

(7)新生儿存活力差，早产儿硬肿症，肺透明膜病、重度窒息、呼吸窘迫综合症，新生儿肺炎，颅内出血，缺血缺氧性脑病、多功能脏器衰竭，抢救无效死亡。

(8)妊娠晚期、分娩期、产褥期母体心脏负担加重，发生心衰，肺水肿，呼吸循环衰竭，多脏器功能衰竭，危及生命。

(9)宫内感染，产后产褥感染，必要时切除子宫。

(10)羊水栓塞、DIC。

(11)输血、输液反应。

(12)其他。

2. 妊娠期高血压疾病治疗原则

(1)妊娠期高血压：一般采用休息、镇静、对症等处理后，病情可得到控制。若血压升高，可予降压治疗。

(2)子痫前期：除一般处理外，还需进行解痉、降压等治疗，必要时终止妊娠。

(3)子痫：及时控制抽搐发作，防治并发症，短时间控制病情后及时终止妊娠。

(4)妊娠合并慢性高血压：降压为主。

3. 扩容治疗

(1)扩容指征：一般不主张应用扩容剂，仅适用于血容量不足或白蛋白明显降低，且无扩容反指征者。血液浓缩指标为血细胞比容＞0.35，全血黏度比值＞3.6，血浆黏度比值＞1.6及尿比重＞1.020等。

(2)扩容禁忌证：心衰；肺水肿；肾功能不全；慢性高血压合并妊娠；慢性肾炎。

(3)扩容剂选择：白蛋白、血浆、全血等。

(4)扩容原则：在解痉基础上扩容，在扩容基础上利尿，胶体溶液优于晶体溶液。

4. 利尿治疗

近来认为利尿剂的应用，可加重血液浓缩和电解质紊乱，不能缓解病情，有时甚至使病情加重。因此，利尿剂的使用仅限于全身性水肿、急性心力衰竭、肺水肿、脑水肿、血容量过高且伴有潜在肺水肿者。常用利尿剂有呋塞米、甘露醇等。

5. 适时终止妊娠指征

- 子痫前期患者经积极治疗24～48h仍无明显好转或加重者，如持续尿蛋白(+++)；眼底出血、视网膜剥脱、血尿、少尿。
- 子痫前期患者孕周已超过34周。
- 子痫前期患者孕龄不足34周，胎盘功能减退，胎儿已成熟者。
- 子痫前期患者，孕龄不足34周，胎盘功能减退，胎儿尚未成熟者，可用地塞米松促胎肺成熟后终止妊娠。
- 子痫前期患者发生各种并发症者，如心力衰竭、HELLP、肾衰竭、DIC、胎盘早剥等。

- 子痫控制后2h可考虑终止妊娠。
- 其他各类产科指征。

6.终止妊娠方式

- 引产:适用于病情控制后,宫颈条件成熟者。
- 剖宫产,适用于有产科指征者,宫颈条件不成熟,不能在短时间内经阴道分娩,引产失败、胎盘功能明显减退、FGR、已有胎儿窘迫征象者、或合并其他产科指征者。

7.延长妊娠的指征

- 孕龄不足32周经治疗症状好转,无器官功能障碍或胎儿情况恶化,可考虑延长孕周。
- 孕龄32～34周,24h尿蛋白定量<5g;轻度胎儿生长受限、胎儿监测指标良好;羊水轻度偏少,彩色多普勒超声测量显示无舒张期脐动脉血反流;重度子痫前期经治疗后血压下降,无症状者。

妊娠期高血压疾病

子痫

长期医嘱	临时医嘱
按孕XX周合并子痫常规护理	血细胞分析+五分类
Ⅰ级护理	尿液分析+尿沉渣定量
禁食水	大便常规
病危	肝功十一项、肾功两项、离子五项、血糖
侧卧位	血凝全套
氧气吸入(3L/min)	乙肝五项定量、丙肝定性
记出入量	血型检测
多普勒胎心监测	心内科会诊
心电监测	眼科会诊(眼底检查)
暗室,避声、光刺激	B超(胎儿、胎盘、羊水情况)
留置导尿	备血(浓红、血浆、血小板)
保持气道通畅	心电图(急,床边)
术后长期医嘱	血气分析
按联合麻醉下剖宫产术后常规护理	注射用头孢呋辛钠0.05mg皮试

长期医嘱	临时医嘱
Ⅰ级护理	缩宫素 0.01U 点右眼
禁食水	**镇静**[1]
病危	地西泮 10～20mg iv
留置导尿	**解痉**
一般专项护理(会阴护理) bid	5% GS 250ml 25%硫酸镁 20ml iv (30m 滴完)
氧气吸入(3L/min)	
记出入量	5% GS 500ml 25%硫酸镁 40ml iv gtt(视血压决定用量)
心电监测	**降压**[2]
测血压脉搏 10h q1/2h	5% GS 50ml 硝普钠 (千克体重×3)mg 微量泵入 (0.5ml/h 起)
密切观察阴道流血情况	
0.9% NS 100ml 注射用头孢呋辛钠 1.5g iv gtt q12h	或硝苯地平 10mg po qid
	促进胎肺成熟(孕周<34 周)
	地塞米松 10mg iv qd×2d
奥硝唑葡萄糖注射液 0.5g	**降颅压**[3]
iv gtt bid ×3d	20%甘露醇 250ml iv gtt(30min 滴完)q4h
缩宫素 20U im qd ×3d	**利尿**
	呋塞米(速尿) 20～40mg iv
	强心[5]
	25% GS 20ml 毛花苷 C 0.4mg iv (缓慢) 心率>120 次/分
	5%碳酸氢钠注射液[4] 250ml iv gtt
	术前临时医嘱
	拟于 XX:XX 在联合麻醉/局麻下行剖宫产(剖宫取胎)术
	禁食水
	一般专项护理(备皮)
	静脉采血(备血)
	留置导尿
	术后临时医嘱
	血细胞分析+五分类(术后第 1 日)
	尿液分析+尿沉渣定量(术后第 1 日，尿蛋白)
	腹部伤口换药(术后第 2 日)
	腹部伤口换药(术后第 5 日)

① 硫酸镁应用的同时，应用有效镇静药物控制抽搐。

② 硝普钠为速效、强效、短效降压药，使用时注意心电监测，密切注意患者血压变化。

③ 20%甘露醇快速静滴，可降低颅内压，治疗脑水肿。注意其适应证仅为脑水肿，心衰、肺水肿禁用。

④ 根据血气分析，若存在酸中毒，给予适量5%碳酸氢钠注射液静滴，纠正酸中毒。

⑤ 患者心率>120次/分，双侧肺底可闻及散在啰音时，可使用毛花苷C 0.4mg加25%葡萄糖液20ml缓慢静脉注射，2~4h后视患者情况可再次使用0.2~0.4mg，每日最大用量1.2mg。

知识拓展

1. 子痫患者病情告知书

(1)产前、产时、产后子痫发作，导致脑血管意外、瘫痪、脑疝形成，抢救无效，死亡。

(2)急性肾功能障碍、肾衰竭，肝功能障碍，凝血功能障碍，抢救无效，死亡。

(3)胎儿宫内生长受限、胎儿宫内窘迫、死胎、死产、围产儿死亡率高。

(4)胎盘早剥，子宫胎盘卒中，子宫收缩乏力，大出血，DIC，凝血功能障碍，抢救无效，死亡。

(5)胎盘早剥，子宫胎盘卒中，子宫收缩乏力，大出血，必要时切除子宫，丧失生育功能。

(6)需立即终止妊娠。

(7)新生儿畸形不除外。

(8)新生儿存活力差，早产儿硬肿症，肺透明膜病、重度窒息、呼吸窘迫综合症，新生儿肺炎，颅内出血，缺血缺氧性脑病、多功能脏器衰竭，抢救无效死亡。

(9)妊娠晚期、分娩期、产褥期母体心脏负担加重，发生心衰，肺水肿，呼吸循环衰竭，多脏器功能衰竭，危及生命。

(10)宫内感染，产后产褥感染，必要时切除子宫。

(11)羊水栓塞、DIC。

(12)输血、输液反应。

(13)胎盘粘连、胎盘植入,必要时切除子宫,丧失生育功能。

(14)术中周围脏器损伤可能,如输尿管、膀胱、肠管等,出现尿瘘、肠瘘,必要时需行二次手术治疗可能。

(15)术后肠粘连、肠梗阻可能。

(16)术后子宫切口感染,局部血肿形成,必要时需切除子宫。

(17)术后腹部切口脂肪液化、血肿形成、延期愈合等。

(18)术后下肢静脉血栓形成,肺栓塞、脑栓塞,抢救无效,死亡可能。

(19)腹壁子宫内膜异位症可能。

(20)剖宫产术后避孕3年。

(21)其他。

2. 子痫处理原则

控制抽搐,纠正缺氧、酸中毒,控制血压,抽搐控制后终止妊娠。

3. 终止妊娠

抽搐控制后2h,可考虑终止妊娠。对于早发性子痫治疗效果较好者,可适当延长孕周,但须严密监护孕妇和胎儿。

4. 护理

保持环境安静,避免声光刺激;吸氧,防止口舌咬伤;防止窒息;防止坠地受伤;密切观察体温、脉搏、呼吸、血压、神志、尿量(留置导尿)等。

5. 密切观察病情变化

及早发现心力衰竭、脑出血、肺水肿、HELLP综合征、肾功能衰竭、DIC等并发症,并积极处理。

6. 冬眠药物的使用

冬眠药物可广泛抑制神经系统,有助于解痉降压,控制子痫抽搐。

(1)哌替啶50mg、异丙嗪25mg肌肉注射,间隔12h可重复使用。注意:估计6h内分娩者应禁用。

(2)哌替啶100mg、氯丙嗪50mg、异丙嗪50mg加入10% GS 500ml内静脉滴注。紧急情况下,可将1/3量加入25%葡萄糖液20ml缓慢静脉推注(>5min);余2/3量加入10%葡萄糖250ml静脉滴注。由于冬眠合剂可使血压急骤下降,导致肾脏、子宫胎盘血供减少,导致胎儿缺氧,且对母儿肝脏有一定的损害作用,现仅应用于硫酸镁治疗效果不佳者。

妊娠期高血压疾病

HELLP 综合征

长期医嘱	临时医嘱
按孕 XX 周合并妊娠期高血压、HELLP 综合征产科常规护理 Ⅰ级护理 禁食水 病危 左侧卧位 氧气吸入 (3L/min) 记出入量 多普勒胎心监测 bid 心电监测 留置导尿 **术后长期医嘱** 按局麻＋全麻下剖宫产术后常规护理 Ⅰ级护理 禁食水 病危 留置导尿 一般专项护理(会阴护理) bid 氧气吸入(3L/min) 记出入量 心电监测 测血压脉搏 10h q1/2h 密切观察阴道流血情况 0.9% NS 100 ml ｜ iv gtt q12h 注射用头孢呋辛钠 1.5g ｜ 奥硝唑葡萄糖注射液 0.5g iv gtt bid ×3d 缩宫素 20U im qd ×3d 地塞米松[1] 10mg iv qd	血细胞分析＋五分类 尿液分析＋尿沉渣定量 大便常规 肝功十三项、肾功两项、离子五项、血糖 血凝全套＋D-二聚体检测[3] 乙肝五项定量、丙肝定性 血型检测 心内科会诊 眼科会诊(眼底检查) 肝胆外科会诊 B 超(胎儿、胎盘、羊水情况) 腹部 B 超(肝、胆、胰脾、双肾、输尿管) 备血(浓红、血浆、血小板) 心电图(急,床边) 注射用头孢呋辛钠 0.05mg 皮试 缩宫素 0.01U 点右眼 **解痉** 5% GS 250ml ｜ iv(30min 滴完) 25%硫酸镁 20ml ｜ 5% GS 500ml ｜ iv gtt(视血压决定用量) 25%硫酸镁 40ml ｜ **降压** 5% GS 50ml ｜ 硝普钠 (千克体重×3)mg ｜ 微量泵入 (0.5ml/h 起) 或硝苯地平 10mg po qid 地塞米松[1] 10mg iv bid/qd 血小板[2] XXU、血浆 XXml iv gtt (必要时)

长期医嘱	临时医嘱
	术前临时医嘱
	拟于 XX:XX 在局麻(备全麻)下行剖宫产(剖宫取胎)术
	禁食水
	一般专项护理(备皮)
	静脉采血(备血)
	留置导尿
	术后临时医嘱
	血细胞分析+五分类(术后第 1 日)
	血凝全套
	尿液分析+尿沉渣定量(尿蛋白)
	腹部伤口换药(术后第 2 日)
	腹部伤口换药(术后第 5 日)
	腹部 B 超(术后第 5 日,必要时)

① 肾上腺皮质激素可增加血小板、改善肝功、稳定病情,使尿量增加、平均动脉压下降,并可促进胎肺成熟。

产前 给予地塞米松 10mg,iv,q12h。

产后 血小板持续降低或产后 HELLP 综合征,继续地塞米松 10mg,iv,q12h,至血小板计数≥100×10^9/L 及乳酸脱氢酶下降,改为 5mg,iv,qd,持续 2d。

② 血小板计数≤50×10^9/L,以及出现严重的穿刺点、创面、腹腔内出血和弥漫性瘀斑的 HELLP 综合征患者,均应输注血小板。以新鲜血小板为优,但须注意血小板在体内将被快速消耗且作用时间短暂,预防性输入血小板并不能预防产后出血的发生。另外,新鲜冰冻血浆等含有凝血因子亦可用于改善患者凝血功能。

③ D-二聚体是亚临床凝血功能障碍的敏感指标,如妊娠期高血压疾病患者 D-二聚体阳性,发生 HELLP 综合征的可能性较大;同时纤维蛋白原<3 g/L,应考虑 DIC 可能。

知识拓展

1. HELLP 综合征患者病情告知书

(1)产前、产时、产后子痫,导致脑血管意外、瘫痪、脑疝形成,抢救无效,死亡。

(2)急性肾功能障碍、肾功能衰竭,少尿、无尿,必要时需行透析术。

(3)急性肝功能障碍,凝血功能障碍、DIC,肝性脑病、肝肾综合征,抢救无效,死亡。

(4)胎盘供血供氧不足,胎盘功能减退,胎儿宫内生长受限、胎儿宫内窘迫、死胎、死产、围产儿死亡率高。

(5)胎盘早剥,子宫胎盘卒中,子宫收缩乏力,大出血,DIC、抢救无效,死亡。

(6)胎盘早剥,子宫胎盘卒中,子宫收缩乏力,大出血,失血性休克,必要时切除子宫,丧失生育功能。

(7)急性肝破裂,腹腔大出血,危及生命可能。

(8)必要时随时终止妊娠。

(9)新生儿畸形不除外。

(10)新生儿存活力差,早产儿硬肿症,肺透明膜病、重度窒息、呼吸窘迫综合症,新生儿肺炎,颅内出血,缺血缺氧性脑病、多功能脏器衰竭,抢救无效死亡。

(11)妊娠晚期、分娩期、产褥期母体心脏负担加重,发生心衰,肺水肿,呼吸循环衰竭,多脏器功能衰竭,危及生命。

(12)宫内感染,产后产褥感染,必要时切除子宫。

(13)羊水栓塞、DIC。

(14)输血、输液反应。

(15)其他。

2. HELLP 综合征临床症状

不典型,表现多样化,主要为不适感,右上腹部疼痛,恶心、呕吐,头痛,少数可出现黄疸、上消化道出血、便血、血尿及视力模糊及黄疸等,子痫患者中 1 /3 并发 HELLP 综合征。

3. HELLP 综合征诊断标准

(1) 完全性 HELLP 综合征的诊断:以上 3 项全部符合可诊断为完全

性 HELLP。通常 LDH 升高出现最早，是诊断早期溶血的敏感指标；AST、ALT 升高多出现在血小板下降之前，与血小板减少程度有关；血小板计数和 LDH 水平与该病的严重程度关系密切；溶血在最后才表现出来。各种指标的变化通常持续到产后 48h 开始恢复。其中 LDH 高峰标志着临床康复和血小板上升的开始。

- 血管内溶血：血红蛋白 60～90 g/L，外周血涂片可见红细胞变形、破碎或见三角形、头盔形红细胞，血清总胆红素≥20.5 μmol/L，以间接胆红素为主。
- 肝酶升高：天门冬氨酸转氨酶（AST）≥70 U/L，乳酸脱氢酶（LDH）≥600 U/L。
- 血小板减少：根据血小板减少程度，将 HELLP 综合征分为 3 型。Ⅰ型，血小板≤50×10^9/L；Ⅱ型，50×10^9/L＜血小板≤100×10^9/L；Ⅲ型，100×10^9/L＜血小板≤150×10^9/L；

（2）部分性 HELLP 综合征的诊断：溶血、肝酶异常或血小板减少 3 个指标中任 1 项或 2 项异常。

4. HELLP 综合征处理原则

积极治疗原发病（妊娠期高血压疾病），控制病情，预防、控制出血，及时终止妊娠。

5. 终止妊娠指征

因完全性 HELLP 综合征患者发病时通常孕周小，病情重，常伴发 FGR，因此阴道分娩成功率低，多采用剖宫产终止妊娠，剖宫产率高达 95%。剖宫产的麻醉方式宜采用局部浸润麻醉或全身麻醉。

（1）孕龄≥32 周或胎肺已成熟，胎儿宫内窘迫，先兆肝破裂、病情恶化均应立即终止妊娠。

（2）病情稳定，妊娠＜32 周、胎肺不成熟及胎儿情况良好者，应考虑对症处理，延长孕周，通常在期待治疗 4d 内终止妊娠。

6. 预后

（1）孕母死亡率：7.7%～60%。死亡主要原因是凝血功能障碍、胎盘早剥、肝破裂、急性肝衰竭、急性肾衰竭。

（2）围产儿病死率：36.7%～41%。

母儿血型不合

长期医嘱	临时医嘱
按孕XX周母儿血型不合产前常规护理	血细胞分析＋五分类
Ⅱ级护理	尿液分析＋尿沉渣定量(流式法)
产科饮食	大便常规
左侧卧位	肝功十三项、肾功两项、离子五项、血糖
自数胎动 tid	血凝全套
氧气吸入 30min tid	乙肝五项定量、丙肝定性
测体重、宫高、腹围、血压 qw	B超(胎儿、胎盘、羊水情况)
25% GS 40ml | iv gtt qd	血型检测(男方、女方)[④]
维生素C注射液[①] 500mg | iv gtt qd	Rh抗体滴度测定[⑤]
维生素E 30mg po tid[①]	ABO抗体滴度测定[⑤]
苯巴比妥 10～30mg po tid[②]	缩宫素 0.01U 点右眼
茵陈汤[③]	脐血流测定
听胎心 bid	
多普勒胎心监测(NST)[⑥] qw	

① 为提高胎儿抵抗力及胆红素代谢能力，于孕24周、30周、33周各进行10d综合治疗，方法如上，必要时可延长治疗时间、增加疗程。

② 产前2周，每日口服苯巴比妥，可增强胎肝细胞葡萄糖醛酸转移酶的活性，加强胆红素代谢，以减少核黄疸发生机会。

③ 茵陈蒿汤(茵陈9g、制大黄4.5g、黄芩9g、甘草6g)每日一剂煎服，至分娩。

④ 有不良孕产史的妇女孕前需进行血型检查，无高危因素的孕妇在初次产检时进行血型检测。若孕妇血型为O型或Rh(—)，需要进行其配偶血型检测。

⑤ 血型抗体测定

a. ABO系统：抗A(B) IgG达1∶64有意义；达到1∶128可能溶血；达到1∶512高度怀疑溶血，建议羊水穿刺。注意：抗体滴度高低与胎儿溶血程度并不成正比，需要结合其他检测方法综合判断。

b. RH 系统：抗 D IgG 达到 1∶2 既有意义；达到 1∶16 胎儿溶血情况严重。抗体滴度与胎儿溶血程度成正比。

⑥ 多普勒胎心监测 妊娠 32 周起进行 NST 检查，警惕预示胎儿贫血缺氧的正弦波形。

知识拓展

1. 母儿血型不合患者病情告知书

(1)妊娠合并母儿血型不合，随时可能发生胎儿宫内窘迫，胎死宫内，死胎，死产，围产儿死亡率高。

(2)胎儿贫血、水肿、肝脾肿大、心衰、新生儿晚期贫血、新生儿溶血症、新生儿黄疸，抢救无效、死亡可能。

(3)新生儿溶血加重，新生儿核黄疸，新生儿神经系统后遗症可能。

(4)新生儿畸形不除外。

(5)新生儿存活力差，早产儿硬肿症，肺透明膜病、重度窒息、肺炎，颅内出血，缺血缺氧性脑病、脑瘫、多功能脏器衰竭，抢救无效死亡。

(6)羊水栓塞、DIC。

(7)羊水过多、胎盘早剥可能。

(8)随时终止妊娠可能。

(9)输血、输液反应。

(10)其他。

2. 母儿血型不合治疗目的

(1)妊娠期：抑制母胎之间免疫反应，防止或延缓胎儿溶血，适时终止妊娠，以期防止胎死宫内、缓解新生儿溶血症、减少核黄疸发生。

(2)新生儿期：及时阻止溶血的继续发生，防治核黄疸，纠正贫血。

3. 母儿血型不合患者的产科处理

(1) 产前监护：母儿血型不合患者应列入高危妊娠管理，进行系统监护，尽可能防止胎儿宫内死亡。对中、重度患者，应提前入院，积极治疗直到分娩，并及时终止妊娠。孕 32 周以后，每周进行无负荷试验(NST)，警惕预示胎儿贫血缺氧的正弦波形；B 超检测每周 2～4 次，了解胎盘、羊水情况、有无胎儿宫内水肿等。

(2) 终止妊娠：妊娠近足月抗体产生越多，对胎儿威胁也越大，故于

36 周以后，遇下列情况可考虑引产。

- Rh 血型不合，抗体效价达 1∶32 以上，或 ABO 血型不合抗体达 1∶512以上。
- 曾有死胎史者，尤为新生儿胎死因为溶血症者。
- 各种监测手段提示胎儿宫内窘迫，如胎动消失、胎动频繁、多普勒胎心监护异常，胎心过快、胎心过慢等。
- 羊膜腔穿刺异常：羊水深黄色或胆红素含量升高。

(3) 产时处理

- 争取自然分娩，避免用麻醉药、镇静剂，减少新生儿窒息的机会。
- 分娩时做好抢救新生儿准备。
- 娩出后立即断脐，减少抗体进入婴儿体内。同时注意脐带留长 7～10cm，备换血使用。
- 胎盘送病检。留脐血送血型、胆红素，抗人球蛋白试验及特殊抗体测定。并查红细胞、血红蛋白，有核红细胞与网织细胞计数。

(4) 新生儿黄疸的治疗

- 蓝光疗法，照射时间视患儿病情而定，注意新生儿生殖器的保护。
- 口服苯巴比妥 5～8mg/(kg·d)。
- 胆红素高者给予 25%白蛋白静脉注射 1g/(kg·d)，使与游离胆红素结合，以减少核黄疸的发生。
- 25%葡萄糖静脉注射。
- 贫血患儿需及时输血。

妊娠期肝内胆汁淤积症

长期医嘱	临时医嘱
按孕 XX 周，妊娠期肝内胆汁淤积症产前常规护理	血细胞分析＋五分类
	尿液分析＋尿沉渣定量(流式法)
Ⅱ级护理	大便常规
产科饮食	肝功十三项、肾功两项、离子五项、血糖
左侧卧位	血清胆酸[①]
自数胎动 tid	血凝全套
氧气吸入 30min tid	乙肝五项定量、丙肝定性

长期医嘱	临时医嘱
测体重、宫高、腹围 qw	血型检测
测血压、脉搏 bid	B超(胎儿、胎盘、羊水情况)
听胎心 bid	缩宫素 0.01U 点右眼
多普勒胎心监测 qd	脐血流测定
熊去氧胆酸② 150mg po tid×20d	尿雌三醇/肌酐比值检测
地塞米松③ 10mg iv qd×7d	
10% GS 500ml 维生素C注射液 100mg ATP 40mg 辅酶A 100U	iv gtt qd	
5% GS 500ml 注射用丁二磺酸腺苷蛋氨酸④ 2000mg	iv gtt qd	
复方醋酸钠注射液⑤ 500ml iv gtt bid	
维生素 K_1 注射液⑥ 10mg im qd	
苯巴比妥⑦ 30mg po tid×20d 或考来烯胺 4g po bid/tid	

① 血清胆酸升高是妊娠期肝内胆汁淤积症(ICP)最主要的特异性证据，在瘙痒症状或转氨酶升高之前数周血清胆酸已升高，其值越高病情越严重，出现瘙痒越早，因此检测血清胆酸，对于诊断ICP、判断病情严重程度、指导治疗均有参考价值。

② 熊去氧胆酸是一种天然的水溶性胆汁酸。抑制肠道对疏水性胆酸的重吸收，改善肝功能、降低胆酸水平，改善胎儿胎盘单位的代谢环境，从而延长孕周；具有利胆作用，防止胆汁淤积，降低血清胆红素。

用法 每日15mg/(kg·d)，口服，一日3次，连用20d，ICP瘙痒症状和生化指标均可显著改善。停药后可反弹，继续用药仍有效。

③ 地塞米松通过胎盘减少胎儿肾上腺硫酸脱氧表雄酮分泌，降低雌激素的产生，减轻胆汁淤积；促进胎肺成熟，从而降低高胆酸所致死胎、早产所致新生儿呼吸窘迫综合症。

④ 注射用丁二磺酸腺苷蛋氨酸，又名S-腺苷基L-蛋氨酸，通过甲基化

对雌激素代谢物起灭活作用；刺激细胞膜的磷脂合成，通过增加肝浆膜磷脂成分，防止雌激素引起的胆汁淤积，同时可通过转巯基反应，促使胆汁酸经硫酸化的途径转化，从而防止或减轻毒物和胆汁酸引起的氧自由基对肝细胞的损伤。

用法 每日用量500～2000mg，静滴；连用1～2周后改口服。

⑤ 复方醋酸钠注射液具有扩容、增加体液循环量，促进毒性物质排出的作用。合并妊娠期高血压患者禁用。

⑥ 适用于凝血功能异常患者。

⑦ 目前临床多采用丁二磺酸腺苷蛋氨酸＋熊去氧胆酸联合降胆酸治疗，而考来烯胺与苯巴比妥因其副作用较大、疗效见佳，临床已很少使用。

⑧ ICP可能是雌激素代谢异常及肝脏对雌激素的高敏感所致，因此应检测尿雌三醇/肌酐比值。

知识拓展

1. ICP患者病情告知书

(1)妊娠合并ICP随时可能发生胎儿宫内窘迫，胎死宫内，死胎，死产，围产儿死亡率高。

(2)胎儿宫内生长受限可能。

(3)肝功能损害，凝血功能异常，产时、产后大出血，危及生命。

(4)新生儿颅内出血，新生儿神经系统后遗症，新生儿溶血，抢救无效，死亡。

(5)新生儿畸形不除外。

(6)新生儿存活力差，早产儿硬肿症，肺透明膜病、重度窒息、肺炎，颅内出血，缺血缺氧性脑病、脑瘫、多功能脏器衰竭，抢救无效死亡。

(7)羊水栓塞、DIC。

(8)随时终止妊娠可能。

(9)输血、输液反应。

(10)其他。

2. ICP治疗目的

缓解因胆盐潴留于皮肤深层，刺激皮肤感觉神经末梢引起的全身瘙痒症状；恢复孕妇正常肝功能；降低血中胆酸浓度，从而降低因高胆酸血症所致胎儿宫内窘迫、死胎的发生率，改善产科结局。

3. ICP 患者的产科处理

(1) 继续妊娠:严密观察,适应证如下。

- 甘胆酸<2.0μmol/L 或总胆汁酸浓度<30μmol/L,肝酶正常或轻度升高,无黄疸,孕周<40 周。
- 孕周<34 周,尽可能延长孕周。

门诊管理

指征 无症状或症状较轻、血甘胆酸<1.0μmol/L 或总胆汁酸<20μmol/L、谷丙转氨酶<100U/L,且无规律宫缩者。

治疗方法 口服降胆酸药物,7～10d 为一个疗程。

随访 缩短产前检查间隔,重点监测血甘胆酸及总胆汁酸,加强胎儿监护(自 34 周开始每周行 NST 实验,必要时行胎儿生物物理评分,以便及早发现隐性胎儿宫内缺氧)。

住院治疗

指征 血甘胆酸≥1.0μmol/L 或总胆汁酸≥20μmol/L,谷丙转氨酶>100U/L;ICP 患者瘙痒严重;出现规律宫缩;门诊治疗无效者;伴其他情况需立即终止妊娠者。

(2) 终止妊娠:对 ICP 孕妇适时终止妊娠是降低围生儿发病率的重要措施。ICP 患者分娩时应做好新生儿抢救准备。

终止妊娠指征

- 孕周>37 周,血甘胆酸>2.0μmol/L 或总胆汁酸>30μmol/L,伴有黄疸,胆红素>20μmol/L。
- 孕周 34～37 周,血甘胆酸>3.0μmol/L 或总胆汁酸>40μmol/L,伴有黄疸,胆红素>20μmol/L;或既往因 ICP 致围产儿死亡者,此次妊娠已达 34 周,临床诊断重症 ICP。
- 孕 32～34 周,重症 ICP,每小时宫缩>4 次或宫缩强度>30mmHg,保胎药物治疗无效者。
- 重症 ICP,孕周>28 周,高度怀疑胎儿宫内窘迫。

阴道分娩指征

- 血甘胆酸<1.0μmol/L,肝酶正常或轻度升高,无黄疸者。
- 无其他产科剖宫产指征者。
- 孕周<40 周。

剖宫产指征

- 重症 ICP。
- 既往死胎、死产、新生儿窒息或死产史。
- 胎盘功能严重下降、高度怀疑胎儿宫内窘迫。
- 羊水过少者。
- 合并双胎或多胎、子痫前期(重度)等。
- 既往有早产、复发性 ICP 者。
- 存在其他阴道分娩禁忌证者。

妊娠晚期出血

前置胎盘

长期医嘱	临时医嘱
按孕XX周前置胎盘产科常规护理①	血细胞分析+五分类
Ⅰ级护理	尿液分析+尿沉渣定量(流式法)
产科饮食	大便常规
氧气吸入 30min bid	肝功十一项、肾功两项、离子五项、血糖
绝对卧床休息	血凝全套
密切观察产兆、阴道出血情况	乙肝五项定量、丙肝定性
测血压、脉搏 bid	B超(胎儿、胎盘、羊水、胎盘情况)
听胎心 bid	RPR+TPPA+HIV抗体检测
多普勒胎心监测 bid	血型检测
多糖铁复合物 150mg po qd	备血
促进胎肺成熟②	心电图
地塞米松 10mg iv qd×2d	注射用青霉素钠 20U 皮试
或地塞米松 6mg im q12h×2d	或注射用头孢呋辛钠 0.05mg 皮试
预防感染	缩宫素 0.01U 点右眼
0.9% NS 100ml	**抑制宫缩**
注射用青霉素钠 400万U	Ⅰ 5% GS 50ml 微量泵入
iv gtt q12h	盐酸利托君 50mg (3ml/h起)
或0.9% NS 100ml	盐酸利托君 10mg po q6h(抑制宫缩后12h改为口服)
注射用头孢呋辛钠 1.5g	
iv gtt q12h	或沙丁胺醇 2.4mg po tid
止血合剂	Ⅱ 5% GS 250ml iv(30min滴完)
5% GS 500ml	25%硫酸镁 20ml
氨甲苯酸注射液 0.2g iv gtt qd	5% GS 500ml iv gtt
酚磺乙胺注射液 2g	25%硫酸镁 40ml (视宫缩决定用量)

长期医嘱	临时医嘱
术后长期医嘱	**术前临时医嘱**
按联合麻醉/局麻下剖宫产术后常规护理	拟于XX:XX在联合麻醉/局麻下行剖宫产术
Ⅰ级护理	禁食水
禁食水	一般专项护理(备皮)
留置导尿	静脉采血(备血)
一般专项护理(会阴护理) bid	留置导尿
氧气吸入(3L/min) 6h	卡前列素氨丁三醇注射液 250μg 备用
心电监测 (10h)	**术后临时医嘱**
测血压脉搏 10h qh	血细胞分析+五分类(术后第2日)
密切观察阴道流血情况	腹部伤口换药(术后第2日)
0.9% NS 100ml 注射用头孢呋辛钠 1.5g iv gtt q12h	腹部伤口换药(术后第5日)
5% GS 500ml 三磷酸腺苷注射液 40mg 维生素C注射液 2g 辅酶A粉针 100U iv gtt qd	
奥硝唑氯化钠注射液 0.5g iv gtt bid ×3d	
10% GS 500ml 缩宫素 20U iv gtt qd ×3d	

① 前置胎盘患者禁止性生活、阴道检查、肛查、灌肠及任何刺激。急诊手术前可仅完善手术必需检测,如血细胞分析+五分类、血凝、肝肾功、心电图,其余待术后进一步完善。

② 妊娠≥32周者,给予促胎肺成熟2~3d,减少产后新生儿呼吸窘迫综合征的发生。

知识拓展

1. 前置胎盘期待治疗患者病情告知书

(1)期待治疗中大出血,必要时剖宫产术终止妊娠可能。

(2)胎儿宫内窘迫,胎死宫内,死胎,死产,围产儿死亡率高。

(3)产时、产后大出血,子宫收缩乏力,失血性休克,必要时切除子宫,丧失生育功能。

(4)胎盘粘连、胎盘植入,必要时切除子宫。

(5)羊膜腔内感染,产褥感染,败血症,感染性休克,DIC,多脏器功能衰竭,必要时切除子宫,丧失生育功能。

(6)羊水栓塞,DIC,抢救无效,死亡可能。

(7)新生儿畸形不除外。

(8)新生儿呼吸窘迫综合征。

(9)新生儿宫内感染,继发新生儿吸入性肺炎,败血症,颅内感染,颅内出血,坏死性小肠结肠炎,神经系统后遗症等。

(10)早产儿存活力差,胎肺发育不良,早产儿硬肿症,肺透明膜病、重度窒息、吸入性肺炎,颅内出血,缺血缺氧性脑病,脑瘫、多功能脏器衰竭,抢救无效死亡。

(11)产前、产时、产后出血,失血性休克,DIC,抢救无效,死亡可能。

(12)输血、输液反应。

(13)其他。

2.前置胎盘剖宫产术前患者病情告知书

(1)期待治疗大出血,剖宫产终止妊娠可能。

(2)胎儿宫内窘迫,胎死宫内,死胎,死产,围产儿死亡率高。

(3)产时、产后大出血,子宫收缩乏力,失血性休克,必要时切除子宫,丧失生育功能。

(4)胎盘粘连、胎盘植入,子宫收缩乏力,大出血,必要时切除子宫。

(5)羊膜腔内感染,产褥感染,败血症,感染性休克,DIC,多脏器功能衰竭,必要时切除子宫,丧失生育功能。

(6)羊水栓塞,DIC,抢救无效,死亡可能。

(7)新生儿畸形不除外。

(8)新生儿呼吸窘迫综合征。

(9)新生儿宫内感染,继发新生儿吸入性肺炎,败血症,颅内感染,颅内出血,坏死性小肠结肠炎,神经系统后遗症等。

(10)早产儿存活力差,胎肺发育不良,早产儿硬肿症,肺透明膜病、重度窒息、吸入性肺炎,颅内出血,缺血缺氧性脑病,脑瘫、多功能脏器衰竭,抢救无效死亡。

(11)产前、产时、产后出血，失血性休克，DIC，抢救无效，死亡可能。

(12)术中损伤周围脏器：如输尿管、膀胱、肠管等。

(13)术后肠粘连、肠梗阻。

(14)术后子宫切口感染，必要时切除子宫。

(15)术后腹部切口脂肪液化、血肿形成、延期愈合等。

(16)术后下肢静脉血栓形成，肺栓塞、脑栓塞。

(17)腹壁子宫内膜异位症可能。

(18)术后避孕3年。

(19)输血、输液反应。

(20)其他。

3.前置胎盘的治疗原则

抑制宫缩、止血、纠正贫血、预防感染，正确选择结束分娩的时间和方法。原则上以产妇安全为主，在母亲安全的前提下，尽量避免胎儿早产，以减少新生儿死亡率。

(1) 期待疗法：适用于阴道出血不多或无产前出血、生命体征平稳、胎儿存活、胎龄＜36周、胎儿体重不足2300g者。

(2) 终止妊娠：适用于孕期反复发生多次、大量出血甚至休克，无论胎儿成熟与否，均应终止妊娠；孕龄达36周以上，胎儿成熟度检查提示胎儿肺成熟者；胎龄未达36周，出现胎儿宫内窘迫者；出血量多，危及胎儿；胎儿已死亡或出现难以存活的畸形者。终止妊娠的方法如下。

剖宫产术 是迅速结束分娩，处理前置胎盘的主要手段，术前应积极纠正休克，输液、输血补充血容量，术中注意选择子宫切口位置，尽可能避开胎盘。适用对象如下。

- 完全性前置胎盘，持续大量出血。
- 部分性、边缘性前置胎盘出血较多，先露高浮，短时间内不能结束分娩。
- 胎心异常者。

阴道分娩 仅适用于边缘性前置胎盘，枕先露、阴道流血不多、无头盆不称和胎位异常，估计在短时间内能结束分娩者。决定阴道分娩后，行手术破膜，破膜后胎头下降，压迫胎盘，以达止血效果，并可促进子宫收缩，加速分娩；若胎头下降不理想、仍有较多出血、产程进展不佳，应立即行剖宫产术终止妊娠。

胎盘早剥

长期医嘱	临时医嘱
按孕 XX 周胎盘早剥产科常规护理	血细胞分析＋五分类(急)①
Ⅰ级护理	尿液分析＋尿沉渣定量(流式法)
禁食水	大便常规
病重	肝功十一项、肾功两项、离子五项、血糖(急)①
氧气吸入	
密切观察阴道出血情况	血凝全套(急)①
测血压、脉搏 q1/2h	乙肝五项定量、丙肝定性
持续多普勒胎心监测	B 超(胎儿、胎盘、羊水、胎盘情况)
开放静脉通路	RPR＋TPPA＋HIV 抗体检测
促进胎肺成熟	血型检测(急)①
地塞米松 10mg iv qd ×2d	备血(浓红、血浆、血小板)
或地塞米松 6mg im q12h ×2d	心电图(急)①
术后长期医嘱	注射用头孢呋辛钠 0.05mg 皮试
按联合麻醉/局麻下剖宫产术后常规护理	缩宫素 0.01U 点右眼
Ⅰ级护理	**术前临时医嘱**
禁食水	拟于 XX:XX 在联合麻醉/局麻下行剖宫产(剖宫取胎)术
留置导尿	禁食水
一般专项护理(会阴护理) bid	一般专项护理(备皮)
氧气吸入(3L/min) 6h	静脉采血(备血)
心电监测 10h	留置导尿
测血压脉搏 10h qh	卡前列素氨丁三醇注射液 250μg 备用
密切观察阴道流血情况	**术后临时医嘱**
0.9% NS 100ml 注射用头孢呋辛钠 1.5g iv gtt q12h	血细胞分析＋五分类(术后第 1 日) 腹部伤口换药(术后第 2 日) 腹部伤口换药(术后第 5 日)
5% GS 500ml 三磷酸腺苷注射液 40mg 维生素 C 注射液 2g 辅酶 A 粉针 100U iv gtt qd	

术后长期医嘱	术后临时医嘱
奥硝唑氯化钠注射液 0.5g iv gtt bid ×3d	
10% GS 500ml 缩宫素 20U　iv gtt qd ×3d	

① 急诊手术前可仅完善手术必需检测，如血细胞分析十五分类、血凝、肝肾功、心电图，其余待术后进一步完善。

② 术中、术后根据患者血常规、血凝全套、术中出血情况评估血浆、浓缩红细胞、血小板用量，并以新鲜血液制品等为优。

知识拓展

1. 胎盘早剥剖宫产术前患者病情告知书

(1)胎盘早剥、子宫胎盘卒中、子宫收缩乏力、大出血、失血性休克、多脏器功能衰竭、垂体及肾上腺皮质坏死等，危及生命。

(2)胎盘早剥，胎儿宫内窘迫，胎死宫内，死胎，死产，围产儿死亡率高。

(3)胎盘早剥，子宫胎盘卒中，子宫收缩乏力，大出血，凝血功能障碍，DIC，多脏器功能衰竭，危及生命，必要时切除子宫，丧失生育功能。

(4)羊膜腔内感染，产褥感染，败血症，感染性休克，DIC，多脏器功能衰竭，必要时切除子宫，丧失生育功能。

(5)羊水栓塞，DIC，抢救无效，死亡可能。

(6)新生儿畸形不除外。

(7)新生儿呼吸窘迫综合征。

(8)新生儿宫内感染，继发新生儿吸入性肺炎，败血症，颅内感染，颅内出血，坏死性小肠结肠炎，神经系统后遗症等。

(9)早产儿存活力差，胎肺发育不良，早产儿硬肿症，肺透明膜病，重度窒息，吸入性肺炎，颅内出血，缺血缺氧性脑病，脑瘫，多功能脏器衰竭，抢救无效死亡。(妊娠<28周，流产儿死亡不可避免。)

(10)产前、产时、产后大出血，失血性休克，急性肾衰竭可能。

(11)术中损伤周围脏器，如输尿管、膀胱、肠管等，必要时行二次修补术。

(12)术后肠粘连、肠梗阻。

(13)术后子宫切口感染,局部血肿形成,必要时行二次修补术或切除子宫。

(14)术后腹部切口脂肪液化、血肿形成、延期愈合等。

(15)术后下肢静脉血栓形成,肺栓塞、脑栓塞。

(16)腹壁子宫内膜异位症可能。

(17)术后避孕 3 年。

(18)输血、输液反应。

(19)其他。

2.胎盘早剥的处置原则

(1)积极纠正休克。

(2)了解胎儿宫内状况。

(3)及时终止妊娠。

(4)积极处理凝血功能障碍。

(5)预防肾功能衰竭。

3.胎盘早剥四大并发症

DIC、产后出血、急性肾衰竭、羊水栓塞。

4.胎盘早剥剖宫产指征

(1)重型胎盘早剥,特别是初产妇,不能在短时间内结束分娩者。

(2)轻型胎盘早剥,出现胎儿窘迫征象,需抢救胎儿者。

(3)重型胎盘早剥,产妇病情恶化,胎儿已死,不能立即分娩者。

(4)破膜后产程无进展者。

5.积极处理凝血功能障碍

(1)补充凝血因子:及时输入新鲜血、血小板、纤维蛋白原等,补充血容量及凝血因子。

(2)肝素应用:DIC 高凝阶段使用。

(3)抗纤溶药物应用:例如氨基己酸、氨甲环酸、氨甲苯酸等。

6.预防肾衰竭

在治疗过程中,随时注意尿量,若尿量＜30ml/h,应及时补充血容量;少于 17ml/h 或无尿时,应考虑有肾功能衰竭的可能。予 20%甘露醇

250ml 快速静滴；或呋塞米 40mg 静推，必要时可重复使用，一般多于 1～2d 内恢复。经治疗后仍少尿或无尿，或血尿素氮、肌酐明显增高、电解质紊乱、代谢性酸中毒等严重肾衰竭时，应及时行血液透析治疗。

羊水异常

羊水过多

长期医嘱	临时医嘱
按孕 XX 周羊水过多产科常规护理	血细胞分析＋五分类
Ⅱ级护理	尿液分析＋尿沉渣定量(流式法)
产科饮食	大便常规
自数胎动 tid	肝功十一项、肾功两项、离子五项
多普勒胎心监测 qw	血凝全套
测体重、宫高、腹围、血压 qw	乙肝五项定量、丙肝定性
促进胎肺成熟①	B 超②(胎儿、胎盘、羊水情况)
地塞米松 10mg iv qd ×2d	血糖、OGTT③
地塞米松 6mg im q12h ×2d	血型检测、溶血检测③
或倍他米松 12mg im qd ×2d	羊水穿刺、胎儿染色体检测③
	羊膜腔穿刺减压术④
	吲哚美辛⑤ 2.0～2.2mg/(kg・d) po tid
	缩宫素 0.01U 点右眼(皮试)

① 羊水过多，胎龄≤35 周，治疗同时应促进胎肺成熟、预防早产发生。

② B 超检查羊水过多：以单一羊水最大暗区垂直深度(AFV)测定表示羊水量的方法显示胎儿与子宫壁间的距离增大，超过 7cm 即可考虑为羊水过多。若用羊水指数法(AFI)，即孕妇头高 30°平卧，以脐与腹白线为标志点，将腹分为 4 部分测定各象限最大羊水暗区相加而得，国内资料＞20cm(有学者提出 18 cm)为羊水过多。

③ 羊水过多的孕妇应注意鉴别诊断妊娠期糖尿病、母儿血型不合、胎儿畸形等。

④ 症状严重、孕妇无法忍受、胎龄不足 37 周、胎肺不成熟者，应采用羊膜腔穿刺减压术。

方法 用 15～18 号腰椎穿刺针行羊膜腔穿刺，以每小时 500ml 的速度放出羊水，一次放羊水量不超过 1500ml，以孕妇症状缓解为度。放出羊水过多可引起早产。放羊水应在B超监测下进行，防止损伤胎盘及胎儿。严格消毒、防止感染，酌情用镇静保胎药预防早产。3～4周后可重复以减低宫腔内压力。放羊水过程中应注意从腹部固定胎儿为纵产式，严密观察宫缩，注意胎盘早剥症状与脐带脱垂的发生，并预防产后出血。

⑤ 吲哚美辛为前列腺素合成酶抑制剂，可抑制利尿，因此期望抑制胎儿排尿治疗羊水过多。鉴于吲哚美辛有使动脉导管闭合的副作用，故不宜广泛应用（一般适用于孕32周前）。同时，应用过程中应密切随访羊水量（2/周，测AFI），胎儿超声心动图（用药24h，此后每周一次），羊水明显减少、动脉导管狭窄均为立即停药指征。

知识拓展

1.羊水过多患者病情告知书

（1）新生儿畸形不除外。

（2）新生儿产伤可能。

（3）新生儿存活力差，新生儿硬肿症、肺透明膜病、重度窒息、吸入性肺炎，颅内出血，抢救无效死亡。

（4）新生儿缺血缺氧性脑病，神经系统后遗症，消化道畸形，必要时需手术治疗。

（5）胎儿宫内窘迫、胎死宫内，死胎、死产，围产儿死亡率高。

（6）羊水过多，宫腔内压力突然改变致胎盘早剥可能。胎盘早剥、胎盘植入，子宫收缩乏力，大出血，必要时切除子宫，丧失生育功能。

（7）患者心肺功能不全，多脏器功能衰竭，术时、产后加重，危及生命可能。

（8）难免早产、早产可能。

（9）产时、产后胎盘粘连、胎盘植入，出血过多，必要时切除子宫。

（10）羊水栓塞，DIC，死亡。

（11）产时、产后大出血，失血性休克，多脏器功能衰竭，抢救无效，死亡可能。

（12）输血、输液反应。

（13）其他。

2. 羊水过多临床高发病期

(1)慢性羊水过多，多发生在妊娠28～32周。

(2)少数在数天、数周内急剧增加的急性羊水过多，常在妊娠20～24周出现。

羊水过少

长期医嘱	临时医嘱
按孕XX周羊水过少产科常规护理	血细胞分析＋五分类
Ⅱ级护理	尿液分析＋尿沉渣定量(流式法)
产科饮食	大便常规
左侧卧位	肝功十一项、肾功两项、离子五项、血糖
自数胎动 tid	血凝全套
氧气吸入 30min tid	乙肝五项定量、丙肝定性
多普勒胎心监测 qw	血型检测
测体重、宫高、腹围、血压 qw	血胆酸检测
① { 叶 酸 5mg po tid	B超[3](胎儿、胎盘、羊水情况)
维生素 E 100mg po qd	脐血流测定
复合维生素 B_1 片 po tid	缩宫素 0.01U 点右眼(皮试)
或玛特纳片 1片 po qd	**胎盘功能检测**
复方醋酸钠注射液 500ml [1]	尿雌三醇(E_3)
10%葡萄糖注射液 500ml	尿雌激素/肌酐(尿 E/C)
维生素C注射液 3g	
胰岛素注射液 24U	
10%氯化钾注射液 40ml	
注射用水溶性维生素 16ml	
10%脂肪乳注射液 500ml	
复方氨基酸注射液 500ml	
iv gtt q2d	
或葡萄糖脂肪乳氨基酸注射液 1440ml iv gtt q2d	
复方醋酸钠注射液[2] 500ml iv gtt qd	

长期医嘱	临时医嘱
促进胎肺成熟①	
地塞米松 10mg iv qd×2d	
地塞米松 6mg im q12h×2d	
或倍他米松 12mg im qd×2d	

① 羊水过少合并胎儿生长受限应参照FGR,作出相应处理。

② 在无临床禁忌证(如:妊娠期高血压疾病)的情况下,通过复方醋酸钠溶液扩容,增加孕妇循环血量,亦有增加羊水量、缓解胎儿宫内窘迫的作用。

③ B超羊水过少诊断标准:测定羊水指数(AFI)≤8.0cm为诊断羊水过少的临界值;AFI≤5.0cm、最大羊水池与子宫轮廓相垂直深度测量法(AFD)≤2cm为诊断羊水过少的绝对值。AFD≤1cm为严重羊水过少。

知识拓展

1. 增加羊水量期待法

目的 是延长孕周、解除脐带受压、降低胎儿宫内窘迫率、降低羊水污染率、剖宫产率。

方法 羊膜腔安放测压导管及头皮电极监护胎儿,将37℃的0.9%NS,以15～20ml/min速度灌入羊膜腔,一直至胎心率变异减速消失,或AFI达到8cm。通常解除胎心变异减速约需输注生理盐水250ml(100～700ml)。与此同时,应选用宫缩抑制剂预防流产。若输注800ml的0.9%NS变异减速仍不消失为失败。注意:多次羊膜腔输液有绒毛膜羊膜炎等并发症。

2. 终止妊娠

羊水过少是胎儿宫内危险极其重要的信号。若妊娠已足月,应尽快引产或行剖宫产术。

(1)胎儿畸形,常采用依沙丫啶羊膜腔内引产术。

(2)胎儿宫内窘迫或胎盘功能不良,估计短时间不能经阴道分娩,应行剖宫产术。

(3)胎儿贮备能力尚好,宫颈成熟,患者及家属知情同意后,可在密切监测下行引产术,产程中注意连续胎心监测,或选择剖宫产术。

3.羊水过少患者病情告知书

(1)胎儿生长受限、胎儿宫内窘迫、胎死宫内,死胎、死产,围产儿死亡率高。

(2)新生儿畸形、新生儿肺部发育不良不除外。

(3)新生儿产伤可能。

(4)新生儿存活力差,新生儿硬肿症,肺透明膜病、重度窒息、吸入性肺炎,缺血缺氧性脑病,颅内出血,抢救无效死亡。

(5)治疗失败,难免早产、早产可能。

(6)随时终止妊娠可能。

(7)产时、产后胎盘粘连、胎盘植入,大出血,必要时切除子宫。

(8)羊水栓塞,DIC,死亡。

(9)产时、产后大出血,失血性休克,多脏器功能衰竭,抢救无效,死亡可能。

(10)产程进展不佳、胎儿宫内窘迫,必要时剖宫产终止妊娠可能。

(11)输血、输液反应。

(12)其他。

妊娠合并疾病

心血管系统疾病

妊娠合并原发性高血压

长期医嘱	临时医嘱
按孕XX周合并原发性高血压产科常规护理	血细胞分析＋五分类
Ⅱ级护理	尿液分析＋尿沉渣定量
高蛋白、低盐饮食	大便常规
病重	肝功十一项、肾功两项、离子五项、血糖
左侧卧位	血凝全套
自数胎动 tid	乙肝五项定量、丙肝定性
氧气吸入 30min tid	血型检测
测体重、宫高、腹围 qw	心内科会诊
测血压、脉搏 bid	眼科会诊(眼底检查)
听胎心 bid	B超(胎儿、胎盘、羊水情况)
多普勒胎心监测 bid	心电图
记出入量	24h尿蛋白定量
监测孕妇自觉症状、产兆	血浆黏稠度，全血黏稠度
镇静	**解痉**
地西泮 2.5～5mg po tid	5% GS 250ml, 25%硫酸镁 20ml — iv (30min滴完)
促进胎肺成熟(孕周＜34周)	
地塞米松 10mg iv qd×2d	5% GS 500ml, 25%硫酸镁 40ml — iv gtt(视血压决定用量)
降压	**降压**
硝苯地平 10mg po tid	5% GS 50ml
或 硝苯地平缓释片 30mg po qd/bid	硝普钠 (千克体重×3)mg
尼卡地平 10mg po tid	微量泵入 (0.5ml/h 起)
甲基多巴[①] 0.25g po tid	
呋塞米 10mg po tid	
10%氯化钾注射液 10ml po tid	

① 甲基多巴是母儿长期用药安全性唯一药物。其抗高血压作用为通过

其活性代谢产物α-甲基-去甲肾上腺素兴奋中枢α_2受体降低血压；也可作为假性神经递质起到α_2-周围阻滞的作用，减少血浆肾素活性，从而降低动脉血压。

知识拓展

1. 妊娠合并原发性高血压患者病情告知书

(1)产前、产时、产后子痫，导致脑血管意外、瘫痪、脑疝形成，抢救无效，死亡。

(2)急性肾功能障碍、肾衰竭，肝功能障碍，凝血功能障碍，抢救无效，死亡。

(3)胎儿宫内生长受限、胎儿宫内窘迫、死胎、死产、围产儿死亡率高。

(4)胎盘早剥、子宫胎盘卒中、子宫收缩乏力、大出血、失血性休克、DIC，抢救无效，死亡。

(5)胎盘早剥，子宫胎盘卒中，必要时切除子宫，丧失生育功能。

(6)病情控制不佳，随时终止妊娠可能。

(7)新生儿畸形不除外。

(8)新生儿存活力差，早产儿硬肿症，肺透明膜病、重度窒息、呼吸窘迫综合症，新生儿肺炎，颅内出血，缺血缺氧性脑病、多功能脏器衰竭，抢救无效死亡。

(9)妊娠晚期、分娩期、产褥期母体心脏负担加重，发生心衰、肺水肿、呼吸循环衰竭、多脏器功能衰竭，危及生命。

(10)宫内感染，产褥感染，必要时切除子宫。

(11)羊水栓塞、DIC。

(12)输血、输液反应。

(13)胎盘粘连、胎盘植入，必要时切除子宫，丧失生育功能。

(14)其他。

2. 妊娠合并原发性高血压终止妊娠的时间

(1)妊娠合并轻度原发性高血压病，妊娠可达足月。

(2)重度原发性高血压病或并发重度子痫前期者，孕37周时应考虑终止妊娠。

(3)严重高血压，或并发重度子痫前期经治疗无好转，应考虑终止妊娠。

(3)原发性高血压病伴脏器损害，如肾功能不全、左心衰竭、眼底出血、肝功能障碍等，应及时终止妊娠。

3. 注意

(1)妊娠合并原发性高血压合并症处理等均与妊娠期高血压疾病处理一致。

(2)血管紧张素转换酶抑制剂、血管紧张素Ⅱ受体拮抗剂可能引起胎儿发育迟缓，羊水过少或新生儿肾衰竭，亦可能引起胎儿畸形；可能引起胎儿发育迟缓，羊水过少或新生儿肾衰竭，亦可能引起胎儿畸形；可能引起胎儿宫内发育迟缓、羊水过少或新生儿肾衰竭、胎儿畸形等，因此妊娠期禁用。

心血管系统疾病

妊娠合并心脏病

长期医嘱	临时医嘱
按孕 XX 周合并心脏病产科常规护理	血细胞分析＋五分类
Ⅰ级护理	尿液分析＋尿沉渣定量
低盐饮食/禁食水[①]	大便常规
病重/病危	肝功十一项、肾功两项、离子五项、血糖
半卧位	血凝全套
氧气吸入 (3L/min)	乙肝五项定量、丙肝定性
留置导尿(必要时)	心脏彩超
记出入量	心肌酶谱
多普勒胎心监测	血型检测
心电监测	心内科会诊
离子五项 q2d	血气分析(必要时)
营养心肌	心电图(急，床边)
5% GS 500ml	B 超(胎儿、胎盘、羊水情况)
25%硫酸镁 10ml iv gtt qd	备血(浓红、血浆、血小板)
10%氯化钾注射液 10ml	注射用头孢呋辛钠 0.05mg 皮试
胰岛素 6U	缩宫素 0.01U 点右眼
或注射用果糖二磷酸钠 10g	
iv gtt qd 快	

长期医嘱	临时医嘱
心力衰竭前兆或早期心力衰竭[2] 地高辛 0.25mg po qd/bid 呋塞米片 10mg po qd/bid 10%氯化钾口服液 10ml po tid **合并贫血** 多糖铁复合物胶囊 150mg po qd/bid 叶酸 5mg po tid	**扩张血管**[3] 5% GS 50ml ｜微量泵入 硝普钠 (公斤体重×3)mg ｜(0.5ml/h 起) **心力衰竭、急性肺水肿的处理** 半卧位 高流量吸氧(4～6L/min) 25% GS 20ml ｜ 毛花苷 C[4] 0.4mg ｜ iv(缓慢)(心率>120 次/分) 呋塞米[5] 20～40mg iv 吗啡[6] 5mg iv 甲基强的松龙琥珀酸钠[7] 40mg iv 25% GS 20ml ｜ 氨茶碱[8] 250mg ｜ iv(10min) 5%碳酸氢钠注射液 250ml iv gtt 必要时 **心力衰竭合并低血压** 5% GS 250ml ｜ 多巴胺 20mg ｜ iv gtt
术后长期医嘱 按 XX 麻醉下剖宫产术后常规护理 Ⅰ级护理 禁食水 病危 留置导尿 一般专项护理(会阴护理) bid 氧气吸入(4～6L/min) 记出入量 心电监测 测血压脉搏 10h q1/2h 密切观察阴道流血情况 **营养心肌** 5% GS 500ml ｜ 25%硫酸镁 10ml ｜ 10%氯化钾注射液 10ml ｜ iv gtt qd 胰岛素 6U ｜ 或注射用果糖二磷酸钠 10g iv gtt qd 快 **扩张血管** 5% GS 50ml ｜微量泵入 硝普钠 (千克体重×3)mg ｜(0.5ml/h 起) 呋塞米 20～40mg iv 0.9% NS 100ml ｜ 注射用头孢呋辛钠[9] 1.5g ｜ iv gtt q12h 奥硝唑葡萄糖注射液 0.5g iv gtt bid×3d 缩宫素 20U im qd ×3d 维生素 B_6[10] 200mg po tid ×3d	**术前临时医嘱** 拟于 XX:XX 在联合麻醉/局麻下行剖宫产(剖宫取胎)术 禁食水 一般专项护理(备皮) 静脉采血(备血) 留置导尿 **术后临时医嘱** 血细胞分析＋五分类[11](术后第 1 日) 肝功十一项、肾功两项、离子五项、血糖(术后第 1 日) 腹部伤口换药(术后第 2 日) 腹部伤口换药(术后第 5 日)

① 妊娠合并心脏病患者应加强孕期保健

a. 一般保健

- 保证 10h 睡眠，尽量取左侧卧位以增加心搏出量、保持回心血量的稳定。
- 高蛋白、高维生素、低脂肪、低盐饮食。
- 防呼吸道感染，防便秘。
- 避免劳累和情绪激动。
- 限体重增加。孕晚期每周体重增长＜0.5kg，整个孕期增加≤12kg。

b. 如需输血，多次小量（150～200ml）；如需补液，限制在 500～1000ml/d，滴速＜10～15d/min。

c. 定期产前检查；与内科大夫共管。

d. 积极防治心衰诱发因素，如贫血、低蛋白血症、维生素尤其是 B_1 缺乏、感染、妊娠期高血压疾病、过劳、紧张等。

e. 提前 1～2 周住院。

f. 不予饱和量应用强心药。

② 先兆心衰（早期心衰）的诊断标准

- 休息时，心率＞110 次/分，呼吸＞20 次/分。
- 稍活动即感胸闷、气短、心悸。
- 夜间憋醒、端坐呼吸。
- 肺底少量持续湿啰音，咳嗽后不消失。

③ 心力衰竭时，无低血压患者可利用扩血管药物减轻心脏后负荷，改善心脏功能。血压以控制在 120/80mmHg 为佳。

④ 强心：应用快速洋地黄制剂以改善心肌状况。首选毛花苷 C，0.4mg 加 25％葡萄糖液 20ml，缓慢静脉注射，必要时 2～4h 后加用 0.2～0.4mg，总量可用至 1.2mg/d。

⑤ 利尿：常用呋塞米 40～60mg 静脉注射，以利尿，降低循环血容量、减轻肺水肿。可重复使用，但需注意电解质平衡。

⑥ 小剂量吗啡（5mg）稀释后静脉注射，不仅有镇静、止痛作用，还可抑制过度兴奋的呼吸中枢，阻断交感神经，扩张外周血管，减少回心血量，减轻心脏前后负荷作用，改善肺循环，且可抗心律失常，常用于急性左

心衰竭、肺水肿的抢救。必要15min后可重复使用。吗啡可通过胎盘致胎儿窒息，剖宫产术时吗啡应用需掌握用药时间，即用药10min内要娩出胎儿，避免对新生儿呼吸的抑制。肺功能不全者禁用吗啡。

⑦ 糖皮质激素具有抗感染作用、免疫抑制，抗过敏，减少血管扩张，稳定溶酶体膜、保护细胞等作用。

⑧ 氨茶碱：解除肺血管及支气管平滑肌痉挛。

⑨ 术后需注意加强抗感染治疗，建议预防性使用抗生素至产后1周。

⑩ 心功能Ⅲ级以上，禁止哺乳。

⑪ 判断血液是否浓缩，有无扩容指征，此后视病情决定血常规、肝肾功、离子五项复查时间。

知识拓展

1. 妊娠合并心脏病患者病情告知书

（1）妊娠晚期、分娩期、产褥期母体心脏负担加重，发生心衰，肺水肿，呼吸循环衰竭，多脏器功能衰竭，危及生命，抢救无效，死亡。

（2）胎儿生长受限，胎儿宫内窘迫，胎死宫内，死胎，死产，围产儿死亡率高。

（3）对症治疗后无明显好转，需终止妊娠，早产儿存活力差。

（4）新生儿窒息，新生儿呼吸窘迫综合症。

（5）早产儿畸形不除外。早产儿存活力差，早产儿硬肿症，肺透明膜病、重度窒息、肺炎，颅内出血，抢救无效死亡。

（6）输血、输液反应。

（7）羊水栓塞、DIC。

（8）其他。

2. 妊娠合并心脏病、心力衰竭易发3段时期

- 妊娠32～34周。
- 分娩期。
- 产后3日内。

3. 妊娠合并心脏病分类

- 先天性心脏病。
- 风湿性心脏病。

- 妊娠期高血压疾病性心脏病。
- 围生期心肌病。
- (病毒性)心肌炎。
- 甲亢、脊柱侧弯引发心脏病。

4.妊娠合并心脏病不宜继续妊娠的情况

- 心功能Ⅲ～Ⅳ级,经治疗无好转者。
- 曾经心功能Ⅲ～Ⅳ级,治疗好转后再次复发者。
- 有心衰病史者。
- 近期有感染性心内膜炎或活动性风湿热。
- 合并其他内科疾病如慢性肾炎、高血压、糖尿病。
- 风心病伴肺动脉高压,慢性房颤、Ⅲ 度房室传导阻滞。
- 先心病有明显发绀或肺动脉高压。
- 先天性主动脉狭窄,分娩时易发生主动脉夹层动脉瘤或脑瘤破裂危险。
- 未手术纠正的法洛四联症。
- 严重的缺血性心脏病。
- 孕妇年龄过大者。

5.左心衰竭临床表现、体征

(1) 临床表现:左心衰竭临床表现如下。

- 呼吸困难:端坐呼吸、尤夜间阵发性呼吸困难。
- 急性肺水肿:咳嗽、咯粉红色泡沫痰、咯血。
- 脑缺氧严重,出现嗜睡、烦躁、精神错乱。

(2) 体征:心率快,左室扩张、心尖部收缩期杂音、舒张期奔马律,双肺底湿啰音,发绀,交替脉。

6.右心衰竭临床表现、体征

(1)体循环静脉压升高:颈静脉怒张,肝肿大、压痛,双下肢水肿,胸水、晚期腹水,发绀。

(2)体征:心率上升,胸骨右缘 3～4 肋间舒张期奔马律,右心显著扩大者在心尖部可闻及收缩期杂音,吸气时加强。

7.妊娠合并心脏病围产期处理

(1)适当放宽剖宫产指征。妊娠晚期,凡有产科剖宫产指征或心功能

Ⅲ级以上、或估计不能耐受产程中体力消耗者均应行剖宫产术。

(2)麻醉宜采取硬膜外麻醉。

(3)胎儿取出后,注意压迫宫底,防止回心血量急剧增加,诱发心衰。

(4)术后绝对卧床休息,控制补液量、速度,预防医源性心衰。

(5)术后需注意加强抗感染治疗,建议使用广谱抗生素。

(6)心功能Ⅲ级以上禁止哺乳,应予回奶。

心血管系统疾病

妊娠合并围生期心肌病

长期医嘱	临时医嘱
按孕 XX 周合并围生期心肌病产科常规护理	血细胞分析+五分类
Ⅰ级护理	尿液分析+尿沉渣定量
低盐饮食	大便常规
病重	肝功十一项、肾功两项、离子五项、血糖
半卧位	血凝全套
氧气吸入 3L/min 30min tid	乙肝五项定量、丙肝定性
记出入量	心脏彩超
多普勒胎心监测	心肌酶谱
心电监测	免疫球蛋白检测
血清离子五项检测 q2d	血型检测
肌酐片 0.1～0.2g po tid	心内科会诊
复合维生素 B 片 2 片 po tid	血气分析(必要时)
地高辛 0.25 mg po qd/bid	心电图(急,床边)
呋塞米 10 mg po qd/bid	B 超(胎儿、胎盘、羊水情况)
10%氯化钾口服液 10 ml po tid	备血(浓红、血浆、血小板)
营养心肌	注射用头孢呋辛钠 0.05mg 皮试
5% GS 500ml / 25%硫酸镁 10ml / 10%氯化钾注射液 10ml / 胰岛素 6U iv gtt qd	缩宫素 0.01U 点右眼
	扩张血管
	5% GS 50 ml / 硝普钠 (千克体重×3)mg 微量泵入 (0.5ml/h 起)
	5% GS 250ml / 多巴胺 20mg iv gtt

长期医嘱	临时医嘱
或注射用果糖二磷酸钠 10g iv gtt qd 快	**心力衰竭、急性肺水肿**
正性肌力[①]	半卧位
米力农 2.5～10mg po bid/tid	高流量吸氧(4～6L/min)
泼尼松 60mg po qd	25% GS 20ml 毛花苷 C 0.4mg ｜ iv（缓慢） 心率＞120 次/分
	呋塞米 20～40mg iv
	吗啡 5mg iv
	甲基强的松龙琥珀酸钠 40mg iv
	25% GS 20ml 氨茶碱 250mg ｜ iv(10min)
	5%碳酸氢钠注射液 250ml iv gtt(必要时)

① 米力农是正性肌力药物，通过抑制磷酸二酯酶，使心肌细胞内环磷酸腺苷(CAMP)浓度增高，细胞内钙增加，心肌收缩力加强，心排血量增加。而与肾上腺素 β 受体或心肌细胞 Na^{+}-K^{+}-ATP 酶无关。其血管扩张作用可能是直接作用于小动脉所致，从而可降低心脏前、后负荷，降低左心室充盈压，改善左室功能，增加心脏指数，但对平均动脉压和心率无明显影响。

② 术后医嘱同妊娠合并心脏病，需注意加强抗感染治疗。心功能Ⅲ级以上禁止哺乳。

知识拓展

1. 患者病情告知书

同妊娠合并心脏病。

2. 围生期心肌病诊断标准

(1)妊娠最后 3 个月或产后 5 个月内，无任何原因突发或逐渐发生心悸、呼吸困难、端坐呼吸或左心衰竭。

(2)X 线检查心脏普遍增大，超声心动图示左室扩大或全心扩大，室壁运动减弱等扩张型心脏病改变。心电图有 ST－T 异常、左室肥大等表现。

(3)孕前无器质性心脏病史。多见于高龄、多胎而长期营养不良的孕、产妇，若再次妊娠本病常有复发倾向。

3.围生期心肌病简况

(1)病因：病毒感染、遗传因素、自身免疫、营养不良等。

(2)病理：病变部位在心肌。

(3)病理生理改变：心室收缩力减弱、左室射血分数下降，心脏扩大，似扩张型心肌病。

(4)临床表现：心力衰竭、心律失常、体循环或肺循环栓塞体征。

(5)孕产妇病死率：16%～60%。

(6) 治疗原则

- 产前：安静，加强营养、维生素类药物，营养心肌，强心、利尿、抗凝。
- 围生期处理同“妊娠期合并心脏病”。
- 本病再次妊娠常有复发倾向，产后应避免再孕。

心血管系统疾病

妊娠合并阵发性室上性心动过速

长期医嘱	临时医嘱
按孕XX周，合并阵发性室上性心动过速产科常规护理	血细胞分析＋五分类
	尿液分析＋尿沉渣定量
Ⅱ级护理	大便常规
产科饮食	肝功十一项、肾功两项、离子五项、血糖
病重	血凝全套
自数胎动 tid	乙肝五项定量、丙肝定性
氧气吸入 30min tid	血型检测
测体重、宫高、腹围 qw	心内科会诊
测血压、脉搏 bid	心电图
听胎心 bid	B超(胎儿、胎盘、羊水情况)
多普勒胎心监测 bid	心脏彩超
心电监测	Holter 24h 监测
镇静	刺激迷走神经[①]
地西泮 2.5～5mg po tid	

长期医嘱	临时医嘱
促进胎肺成熟(孕周＜34周)	维拉帕米② 5～10mg iv (5min)
地塞米松 10mg iv qd ×2d	普罗帕酮③(心律平) 70mg iv (5min)
维拉帕米② 40～80mg po tid	25% GS 20 ml 毛花苷C④ 0.2～0.4 mg } iv(慢)
普罗帕酮③ 100mg po tid	普萘洛尔(心得安) 1mg iv
普萘洛尔④ 10mg po tid	直流电复律⑤

① 阵发性室上速的非药物治疗——刺激迷走神经：先使用简便的方法兴奋迷走神经，如压舌板刺激咽喉、压迫颈动脉窦以及压迫眼球等。75%患者有效。

② 维拉帕米是钙离子拮抗剂，减少钙离子内流，延长房室结的有效不应期，减慢传导，可降低慢性心房颤动和心房扑动患者的心室率；减少阵发性室上性心动过速发作的频率。对于阵发性室上性心动过速最有效，有效率达90%。

③ 普罗帕酮具有膜稳定作用及竞争性β受体阻滞作用。能降低心肌兴奋性，延长动作电位时程及有效不应期，延长传导。它对各种类型的实验性心律失常均有对抗作用。每日最大用量350mg。

④ 普萘洛尔反复发作者适用。为非选择性竞争抑制肾上腺素β受体阻滞剂。阻断心脏上的β_1、β_2受体，抑制心脏起搏点电位的肾上腺素能兴奋，用于治疗心律失常。普萘洛尔可通过胎盘进入胎儿体内，据报道可导致宫内胎儿发育迟缓，宫缩乏力，新生儿可产生低血压、低血糖、呼吸抑制、心率减慢等，必须慎用，不宜作为孕妇第一线治疗用药。本品可少量从乳汁中分泌，故哺乳期妇女慎用。

⑤ 心功能较差者适用，10～50J。孕期使用直流电复律是安全的，不对母婴构成威胁。

知识拓展

1. 妊娠合并心律失常患者病情告知书

(1)妊娠晚期、分娩期、产褥期母体心律失常加重，恶性心率失常，发生心衰，肺水肿，呼吸循环衰竭，多脏器功能衰竭，危及生命。

(2)胎儿生长受限，胎儿宫内窘迫，胎死宫内，死胎，死产，围产儿死亡率高。

(3)对症治疗后无明显好转,需终止妊娠,早产儿存活力差。

(4)新生儿窒息,新生儿呼吸窘迫综合症。

(5)早产儿畸形不除外。早产儿存活力差,早产儿硬肿症,肺透明膜病、重度窒息、肺炎,颅内出血,抢救无效死亡。

(6)输血、输液反应。

(7)妊娠期用药,对胎儿存在致畸、致流产可能。

(8)羊水栓塞、DIC。

(9)其他。

2.妊娠合并阵发性室上性心动过速治疗原则

(1)功能性、无症状者无需治疗。

(2)对于伴有心悸、气短、乏力、焦虑者,部分患者镇静、休息可恢复正常节律。

(3)多数患者需通过减慢房室传导达到治疗目的。

心血管系统疾病

妊娠合并室性心动过速

长期医嘱	临时医嘱
按孕XX周合并室性心动过速产科常规护理	血细胞分析+五分类
	尿液分析+尿沉渣定量
Ⅱ级护理	大便常规
产科饮食	肝功十一项、肾功两项、离子五项、血糖
病重	血凝全套
自数胎动 tid	乙肝五项定量、丙肝定性
氧气吸入 3L/min 30min tid	血型检测
测体重、宫高、腹围 qw	心内科会诊
测血压、脉搏 bid	心电图
听胎心 bid	B超(胎儿、胎盘、羊水情况)
多普勒胎心监测 bid	心脏彩超
心电监测	Holter 24h监测

长期医嘱	临时医嘱
镇静	利多卡因注射液① 100mg iv (5min)
地西泮 2.5~5mg po tid	5% GS 500ml 利多卡因注射液 500mg iv gtt
促进胎肺成熟(孕周<34 周)	
地塞米松 10mg iv qd ×2d	5% GS 250ml 盐酸胺碘酮② 150mg iv gtt
盐酸胺碘酮 200mg po tid ×3d	
病情稳定后减量,改为	直流电复律 10~50J
盐酸胺碘酮 100mg po tid ×3d	电除颤③
	25% GS 20ml 毛花苷 C 0.2~0.4mg iv (慢)

① 盐酸利多卡因注射液在低剂量时,可促进心肌细胞内 K^+ 外流,降低心肌的自律性,从而具有抗室性心率失常作用。效果不明显者,可在5min后重复使用。

② 盐酸胺碘酮属Ⅲ类抗心律失常药。主要电生理效应是延长各部心肌组织的动作电位及有效不应期,有利于消除折返激动。减低窦房结自律性。用于各种原因引起的室性心律失常,对顽固性心律失常疗效可达 95%。该药影响甲状腺素代谢,并且胺碘酮可通过胎盘进入胎儿体内,临床上有孕妇服用胺碘酮引起胎儿先天性甲状腺肿、甲亢和甲低的报道。新生儿血中原药及代谢产物为母体血浓度的 25%。本品及代谢物可从乳汁中分泌,故孕产妇使用时应权衡利弊。

③ 室颤首选电除颤,200~400J。注意:洋地黄中毒引起的室性心动过速应禁用洋地黄,宜用苯妥英钠,补钾,不宜用电复律。

知识拓展

1. 妊娠合并室性心律失常患者病情告知书

同妊娠合并室上性心动过速,见 P91。

2. 妊娠合并室性心动过速治疗原则

- 功能性、无症状者无需治疗。
- 若期前收缩频发,伴器质性心脏病,及时药物治疗。

妊娠合并肺结核

长期医嘱	临时医嘱
按孕 XX 周合并肺结核产前常规护理	血细胞分析+五分类
传染病护理常规	尿液分析+尿沉渣定量(流式法)
Ⅱ级护理	大便常规
产科饮食	肝功十三项、肾功两项、离子五项、血糖
自数胎动 tid	血凝全套
定期产检	血型检测
异烟肼① 300mg po qd	B 超(胎儿、胎盘、羊水情况)
维生素 $B_6$① 50mg po qd	缩宫素 0.01U 点右眼
异烟肼② 300mg po qd	乙肝五项定量、丙肝定性
利福平② 600mg po qd	PPD 实验
维生素 $B_6$② 50mg po qd	痰涂片抗酸染色
连用 2 月后改为	痰培养、药敏试验④
异烟肼 900mg po biw	胸部正侧位片⑤
利福平 600mg po biw	
维生素 B_6 50mg po biw	
异烟肼③ 300mg po qd	
利福平③ 600mg po qd	
乙胺丁醇③ 1.0g po qd	
维生素 $B_6$③ 50mg po qd	
维生素 C 100mg po tid	

① 该方案用于预防性治疗。

目的 防止妊娠期间潜在的结核感染发展为活动性病变。

治疗时间 用药需持续 6～12 月,或至产后 3～6 月。

治疗对象 包括以下几种情况。

- 结核高发人群孕妇。
- 有低度危险因素的 35 岁以上孕妇。
- PPD 反应直径≥10mm 者。

➤ 与传染性结核密切接触的孕妇。

➤ HIV 感染,PPD 反应直径≥5mm 者。

➤ X 线胸片有陈旧性病灶,PPD 反应直径≥5mm 者。

② 用于活动性肺结核治疗,治疗时间:持续服用 9 个月。若治疗开始对异烟肼耐药,可选用处方③,加用乙胺丁醇服用 8 周,至再次培养对异烟肼、利福平敏感为止。

④ 诊断肺结核主要依据。

⑤ 妊娠期 X 线胸片应尽量避免,防止胚胎造成损害。但对于 PPD 实验由阴转阳孕妇必要时应行胸部正侧位片,此时应以铅裙遮挡腹部,并尽量推至 12 周以后,减少放射线影响。

知识拓展

1. 妊娠合并肺结核患者病情告知书

(1)胎儿通过垂直传播感染先天性肺结核可能。

(2)胎儿宫内窘迫、胎死宫内,死胎,死产,胎儿畸形,围产儿死亡率高。

(3)胎儿宫内生长受限、低体重儿可能。

(4)难免早产,早产,早产儿存活力差。

(5)新生儿颅内出血,新生儿神经系统后遗症,新生儿溶血,抢救无效,死亡。

(6)新生儿存活力差,早产儿硬肿症,肺透明膜病、重度窒息、肺炎,颅内出血,缺血缺氧性脑病、脑瘫、多功能脏器衰竭,抢救无效死亡。

(7)妊娠期合并症,如妊娠期高血压疾病、阴道出血,难产机会增加。

(8)羊水栓塞、DIC。

(9)肺结核急性发作期,咯血,大出血,失血性休克,必要时输血,窒息死亡。

(10)水、电解质、酸碱平衡紊乱,危及生命。

(11)感染加重,败血症,感染性休克,多脏器功能衰竭,凝血功能障碍,DIC,死亡。

(11)药物治疗可能通过胎盘,胎儿致畸、致流产可能。

(12)随时终止妊娠可能。

(13)输血、输液反应。

(14)妊娠、分娩促使结核病情恶化可能。

(5)其他。

2.妊娠期抗结核药物的使用

(1)异烟肼:孕期治疗结核病的首选药物,使用期间加用维生素 B_6,以减少神经毒性,偶尔引起药物性肝炎,因此治疗前、治疗中均需密切注意肝功变化,若转氨酶升高 3 倍以上需停药。

(2)利福平:孕期治疗结核病的二线药物,利福平可通过胎盘,目前研究认为在孕 16 周以后使用更安全。

(3)乙胺丁醇:孕期治疗结核病的首选药物,未见胎儿致畸报道,但有引起球后视神经炎的可能。

(4)吡嗪酰胺:临床致畸实验证据不足,仅适用于异烟肼、利福平均耐药者。

(5)氨基糖苷类抗生素:如链霉素,避免使用(除非危及孕妇生命),可通过胎盘,并在乳汁分泌,可引起可逆或不可逆的前庭、耳蜗及肾脏的毒性损害。

(6)喹诺酮类:妊娠、哺乳期禁用。

(7)对氨基水杨酸:适用于伴有高热、毒性症状明显的患者,对氨基水杨酸 12g 加于 5%葡萄糖液 500ml 中,每日静脉滴注,持续 1～2 个月;待病情好转后,再选用联合抗结核药物治疗。

3.妊娠合并肺结核产科处理

(1)播散性或纤维空洞型肺结核未经治疗者,应在孕 6～8 周内,行人工流产术后,经治疗病情稳定后再妊娠。

(2)孕期处理

- 凡是病情可以妊娠者,抗结核治疗和孕期保健必须同时进行。
- 妊娠期间一般不作肺结核的外科治疗。但对于反复咯血、空洞久治不闭且病灶局限者,为避免病情恶化可酌情在妊娠 16～28 周手术治疗。术式包括肺楔形切除术、肺段切除术、肺叶切除术、一侧肺切除术。

(3) 分娩期的处理

- 病变广泛的活动性肺结核或曾行肺叶切除的孕妇,有效呼吸面积减少、血氧分压低、易使胎儿宫内缺氧,应在预产期前 1～2 周住院待产。

- 妊娠合并肺结核无产科指征，可经阴道分娩，第二产程适当助产，尽量避免屏气用力，防止肺泡破裂、病灶扩散、胎儿缺氧。
- 如需剖宫产者，均行硬膜外麻醉为妥。产后注意预防出血感染。

(4)产褥期的处理

- 对于活动性肺结核产妇，禁止哺乳，新生儿应与患者隔离。
- 产后肺结核可能加重，患者产后 6 周、3 月均应复查胸部正侧位片。
- 产后抗结核治疗并非母乳喂养的禁忌。服用异烟肼的孕妇，新生儿需补充维生素 B_6，及时接种卡介苗以预防感染，并每 3 个月行结核菌素试验检查一次。

(5) 新生儿处理

- 如果产妇为播散性肺结核患者，则其婴儿需用异烟肼每日 15～20mg/kg，持续 1 年。
- 如果新生儿结核菌素皮肤试验及胸片均阴性，则可用卡介苗。
- 如新生儿皮肤试验阳性而胸片阴性，则需用异烟肼每日 15～20mg/kg，持续 1 年。
- 如新生儿皮肤试验及胸片均为阳性，则除异烟肼外，需另加其他抗结核药物。

呼吸系统疾病

妊娠合并肺炎

长期医嘱	临时医嘱
按孕 XX 周，合并肺炎产前常规护理	血细胞分析＋五分类
Ⅱ级护理	尿液分析＋尿沉渣定量(流式法)
产科饮食①	大便常规
自数胎动 tid	肝功十三项、肾功两项、离子五项、血糖
氧气吸入 3L/min 30min tid	血凝全套
测体重、宫高、腹围 qw	血型检测
测血压、脉搏 bid	B 超(胎儿、胎盘、羊水情况)
听胎心 bid	缩宫素 0.01U 点右眼
多普勒胎心监测 qd	乙肝五项定量、丙肝定性

长期医嘱	临时医嘱
10% GS 500ml 维生素 C 注射液 100mg ATP 40mg 辅酶 A 100U iv gtt qd	痰涂片抗酸染色 痰培养、药敏试验 胸部正侧位片 呼吸科会诊
复方醋酸钠注射液 500ml iv gtt qd	血气分析
5% GS 250ml 注射用脂溶性水溶性维生素 1 支 iv gtt	注射用青霉素钠 20U 皮试 注射用头孢呋辛钠 0.05mg 皮试 注射用头孢曲松钠 0.05mg 皮试 注射用氨苄西林 0.05mg 皮试
0.9% NS 100ml 注射用青霉素钠② 400 万 U iv gtt q12h	
或 0.9% NS 100ml 注射用头孢呋辛钠② 1.5g iv gtt q12h	
或 0.9% NS 100ml 注射用头孢曲松钠② 2.0g iv gtt q12h	
0.9% NS 100ml 注射用氨苄西林③ 3.0 g iv gtt q12h	
或 0.9% NS 100ml 注射用头孢曲松钠 2.0g iv gtt q12h	
5% GS 250ml 克林霉素磷酸酯注射液④ 0.6g iv gtt q12h	
或 5% GS 250ml 红霉素注射液 2.0g iv gtt q12h	
金刚烷胺⑤ 100mg po bid	
阿昔洛韦⑤ 200mg po qid	

① 妊娠合并肺炎注意支持治疗：卧床休息，保证营养，纠正酸中毒及水、电解质紊乱，纠正低氧血症。

② 肺炎球菌肺炎、葡萄球菌肺炎选用。

③ 革兰阴性杆菌可选用。

④ 衣原体、支原体肺炎及军团菌肺炎选用。

⑤ 病毒性肺炎、水痘病毒感染选用。

⑥ 妊娠期注意改善呼吸道通畅度、积极清除呼吸道分泌物，可用支气管扩张药，一般不用止咳药。

知识拓展

1. 妊娠合并肺炎患者病情告知书

（1）胎儿宫内窘迫、胎死宫内，死胎，死产，胎儿畸形，围产儿死亡率高。

（2）胎儿宫内生长受限、低体重儿、胎儿宫内感染可能。

（3）难免早产、早产、早产儿存活力差。

（4）新生儿颅内出血，新生儿神经系统后遗症，新生儿溶血，抢救无效，死亡。

（5）新生儿存活力差，早产儿硬肿症，肺透明膜病、重度窒息、肺炎，颅内出血，缺血缺氧性脑病，脑瘫，多功能脏器衰竭，抢救无效死亡。

（6）妊娠期肺炎病情加重，发展为菌血症、败血症、毒血症，感染性休克、DIC、成人呼吸窘迫综合征、心功能衰竭、肾衰竭等多器官功能衰竭（MSOF），抢救无效，死亡可能。

（7）羊水栓塞、DIC。

（8）水、电解质、酸碱平衡紊乱，危及生命。

（9）药物治疗可能通过胎盘，胎儿致畸、致流产可能。

（10）随时终止妊娠可能。

（11）输血、输液反应。

（12）其他。

2. 妊娠合并肺炎临床处理要点

（1）重视支持治疗：让患者充分休息，给予足够热量、维生素，保持水、电解质平衡，有缺氧者及时吸氧。

（2）根据细菌培养及药敏试验选用敏感、对胎儿无不良反应抗生素。药敏结果出来前，一般经验性用药，建议选用广谱抗生素。

（3）注意改善呼吸道通畅度，积极清除呼吸道分泌物。可使用稀化黏液、支气管扩张药，鼓励患者咳出痰液或机械吸痰。注意孕妇禁用含碘类祛痰药。

(4)严密监测呼吸衰竭、心衰、多脏器功能衰竭等并发症，做到早发现、早治疗。

(5)严密监测新生儿，如有宫内感染引起新生儿肺炎应及时治疗。

3. 妊娠合并肺炎产科处理原则

(1)妊娠早期：为避免高热等对胎儿造成的不良影响，可在肺炎症状痊愈后酌情行人工流产，但胎儿若较珍贵，亦可继续妊娠。

(2) 围产期

- 轻型肺炎可积极治疗，等待胎儿成熟后分娩。
- 重型肺炎应纠正呼吸衰竭、低氧血症、酸中毒、电解质紊乱，根据胎龄，胎儿宫内情况及有无产科并发症决定终止妊娠的时机及方式。无产科手术指征者，以阴道分娩为宜，临产后应严密监护，吸氧，防止胎儿宫内缺氧，缩短第 2 产程，行产钳助产，预防产后出血及感染。

呼吸系统疾病

妊娠合并支气管哮喘

长期医嘱	临时医嘱
按孕 XX 周合并支气管哮喘产前常规护理	血细胞分析＋五分类
Ⅱ级护理	尿液分析＋尿沉渣定量(流式法)
产科饮食	大便常规
自数胎动 tid	肝功十三项、肾功两项、离子五项、
氧气吸入	血糖
测体重、宫高、腹围 qw	血凝全套
测血压、脉搏 bid	血型检测
听胎心 bid	B 超(胎儿、胎盘、羊水情况)
多普勒胎心监测 qd	缩宫素 0.01U 点右眼
哮喘轻度发作	乙肝五项定量、丙肝定性
沙丁胺醇气雾剂 喷吸 bid/ tid	肺通气功能检测
或沙丁胺醇片 2.4mg po tid	呼吸科会诊
氨茶碱 0.1mg po tid	血气分析
丙酸倍氯米松雾剂 100μg 喷吸 bid	气管插管(机械通气)[1]
或布地奈德鼻喷剂 100μg 喷吸 bid	

长期医嘱	临时医嘱
哮喘重度发作	
10% GS 40ml 氢化可的松注射液 200mg　iv gtt 慢 q6h	
或 10% GS 40ml 甲基强的松龙琥珀酸钠 40mg　iv gtt 慢 q4h	
10% GS 40ml 氨茶碱注射液 0.25g　iv（慢，＞15mim）	
随后 10% GS 500ml 氨茶碱注射液 0.5g　iv gtt（维持）	
0.9%生理盐水 5ml 沙丁胺醇 1ml　雾化吸入 bid	

① 哮喘持续状态，经治疗 30～60min 仍无缓解，应及早气管插管、机械通气，使 PaO_2≥60mmHg，血氧饱和度 95%以上。

知识拓展

1.妊娠合并支气管哮喘患者病情告知书

(1)胎儿宫内窘迫、胎死宫内，死胎，死产，胎儿畸形，围产儿死亡率高。

(2)胎儿宫内生长受限、低体重儿、胎儿宫内感染可能。

(3)难免早产，早产，早产儿存活力差。

(4)新生儿颅内出血，新生儿神经系统后遗症，新生儿溶血，抢救无效，死亡。

(5)新生儿存活力差，早产儿硬肿症，肺透明膜病、重度窒息、肺炎，颅内出血，缺血缺氧性脑病，脑瘫，多功能脏器衰竭，抢救无效死亡。

(6)羊水栓塞、DIC。

(7)哮喘持续状态，呼吸困难、急性呼吸衰竭、酸碱平衡、水、电解质紊乱，危及生命。

(8)药物治疗可能通过胎盘，胎儿致畸、致流产可能。

(9)哮喘反复发作，心肺功能不全，危机生命，必要时终止妊娠可能。

(10)输血、输液反应。

(11)其他。

2.妊娠合并支气管哮喘治疗原则

控制发作、纠正缺氧、改善肺功能,尽可能避免药物对胎儿的不利影响。

3.妊娠期哮喘治疗常用药物

(1)糖皮质激素:以吸入给药为主,吸入激素可在气道局部发挥作用,可明显降低全身用药的不良反应。布地奈德是妊娠期应用最为普遍、安全的吸入型药物,属于B类药物,为妊娠期吸入激素的首选。氟替卡松和二丙酸倍氯米松,属于C类药物。大约近5%的妊娠期哮喘患者需要口服激素。在妊娠早期(前3个月)应用口服激素会增加胎儿唇腭裂的发生率,整个妊娠期间应用激素可能会增加先兆子痫、早产、低体重儿的发生率。

(2)色甘酸钠和奈多罗米钠:色甘酸钠和奈多罗米钠通过抑制肥大细胞脱颗粒,起到抗感染作用;同时可减弱呼吸性神经元反射;对嗜酸粒细胞、中性粒细胞在肺上皮积聚具有一定的抑制作用。此类药物无支气管扩张作用,可作为预防性用药。色甘酸钠属于B类药物,在妊娠期可作为肥大细胞稳定剂应用,其吸入制剂适用于分娩前和接触过敏原前作为哮喘发作的短期预防,但避免长期应用,尤其妊娠3月内慎用。

(3)β_2受体激动剂:β_2受体激动剂适用于妊娠期各种程度的哮喘患者,可以作为轻度哮喘的一线用药。临床常用的有沙丁胺醇(C类)、特布他林(B类)、吡布特罗(C类)。

(4)茶碱类药物:通过松弛支气管平滑肌,兴奋呼吸中枢,增强膈肌运动、抗感染等而发挥药物作用。该类药物作为二线药物,其治疗浓度范围有限,须监测血或尿中的茶碱浓度,调整剂量,以免发生严重的副作用。

(5)抗胆碱能药物:可通过降低迷走神经张力、减少cGMP产量,使支气管平滑肌舒张。主要有阿托品(C类药物)和溴化异丙托品(B类药物),目前认为,吸入抗胆碱能药物对妊娠期哮喘的治疗是安全的。

4.分娩期哮喘处理

(1)产时、产后预防性使用糖皮质激素。

(2)停用沙丁胺醇等β_2受体激动剂,以免抑制宫缩、产后大出血。

(3)缩宫素可增强宫缩、缩短产程，对支气管平滑肌无作用，故可以使用。

(4)慎用麻醉剂、镇静剂、止痛剂。

(5)禁用前列腺素类制剂。

(6)无产科指征，应经阴道分娩，在第二产程适当助产，缩短产程。但哮喘重度发作者，为防止胎儿宫内窘迫、产时哮喘加重，应放宽剖宫产指征。

消化系统疾病

妊娠合并肝炎(轻症)

长期医嘱	临时医嘱
按孕 XX 周，合并肝炎(轻症)产前常规护理	血细胞分析＋五分类
传染病护理常规	尿液分析＋尿沉渣定量(流式法)
Ⅱ级护理	大便常规
高蛋白、高维生素、低脂饮食	肝功十三项、肾功两项、离子五项、血糖
左侧卧位	血脂四项
自数胎动 tid	血凝全套
氧气吸入 30min tid	血型检测
测体重、宫高、腹围 qw	B超(胎儿、胎盘、羊水情况)
测血压、脉搏 bid	B超(肝胆胰脾、双肾、输尿管)
听胎心 bid	乙肝五项定量、丙肝定性
肌苷片 0.2g po tid	甲、丙、丁、戊、庚型肝炎病毒检测
玛特纳[1] 1片 po tid	自身免疫性肝病系列(Ⅱ、Ⅲ)[5]
维生素 C[2] 0.2g po tid	缩宫素 0.01U 点右眼
10% GS 500ml 维生素 C 注射液[2] 100mg ATP 40mg 辅酶 A 100U iv gtt qd	消化科会诊
维生素 E[3] 50mg po qd	
水飞蓟素胶囊[4] 140mg po bid	
5% GS 250ml 门冬氨酸钾镁注射液[6] 20ml iv gtt qd	

① 由于慢性肝病时肝脏对微量元素的调节与代谢发生异常，从而引起体内一系列代谢紊乱和病理改变，以致加重慢性肝病的病程，因此治疗时应给予补充或纠正微量元素。例如：金施尔康、善存、玛特纳等可选1种，1粒/日。

② 维生素C为机体参与氧化还原过程的重要物质，有增加抗感染能力，促进肝细胞再生及改善肝功能的作用。因此治疗时应给予补充维生素C，口服或静滴均可。

③ 维生素E对防止肝细胞坏死有益。

④ 水飞蓟素胶囊可以稳定肝细胞膜，保护肝细胞不受侵害；捕捉氧自由基，有效减轻有毒物质引起的脂质过氧化反应；刺激肝细胞内蛋白质的生物合成，促进受损肝细胞复原。直接或间接抗纤维化作用，既可防止肝硬化的出现，又可延缓肝硬化进程。生殖毒性试验水飞蓟素未显示有造成畸胎的潜在因素。

⑤ 肝功、胆红素明显异常，但甲、乙、丙、丁、戊、庚型肝炎病毒检测均阴性时应补充检测自身免疫性肝病系列。

⑥ 门冬氨酸对细胞有较强的亲和力，作为钾、镁离子的载体，可提高细胞内钾、镁离子的浓度，同时加速肝细胞内三羧酸循环，对改善肝功能，降低血中胆红素浓度有一定作用。

知识拓展

1. 妊娠合并肝炎患者病情告知书

(1)胎儿通过垂直传播感染病毒性肝炎可能。

(2)胎儿宫内窘迫、胎死宫内，死胎，死产，胎儿畸形，围产儿死亡率高。

(3)胎儿宫内生长受限可能。

(4)难免早产、早产、早产儿存活力差。

(5)新生儿颅内出血，新生儿神经系统后遗症，新生儿溶血，抢救无效，死亡。

(6)新生儿存活力差，早产儿硬肿症，肺透明膜病、重度窒息、肺炎，颅内出血，缺血缺氧性脑病，脑瘫，多功能脏器衰竭，抢救无效死亡。

(7)肝功能损害，凝血功能异常，产时产后大出血，危及生命。

(8)羊水栓塞、DIC。

(9)肝功能障碍加重，消化道出血、感染，导致肝性脑病和肝肾综合症，危及生命。

(10)水、电解质、酸碱平衡紊乱，危及生命。

(11)凝血功能障碍、产后大出血、消化道出血、感染，导致肝性脑病和肝肾综合症。

(12)随时终止妊娠可能。

(13)输血、输液反应。

(14)其他。

2. 妊娠合并肝炎(轻症)治疗原则

保肝、对症支持治疗、加强孕期监护。

消化系统疾病

妊娠合并肝炎(重症)

长期医嘱	临时医嘱
按孕XX周合并肝炎(重症)产前常规护理	血细胞分析＋五分类
传染病护理常规	尿液分析＋尿沉渣定量(流式法)
Ⅰ级护理	大便常规
高维生素、低蛋白、低脂流食/半流食①	肝功十三项、肾功两项、离子五项、血糖
病重/病危	血脂四项
左侧卧位	血凝全套
自数胎动 tid	血型检测
氧气吸入 3L/min 30min tid	B超(胎儿、胎盘、羊水情况)
测血压、脉搏 bid	B超(腹部)
心电监测(必要时)	乙肝五项定量、丙肝定性
留置导尿(必要时)	甲、丙、丁、戊、庚型肝炎病毒检测
记出入量	自身免疫性肝病系列(Ⅱ、Ⅲ)
听胎心 bid	缩宫素 0.01U 点右眼
多普勒胎心监测 bid	动脉血气分析
肌苷片 0.2g po tid	血氨检测
玛特纳(金施尔康) 1片 po tid	配血(血浆、浓红)

长期医嘱	临时医嘱
维生素 K_1 注射液 10mg im qd	消化科会诊
5% GS 250ml 复合辅酶 2支 ｜ iv gtt qd	
血浆[2] 200ml iv gtt q2d	
或人血白蛋白[2] 2g iv gtt q2d	
5% GS 250ml 门冬氨酸钾镁注射液[3] 20ml ｜ iv gtt qd	
5% GS 250ml 多烯磷脂酰胆碱[4] 20ml ｜ iv gtt qd	
5% GS 250ml 注射用还原型谷胱甘肽[5] 1.2～2.4g iv gtt qd	
5% GS 500ml 注射用丁二磺酸腺苷蛋氨酸[6] 2000mg iv gtt qd	
熊去氧胆酸胶囊[7] 250mg po tid	
肝性脑病(较重症肝炎增加医嘱)	
禁食/无蛋白饮食[9]	血氨检测
记出入量	3P 试验
新霉素[9] 0.5g po qid	血清丙酮酸、乳酸、短链脂肪酸、支链氨基酸、芳香族氨基酸检测(必要时)
或甲硝唑片 0.4g po bid	新鲜血浆 200～300ml iv gtt
病危	人工肝(必要时)
10% GS 250ml 注射用门冬氨酸鸟氨酸[8] 12.5g iv gtt qd	
血氨偏高，pH 偏碱[9]	
0.9% NS 100ml 白醋 60ml ｜ 灌肠 qd	
或乳果糖 10ml po tid	
或 0.9% NS 100ml 乳果糖 40ml ｜ 灌肠 qd	

长期医嘱	临时医嘱
10% GS 250ml 25%盐酸精氨酸注射液[10] 40ml iv gtt qd	
10% GS 250ml 注射用复方甘草酸苷[11] 80mg iv gtt qd	
复方支链氨基酸[12] 250ml iv gtt qd	
肝肾综合征、肾衰竭(较重症肝炎增加医嘱)	
10% GS 500ml[13] 多巴胺 20～80mg iv gtt qd	呋塞米 40～80mg iv q2h 肾脏透析(必要时)
10% GS 250ml 山莨菪碱 40～60mg iv gtt qd	
0.9% NS 20ml 前列地尔 10μg iv (慢)qd	

① 低脂肪、低蛋白(≤20g/d,或每日<0.5g/kg)、高糖类流食或半流食,保证热能为6276kJ/d(1500kcal/d),并予以大量维生素。

② 治疗低蛋白血症、促进肝细胞再生、补充凝血、免疫因子。

③ 门冬氨酸对细胞有较强的亲和力,作为钾、镁离子的载体,可提高细胞内钾、镁离子的浓度,同时加速肝细胞内三羧酸循环,对改善肝功能,降低血中胆红素浓度有一定作用。

④ 多烯磷脂酰胆碱通过直接影响膜结构使受损肝细胞功能和酶活力恢复正常;调节肝脏的能量平衡;促进肝组织再生;将中性脂肪和胆固醇转化为容易代谢的形式;稳定胆汁。注射液只可使用澄清的溶液。严禁用电解质溶液(生理氯化钠溶液、林格液等)稀释。若要配制静脉输液,只能用不含电解质的葡萄糖溶液稀释。

⑤ 还原型谷胱甘肽(GSH)能保护肝脏的合成、解毒、灭活激素等功能,并促进胆酸代谢,有利于消化道吸收脂肪及脂溶性维生素(A、D、E、K)。

⑥ 注射用丁二磺酸腺苷蛋氨酸通过甲基化对雌激素代谢物起灭活作用;刺激细胞膜的磷脂合成,通过增加肝浆膜磷脂成分,防止雌激素引起的胆汁淤积,同时可通过转巯基反应,促使胆汁酸经硫酸化的途径转

化，从而防止或减轻毒物和胆汁酸引起的氧自由基对肝细胞的损伤。

⑦ 熊去氧胆酸促进内源性胆汁酸的分泌，减少重吸收；拮抗疏水性胆汁酸的细胞毒作用，保护肝细胞膜；溶解胆固醇性结石；并具有免疫调节作用。孕妇及哺乳期妇女在衡量病情后使用。

⑧ 门冬氨酸鸟氨酸可以提供尿素和谷氨酰胺合成的底物，谷氨酰胺是氨的解毒产物，同时也是氨的储存及运输形式；在生理和病理条件下，尿素的合成及谷氨酰胺的合成会受到鸟氨酸、门冬氨酸和其他二羧基化合物的影响。鸟氨酸几乎涉及尿素循环的活化和氨的解毒的全过程。在此过程中形成精氨酸，继而分裂出尿素形成鸟氨酸。门冬氨酸参与肝细胞内核酸的合成，以利于修复被损伤的肝细胞。另外，由于门冬氨酸对肝细胞内三羧循环代谢过程的间接促进作用，促进了肝细胞内的能量生成，使得被损害的肝细胞的各项功能得以恢复。

⑨ 为控制血氨，蛋白质摄入量每日应<0.5g/kg。口服新霉素或甲硝唑抑制大肠杆菌，减少游离氨及其他毒素的形成。同时保持大便通畅，必要时白醋或乳果糖灌肠，减少肠道氨吸收。

⑩ 盐酸精氨酸注射液属于氨基酸类药物，在人体内参与鸟氨酸循环，促进尿素形成，使人体内产生的氨，经鸟氨酸循环转变成无毒的尿素，经尿液排出，从而降低血氨，改善脑功能。

⑪ 复方甘草酸苷对妊娠期病毒性肝炎患者具有明显的降低转氨酶和保肝作用，且对胎心、胎动无明显影响。

⑫ 补充支链氨基酸，调整血清氨基酸比值，使肝性脑病患者清醒。

⑬ 扩张肾血管，改善肾血流。合并肝肾综合症、肝肾衰竭时应“量出为入”，即第2日补液量应为：前一日尿量+500ml。

知识拓展

1.妊娠合并肝炎患者病情告知书

同妊娠合并肝炎(轻症)。

2.产科处理

(1)妊娠早期：应积极治疗，病情好转后行人工流产术。

(2)妊娠中晚期：一般不主张终止妊娠，住院保肝治疗，加强胎儿监护，防止妊娠期高血压疾病，必要时可考虑终止妊娠。终止妊娠的时机为治疗后病情稳定或胎儿窘迫，且胎儿可宫外存活；临产经积极治疗病情无好转，而胎儿也可存活。

(3)分娩期：防治产后出血，缩短第二产程，适当放宽剖宫产术指征。术中禁用吗啡类镇静药，及时使用缩宫剂，如缩宫素、卡贝缩宫素、卡前列素氨丁三醇等。

(4)产褥期：预防产后感染，禁用对肝肾有损害的抗生素，一般选用青霉素、头孢菌素等。

(5)哺乳：母血 HBsAg、HBeAg、抗-HBC 三项阳性，或后两项阳性孕妇不宜哺乳；乳汁 HBV-DNA 阳性者不宜哺乳。应尽早回乳，应注意的是回乳不宜用对肝脏有损害的雌激素等药物。

3. 注射疫苗

新生儿出生后 24h 内注射高价免疫球蛋白，48h 后注射乙肝疫苗，出生后 1 月、6 月分别加强一次。

消化系统疾病

妊娠合并阑尾炎

长期医嘱	临时医嘱
按孕 XX 周合并阑尾炎产前常规护理	血细胞分析＋五分类
Ⅱ级护理	尿、大便常规
禁食水	肝功十三项、肾功两项、离子五项、血糖
自数胎动 tid	血凝全套
听胎心 bid	血型检测
多普勒胎心监测 qd	B 超(胎儿、胎盘、羊水情况)
0.5%甲硝唑葡萄糖注射液[1] 250ml	B 超(腹部)
iv gtt bid	请普外科会诊
0.9% NS 100ml	乙肝五项定量、丙肝定性
注射用氨苄西林钠 2g	缩宫素 0.01U 点右眼
iv gtt bid	注射用氨苄西林钠 0.05mg 皮试
或 0.9% NS 100 ml	或注射用头孢呋辛钠 0.05mg 皮试
注射用头孢呋辛钠 1.5g	**术前临时医嘱**
iv gtt bid	拟于 XX:XX 在联合麻醉下行剖腹探查术(阑尾切除术)

长期医嘱	临时医嘱
术后保胎(妊娠早期)	禁食水
黄体酮注射液 20～40mg im qd	一般专项护理(备皮)
维生素 E 50～100mg po tid	静脉采血(备血)
绒毛膜促性腺激素 1000～2000U im qd	留置导尿
术后保胎(妊娠中晚期)	
视宫缩调整用量	
5% GS 500ml / 25%硫酸镁 40ml iv gtt	
或 5% GS 50ml / 盐酸利托君 50mg 微量泵入(3ml/h 起)	
或盐酸利托君 10mg po tid	

① 阑尾炎以厌氧菌感染为主,应选择针对厌氧菌抗生素。目前美国 CDC 认为甲硝唑对胎儿影响小,孕期使用安全,因此妊娠合并阑尾炎多采用青霉素/头孢+甲硝唑联合治疗。

知识拓展

1. 妊娠合并阑尾炎患者病情告知书

(1)妊娠合并阑尾炎,可能导致流产,胎死宫内、死胎、死产可能。

(2)胎儿畸形不除外。

(3)病情加重导致阑尾穿孔、坏死,继发感染性腹膜炎、感染性休克,DIC,多脏器功能衰竭,危及患者生命。

(4)感染波及子宫及胎盘,导致胎儿流产,胎儿宫内感染,胎儿宫内死亡可能,必要时需行子宫切除,丧失生育功能。

(5)若为手术治疗,诱发流产、早产可能。

(6)若为手术治疗,根据术中情况,必要时需行剖宫产终止妊娠。

(7)术后可能出现子宫切口感染,裂开,必要时二次行子宫修补术或切除子宫可能。

(8)继发不孕、宫外孕可能。

(9)孕期药物治疗存在致畸、致流产、早产可能。

(10)输血、输液反应。

(11)其他。

2.妊娠合并阑尾炎治疗原则

一经确诊，在积极抗感染治疗同时，尽快手术，术后继续大剂量广谱抗生素抗感染、抑制宫缩治疗。

3.妊娠合并阑尾炎手术切口选择

(1)妊娠早期：麦氏切口。

(2)妊娠中期：腹直肌右旁切口。

(3)妊娠晚期：腹膜外剖宫产＋阑尾切除术。

注意 妊娠未足月行阑尾切除术时，术后最好不放置腹腔引流管，以尽量减少对子宫刺激，避免诱发流产或早产。若腹腔炎症严重而局限，阑尾穿孔、结肠瓣膜水肿，应于其附近放置引流管，术后予以宫缩抑制剂3～4d。

消化系统疾病

妊娠合并胆囊炎、胆石症

长期医嘱	临时医嘱
按孕XX周合并胆囊炎产前常规护理	血细胞分析＋五分类
Ⅱ级护理	尿液分析＋尿沉渣定量(流式法)
低脂饮食/禁食水[①]	大便常规
胃肠减压	肝功十三项、肾功两项、离子五项、血糖
自数胎动 tid	血脂四项
听胎心 bid	血凝全套
多普勒胎心监测 qd	血型检测
0.9% NS 100ml	B超(胎儿、胎盘、羊水情况)
注射用氨苄西林钠 2g	B超(腹部)
iv gtt q12h	乙肝五项定量、丙肝定性
或0.9% NS 100ml	缩宫素 0.01U 点右眼
注射用头孢呋辛钠 1.5g	注射用氨苄西林钠 0.05mg 皮试
iv gtt q12h	或注射用头孢呋辛钠 0.05mg 皮试

长期医嘱	临时医嘱
10% GS 500ml 维生素C注射液 100mg ATP 40mg 辅酶A 100U iv gtt qd	请普外科会诊 **镇痛** 盐酸哌替啶[2] 50～100mg im **抑制宫缩**
复方醋酸钠注射液 500ml iv gtt qd	5% GS 500ml 25%硫酸镁 40ml iv gtt
解痉	
山莨菪碱注射液[2] 10mg im/iv qd/bid	或盐酸利托君 10mg po tid
阿托品 0.5～1mg im/iv bid/tid	

① 发作期应禁食水，必要时胃肠减压。缓解期可给予低脂肪、低胆固醇饮食。

② 解痉药物阿托品、山莨菪碱均有良好的解除胆道平滑肌痉挛的作用，但对较严重胆绞痛仍需加用盐酸哌替啶，方可起到较好的疗效。

知识拓展

1. 妊娠合并胆囊炎、胆石症患者病情告知书

(1)病情加重，可能导致流产、早产，胎死宫内、死胎、死产可能。

(2)胎儿畸形不除外。

(3)病情加重，导致胆囊穿孔、坏死，继发感染性或胆汁性腹膜炎、感染性休克，DIC，多脏器功能衰竭，危及患者生命。

(4)感染波及子宫及胎盘，导致胎儿流产，胎儿宫内感染可能，必要时行子宫切除。

(5)如手术治疗可能诱发流产、早产，根据术中情况，可能需行剖宫产终止妊娠，术后可能出现子宫切口感染，裂开，必要时切除子宫。

(6)继发不孕可能。

(7)药物治疗存在致畸、致流产、早产等可能。

(8)输血、输液反应。

(9)其他。

2. 妊娠合并胆囊炎、胆石症治疗原则

(1)保守治疗为主，包括控制饮食，抗感染、解痉，必要时止痛等对症治疗。

(2)保守治疗失败者(并发胆囊积脓、穿孔及弥漫性腹膜炎者):积极手术治疗。术式力求简单,如胆囊造口引流、胆囊切除术,以腹腔镜手术为优。术后继续抗感染、保胎治疗。

消化系统疾病

妊娠合并胰腺炎

长期医嘱	临时医嘱
按孕 XX 周,合并胰腺炎产前常规护理	血细胞分析+五分类
Ⅰ级护理	尿液分析+尿沉渣定量(流式法)
禁食水	大便常规
胃肠减压[1]	肝功十三项、肾功两项、离子五项、血糖
病重/病危	血脂四项
自数胎动 tid	血、尿淀粉酶
氧气吸入 30min tid	血凝全套
测血压、脉搏 bid	血型检测
心电监测(必要时)	B 超(胎儿、胎盘、羊水情况)
留置导尿(必要时)	B 超(肝胆胰脾、双肾、输尿管)
记出入量	乙肝五项定量、丙肝定性
听胎心 bid	消化科会诊
多普勒胎心监测 bid	缩宫素 0.01U 点右眼
血、尿淀粉酶 q4h	动脉血气分析
复方醋酸钠注射液 500ml	配血(血浆、浓红)
10%葡萄糖注射液 500ml	山莨菪碱(654-2)[3] 10mg iv
维生素 C 注射液 3g	阿托品[3] 0.5～1mg iv
胰岛素注射液 24U	盐酸哌替啶注射液[3] 50mg im
10%氯化钾注射液 40ml	0.9% NS 50ml 4ml/h 起
注射用水溶性维生素 16ml	注射用生长抑素[4] 3000μg 微量泵泵入
10%脂肪乳注射液 500ml	注射用头孢呋辛钠 0.05mg 皮试
复方氨基酸注射液 500ml	或注射用头孢曲松钠 0.05mg 皮试
iv gtt qd	
或葡萄糖脂肪乳氨基酸注射液[2] 1440ml	
iv gtt qd	

长期医嘱	临时医嘱
转化糖电解质注射液② 250ml iv gtt bid	
10% GS 500ml 注射用脂溶性水溶性维生素② 1支 iv gtt qd	
0.9% NS 100ml 注射用头孢呋辛钠 1.5g iv gtt q12h	
或 0.9% NS 100ml 注射用头孢曲松钠 2g iv gtt q12h	
0.9% NS 100ml 注射用奥美拉唑⑤ 40mg iv gtt qd	
或 5% GS 250ml 西咪替丁 0.2～0.6g iv gtt bid	
或 5% GS 250ml 雷尼替丁 0.05g iv gtt bid	
或西咪替丁 200mg po tid	
或雷尼替丁 150mg po tid	
5% GS 100ml 10%葡萄糖酸钙⑥ 20ml iv gtt qd	
地塞米松 10mg iv qd ×2d	

① 禁食、胃肠减压：保持胃内空虚、减轻腹胀、减少胃酸分泌。

② 补充液体、防治休克：全部经静脉补充液体、电解质和热量(依靠完全肠外营养)，以维持循环稳定和电解质平衡，改善微循环保证胰腺血流灌注。

③ 诊断明确者发病早期可对症给予解痉药，如胆碱能受体阻滞剂阿托品、山莨菪碱。腹痛剧烈时使用哌替啶。但禁用吗啡，以免引起 Oddi 括约肌痉挛，加重病情。

④ 生长抑素类制剂可抑制胰液、胰酶的分泌，减少并发症与缩短病程，仅用于合并重度胰腺炎患者，药物可通过胎盘，并应注意应在禁食、胃肠

减压、补充有效循环血量的基础上尽早使用，疗程5～7d。

用法 首次剂量250μg，继以250μg/h维持。

停药指征 临床症状改善、腹痛消失，和/或血清淀粉酶降至正常。

⑤ H_2受体拮抗剂和质子泵抑制剂(PPI)可通过抑制胃酸分泌，间接抑制胰腺分泌，同时可预防应激性溃疡的发生。因此，主张在重症急性胰腺炎时使用。

⑥ 病程中出现低钙血症、手足抽搐者使用。

知识拓展

1.妊娠合并急性胰腺炎患者病情告知书

(1)胰腺炎症反应中坏死组织、消化酶通过血循环、淋巴管进入体内各脏器，可致子宫胎盘血液循环障碍，胎儿宫内窘迫、胎死宫内，死胎，死产，胎儿畸形，围产儿死亡率高。

(2)胎儿宫内生长受限可能。

(3)妊娠子宫受胰腺坏死及炎性渗液的刺激，诱发宫缩致流产、早产、难免早产可能，早产儿存活力差。

(4)新生儿颅内出血，新生儿神经系统后遗症，新生儿溶血，抢救无效，死亡。

(5)新生儿存活力差，早产儿硬肿症，肺透明膜病、重度窒息、肺炎，颅内出血，缺血缺氧性脑病，脑瘫，多功能脏器衰竭，抢救无效死亡。

(6)羊水栓塞、DIC。

(7)水、电解质、酸碱平衡紊乱，危及生命。

(8)胰腺炎加重，重型出血坏死型胰腺炎、继发代谢性酸中毒、休克、多器官功能衰竭、危及母儿生命。

(9)胰腺炎加重，血小板减少，凝血功能障碍，产时产后大出血，危及生命。

(10)随时终止妊娠可能。

(11)输血、输液反应。

(12)其他。

2.妊娠合并胰腺炎治疗原则

禁食水、补液、抑制胰腺分泌、抗感染。

(1)轻型：以保守治疗为主，尽量避免手术，以防诱发早产、流产。

(2)重型(出血坏死型)或高度怀疑脏器穿孔、化脓性腹膜炎、胰腺脓肿,可能危及孕妇生命,选用手术治疗。

(3)胆源性胰腺炎:产后行胆囊手术,妊娠期需要手术建议孕3月后进行。重度胆源性胰腺炎伴胆管结石者可在ERCP内镜下行胆管取石。

3. 产科处理

(1)预防早产、流产。由于炎症刺激宫缩使妊娠期急性胰腺炎早产率可达60%,故在治疗同时需用宫缩抑制剂保胎治疗。

(2)密切监护胎儿宫内情况。急性胰腺炎继发细菌感染时,细菌毒素、大量抗生素、孕妇低氧血症等均可致胎儿宫内缺氧甚至胎死宫内,故诊治期间应密切监护胎儿宫内情况。

(3)终止妊娠及手术时机

- 孕妇已临产,采取自然分娩。
- 胎死宫内,采取引产分娩。
- 胎儿宫内窘迫,估计娩出后具有生存能力应及时剖宫产术。
- 急诊剖宫产术,术中腹膜增厚,腹腔内有乳糜样脓液或血性棕色液体,大网膜、肠壁可见脓苔时需考虑外科会诊。

消化系统疾病

妊娠合并肠梗阻

长期医嘱	临时医嘱
按孕XX周合并肠梗阻产前常规护理	血细胞分析+五分类
Ⅱ级护理	尿、大便常规
禁食水	肝功十三项、肾功两项、离子五项、血糖
胃肠减压	血凝全套
自数胎动 tid	血型检测
听胎心 bid	B超(胎儿、胎盘、羊水情况)
多普勒胎心监测 qd	B超(腹部)
0.9% NS 100ml | iv gtt q12h	乙肝五项定量、丙肝定性
注射用氨苄西林钠 2g |	缩宫素 0.01U 点右眼
或0.9% NS 100ml | iv gtt q12h	注射用氨苄西林钠 0.05mg 皮试
注射用头孢呋辛钠 1.5g |	或注射用头孢呋辛钠 0.05mg 皮试

长期医嘱	临时医嘱
0.5%甲硝唑葡萄糖注射液 250ml iv gtt bid	**保胎(妊娠中晚期)**
保胎(妊娠早期)	5% GS 500ml 25%硫酸镁 40ml iv gtt
黄体酮注射液 20～40mg im qd	或 5% GS 50ml 盐酸利托君 50mg (3ml/h 起) 微量泵入
维生素 E 50～100mg po tid	或盐酸利托君 10mg po tid
绒毛膜促性腺激素 1000～2000U im qd/qod	腹部 X 片(必要时)
复方醋酸钠注射液 500ml iv gtt qd/bid	肛管排气(必要时)
5% GS 500ml 氯化钾注射液 15ml 维生素 C 注射液 2g iv gtt qd	必要时行剖腹探查术
5% GS 500ml 三磷酸腺苷注射液 40mg 维生素 C 注射液 2g 辅酶 A 粉针 100U iv gtt qd	

知识拓展

1.妊娠合并肠梗阻患者病情告知书

(1)妊娠合并肠梗阻,可能导致流产,胎死宫内,死胎,死产可能。

(2)胎儿畸形不除外。

(3)病情加重导致肠穿孔、坏死,继发感染性腹膜炎、感染性休克,DIC,多脏器功能衰竭,危及患者生命。

(4)感染波及子宫及胎盘,导致胎儿流产,胎儿宫内感染,胎儿宫内死亡可能,必要时需行子宫切除,丧失生育功能。

(5)水、电解质紊乱可能。

(6)若手术治疗,诱发流产、早产可能。

(7)根据术中探查情况,必要时行剖宫产术终止妊娠。

(8)术后可能出现子宫切口感染,裂开,必要时需二次手术行子宫修补术或切除子宫。

(9)继发不孕。

(10)药物治疗导致胎儿流产，发育异常等。

(11)输血、输液反应。

(12)其他。

2. 妊娠合并肠梗阻治疗原则

(1)妊娠合并非绞窄性肠梗阻：禁食、胃肠减压、纠正水、电解质紊乱及酸碱失衡，预防感染、解除肠梗阻、进行适当产科处理。

(2)妊娠合并绞窄性肠梗阻：尽早手术。

3. 妊娠合并肠梗阻产科处理

(1)妊娠早期：保守治疗，病情缓解，继续妊娠；保守无效的，先人流，后行剖腹探查术。

(2)妊娠中期：无产科指征不必终止妊娠，对症支持 ＋ 积极保胎治疗。

(3)妊娠晚期(孕 34 周后)：保守治疗无效，剖宫产 ＋ 肠梗阻手术治疗。

消化系统疾病

妊娠合并消化道溃疡

长期医嘱	临时医嘱
按孕 XX 周，合并消化道溃疡产前常规	血细胞分析＋五分类
护理	尿、大便常规
Ⅱ级护理	肝功十三项、肾功两项、离子五项、血糖
产科饮食	血凝全套
自数胎动 tid	血型检测
听胎心 bid	B 超(胎儿、胎盘、羊水情况)
多普勒胎心监测 qd	B 超(腹部)
胃黏膜保护剂[①]	乙肝五项定量、丙肝定性
硫糖铝 1g po tid (餐前服)	缩宫素 0.01U 点右眼
或胶体次枸橼酸铋片[④] 120mg po tid	纤维胃镜检测(必要时)
(餐前服)	13C－14C－尿素呼气试验(必要时)
抗酸药[②]	Hp 血清学试验(必要时)
氢氧化铝、氢氧化镁合剂 15～30ml po tid	手术治疗(溃疡穿孔者)

长期医嘱	临时医嘱
H_2受体拮抗剂③	
西咪替丁 200mg po tid	
雷尼替丁 150mg po tid	
奥美拉唑④ 20mg po qd/bid	
Hp 阳性时	
阿莫西林 500mg po tid	
甲硝唑 400mg po bid	

① 胃黏膜保护剂与溃疡面渗出物相结合形成保护膜，使溃疡不受胃酸和胃蛋白酶侵蚀。餐前服用。因本药不易经胃肠吸收，美国胃肠协会推荐：若病期需要，妊娠期和哺乳期可用。

② 抗酸药可中和胃酸，缓解疼痛，促进溃疡愈合，为妊娠期消化性溃疡的一线药物。目前认为，妊娠中、晚期使用抗酸药是安全的。本药不经过乳汁分泌，哺乳妇女可使用。

③ H_2 受体拮抗剂，最好仅用于妊娠中、晚期伴有严重反流性食管炎或对抗酸药物无效的患者。本类药物经母乳分泌，因此用药期间不宜哺乳。

④ 质子泵抑制剂奥美拉唑、胃黏膜保护剂胶体次枸橼酸铋片目前对妊娠期、哺乳期用药安全性评估均有待进一步完善，因此，孕产期不作为首选药物。

知识拓展

1. 妊娠合并消化道溃疡患者病情告知书

(1)妊娠合并消化道溃疡，可能导致流产，胎死宫内，死胎，死产可能。

(2)胎儿畸形不除外。

(3)病情加重导致消化道穿孔、坏死，继发感染性腹膜炎、感染性休克，DIC，多脏器功能衰竭，危及患者生命。

(4)感染波及子宫及胎盘，导致胎儿流产，胎儿宫内感染，胎儿宫内死亡可能，必要时需行子宫切除，丧失生育功能。

(5)病情加重导致消化道穿孔，必要时行剖腹探查术，根据术中情况决定手术范围。

(6)若手术治疗，诱发流产、早产可能。根据术中情况，必要时行剖宫产术终止妊娠。

(7)术后可能出现子宫切口感染，裂开，必要时切除子宫。

(8)继发不孕。

(9)药物治疗导致胎儿流产，发育异常等。

(10)输血、输液反应。

(11)其他。

2.妊娠合并消化道溃疡治疗原则

(1)一般治疗：规律生活，避免劳累、精神紧张，避免辛辣、浓茶、咖啡等。

(2)药物治疗：保护胃黏膜、抑酸、抗幽门螺旋杆菌感染。

(3)手术治疗：溃疡穿孔者需及时手术。

内分泌系统疾病

妊娠合并糖尿病

长期医嘱	临时医嘱
按孕 XX 周，合并糖尿病产前常规护理	血细胞分析＋五分类
Ⅱ级护理	尿液分析＋尿沉渣定量(流式法)
产科糖尿病饮食①	大便常规
自数胎动 tid	肝功十三项、肾功两项、离子五项
测血糖 7/d (3 餐前后、睡前)	血凝全套
测体重、宫高、腹围 qw	血型检测
测血压、脉搏 bid	B超(胎儿、胎盘、羊水情况)
听胎心 bid(入院后)	缩宫素 0.01U 点右眼
多普勒胎心监测(NST)biw(孕 32 周后)	乙肝五项定量、丙肝定性
胰岛素④	50g 糖筛查试验 (孕 24～28 周)②
或胰岛素泵④	口服葡萄糖耐量试验(OGTT)②
	糖化血红蛋白③
	脐动脉血流测定
	心电图
	眼科会诊(眼底检查)
	内分泌科会诊
	尿雌三醇测定
	胎儿心脏彩超(孕 22 周左右)

① 妊娠期糖尿病(GDM)进行饮食治疗的目的:在满足孕妇、胎儿必需营养素的前提下将血糖控制在理想水平;避免孕妇饥饿性酮症酸中毒的出现以及其他糖尿病急症的出现;保证孕妇适当的体重增加。

a. 妊娠期患者饮食中碳水化合物、脂肪和蛋白质的比例为50%～55%∶25%～30%∶20%～25%。

b. 妊娠期患者饮食热量分配:早餐10%、中餐30%、晚餐30%、其余30%(分2～3次加餐)。

c. 妊娠期糖尿病治疗目标:

➤ 患者空腹血糖<5.8mmol/L,餐后1h血糖<7.8mmol/L,餐后2h血糖<6.7mmol/L。

➤ 维持理想体重,孕早期增加0.45kg/周,孕中、晚期增加0.2～0.35kg/周。

② GDM孕妇常无明显症状,空腹血糖可能正常,常规空腹血糖检查常容易漏诊。建议对所有非糖尿病孕妇做葡萄糖筛查试验。

a. GDM筛查重点人群:尿糖持续阳性、肥胖、一级亲属有糖尿病、患者有GDM史、巨大胎儿生产史及难以解释的死胎史、畸形儿史、反复真菌感染史,羊水过多或过少。

b. 糖筛查试验时间:孕期常规血糖筛查时间定为妊娠24～28周;如该次筛查正常但又有糖尿病高危因素存在,应在妊娠32～34周复查。对有症状者应在孕早期即进行糖筛查,以便对孕前漏诊的糖尿病患者及早诊断。

c. 50g糖筛查试验在1h后,血糖≥7.8mmol/L为糖筛查异常,应进一步行口服葡萄糖耐量试验(OGTT),明确妊娠期糖尿病的诊断。

③ 糖化血红蛋白测定对高血糖特别是血糖和尿糖波动较大的患者,有独特的诊断意义,用于评价糖尿病的控制程度。

a. 参考值:按GHb占Hb的百分比计算。电泳法为5.6%～7.5%;微柱法为4.1%～6.8%;比色法为(1.41±0.11)nmol/mg蛋白。

b. 糖尿病时GHb较正常升高2～3倍可反映患者抽血前1～2个月内血糖的平均水平。在控制糖尿病后GHb下降比血糖、尿糖下降晚3～4周,故是了解糖尿病控制程度的良好指标之一。

④ 胰岛素的使用

a. 孕期：由于机体对胰岛素敏感性存在个体差异，所以胰岛素用量要个体化，分三餐前、睡前共4次注射。一般孕6～18周时胰岛素用量为0.7U/(kg·d)；孕19～26周时胰岛素用量为0.8U/(kg·d)；孕27～36周为0.9U/(kg·d)；孕36～40周为1.0U/(kg·d)，常用量一般为40U/d。开始时用量为总需要量的1/2～1/3，早餐前用量最大，午餐前用量最小，必要时睡前可加用。再根据四段尿糖调整胰岛素用量，尿糖每出现一个"＋"，增加胰岛素4U。

b. 分娩中：孕妇血糖波动大，应停用所有皮下注射胰岛素，每1～2h监测血糖1次，根据血糖水平维持小剂量胰岛素静滴。

c. 产后：胰岛素用量应减少，用量减至产前的1/3～1/2，并根据空腹血糖调整。产后1～2周胰岛素用量逐渐恢复至孕前水平。

知识拓展

1. 妊娠合并糖尿病患者病情告知书

(1)胎儿宫内窘迫、胎死宫内，死胎，死产，围产儿死亡率高。

(2)胎儿畸形可能，例如无脑儿、脑积水、脑脊膜膨出、心血管系统畸形、内脏逆位、多囊肾、肛门及直肠闭锁等。

(3)胎儿宫内生长受限、低体重儿、胎儿宫内感染可能。

(4)胎儿巨大儿可能。

(5)流产，难免早产，早产，早产儿存活力差。

(6)新生儿存活力差，早产儿硬肿症，肺透明膜病、重度窒息、肺炎，颅内出血，缺血缺氧性脑病、脑瘫、多功能脏器衰竭，抢救无效死亡。

(7)新生儿低血糖、高胰岛素血症，新生儿红细胞增多症，新生儿高胆红素血症，新生儿呼吸窘迫综合征，新生儿低钙血症、低镁血症，新生儿肾静脉栓塞，新生儿心脏病可能。

(8)羊水栓塞、DIC。

(9)葡萄糖代谢紊乱，水、电解质、酸碱平衡紊乱，危及生命。

(10)药物治疗可能通过胎盘，胎儿致畸、致流产可能。

(11)产前、产时、产后子痫，导致脑血管意外、瘫痪、脑疝形成，死亡。

(12)感染，败血症，感染性休克可能。

(13)随时终止妊娠可能。

(14)输血、输液反应。

(15)其他。

2. 妊娠期糖尿病诊断实验室标准

(1)空腹血糖测定:妊娠期两次或两次以上,空腹血糖≥5.8mmol/L。

(2)糖筛查试验:50g 糖筛查试验在 1h 后,血糖>7.8mmol/L 、空腹血糖≥5.8mmol/L 可诊断糖尿病;若 1h 后血糖>7.8mmol/L、空腹血糖正常,应行 OGTT 试验。

(3)OGTT 是确诊妊娠期糖尿病的主要诊断方法,我国多采用 75g 糖耐量试验,其正常上线为:空腹 5.6mmol/L、1 小时 10.3mmol/L、2 小时 8.6mmol/L、3 小时 6.7mmol/L。其中两项或两项以上达到或超过正常值可诊断为妊娠期糖尿病;仅 1 项高于正常值,诊断糖耐量异常。

3. 妊娠合并糖尿病对孕妇的影响

(1)自然流产:流产多发生在孕早期,发生率 15%~30%,糖尿病孕妇胎儿畸形发生率高也是导致流产原因之一。

(2)妊娠期高血压疾病:糖尿病患者多有小血管内皮细胞增厚及管腔变窄,易并发妊娠期高血压疾病,尤其糖尿病并发肾血管病变者。

(3)感染:糖尿病患者体内的白细胞发生多种功能缺陷,加上妊娠本身处于相对免疫缺陷状态,使得抵御疾病能力降低,易合并感染。最常见的为泌尿系统感染,尤其是肾盂肾炎。

(4)羊水过多:羊水中含糖量过高,刺激羊膜分泌增加有关,也可能与胎儿高血糖、高渗性利尿致胎尿排出增多有关。

(5)巨大胎儿:孕妇血糖高,高糖通过胎盘转运给胎儿,而孕妇体内分泌的胰岛素不能通过胎盘,故使胎儿长期处于高血糖状态,由此刺激胎儿胰岛 β 细胞增生,产生大量胰岛素;促进胎儿机体蛋白、脂肪合成增加,但抑制脂肪分解,促进胎儿宫内生长发育过度,导致巨大胎儿的发生。

(6)难产及软产道损伤,手术产、产伤增加。由于糖尿病孕妇多伴发巨大胎儿,故在分娩过程中易出现胎儿性难产。

(7)继发宫缩乏力和产后出血:孕妇处于高血糖状态,体内胰岛素缺乏,使葡萄糖利用不足,能量缺乏,加之胎儿偏大,羊水过多,使子宫张力过大,产后子宫收缩差,故而产后出血明显增加。

(8)早产:羊水过多宫腔压力增高导致胎膜早破是引起早产的主要原因之一,发生率可达12%~25%。

(9)酮症酸中毒:酮症可使孕妇脱水导致低血容量、酸中毒及电解质紊乱,如低钾严重时诱导肾衰竭、昏迷甚至死亡。酮症酸中毒发生在孕早期,具有致畸作用;中晚期将加重胎儿慢性缺氧及酸中毒,水电解质平衡紊乱;严重者可危害胎儿神经系统发育甚至胎死宫内。

4.妊娠合并糖尿病对胎儿的影响

(1)宫内死胎:孕妇长期高血糖导致严重血管病变,降低胎盘对胎儿血氧的供给;同时母体高血糖造成的胎儿高血糖及高胰岛素血症使机体耗氧增多,诱发胎盘供胎儿血氧量下降,胎儿宫内缺氧,严重时发生胎死宫内;尤其当孕妇并发酮症时。死胎常发生在孕末期36周以后,38周后更易发生。

(2)胎儿畸形:常发生于妊娠前3个月孕妇高血糖未发现、或未得到很好控制者。胎儿畸形率可达4.0%~12.9%。常见畸形种类如下。

- 中枢神经系统畸形:最常见如无脑儿、脑积水、脑脊膜膨出、脊柱裂和前脑无裂畸形等。
- 心血管系统畸形:主要为大血管错位,房间隔缺损与室间隔缺损、单心室等。
- 骨骼系统畸形:常见有尾部退化综合征。
- 泌尿道系统:多表现为肾发育不全、多囊肾、膀胱缺如、膀胱外翻等等。
- 消化系统:食道闭锁(胃泡缺如,羊水多)、肠管或肛门闭锁等。
- 肺发育不全、内脏逆位等。

(3)巨大胎儿:孕妇血糖高,高糖通过胎盘转运给胎儿,使胎儿长期处于高血糖状态,由此刺激胎儿胰岛β细胞增生,产生大量胰岛素;促进胎儿宫内生长发育过度,导致巨大胎儿的发生。

(4)胎儿生长受限:多见于严重糖尿病并发血管病变时,或者孕期血糖控制过低造成低血糖,均会影响胚胎形态发育,引起胎儿发育迟缓,常与胎儿畸形并存。

5.妊娠合并糖尿病对新生儿的影响

(1)高胰岛素血症、新生儿低血糖:当新生儿断脐脱离母体高血糖环境后,母体葡萄糖不能输送到其体内,而新生儿体内胰岛素仍处于高水平,如果不及时补充糖,新生儿可产生低血糖。多发生在出生后1～1.5h,表现为反应低下、嗜睡、苍白、呼吸暂停阵发性发绀、喂养困难,或易激惹、震颤、惊厥等,故应在产时留取脐带血行血糖测定,产后及时给新生儿喂糖水补充糖分,并应每隔 4h 一次,监测血糖至少 24h。若不及时纠正,当新生儿血糖<2.2mmol/L 时可引起昏迷死亡。

(2)新生儿红细胞增多症:新生儿高胰岛素血症可以促进胎儿细胞摄取氨基酸,加快组织蛋白质合成,肌体耗氧加大致胎儿宫内慢性缺氧、酸中毒。而慢性缺氧可诱导红细胞生成素产生增加,刺激胎儿骨髓外造血而引起红细胞生成增多,导致新生儿红细胞增多症的发生,其发生率高达30%。本症常伴发高血黏度,可降低胎儿大脑血容量,有造成胎儿神经系统发育阻滞、缺陷的危险。

(3)新生儿高胆红素血症:患有红细胞增多症的新生儿出生后体内大量红细胞被破坏,胆红素产生增加,造成新生儿高胆红素血症。

(4)新生儿呼吸窘迫综合征(NRDS):由于母体高血糖刺激,胎儿胰岛 β 细胞分泌胰岛素过多,拮抗了糖皮质激素的作用,直接妨碍肺泡Ⅱ型细胞表面活性物质的合成和诱导释放的作用,导致胎儿肺成熟推迟容易发生新生儿 NRDS,其发生率可高于正常新生儿的 5～6 倍。因此,检测羊水中的表面活性物质的成分和数量可反映胎儿肺的成熟情况。

(5)新生儿心脏病:胎儿高胰岛素血症可引起胎儿心肌细胞核、细胞数及纤维增多。资料统计有 10%～20%的新生儿有心脏扩大、呼吸困难,严重者心力衰竭,超声心动检查 75%新生儿伴有室间隔肥厚,其后随访发现室间隔肥厚产后半年左右可恢复。

(6)新生儿低钙血症、低镁血症:其发生程度与母体血糖有关,糖尿病患者常伴低血镁继而导致新生儿低血镁发生率增加。30%～50%的糖尿病孕妇新生儿患有低钙血症,主要发生在出生后 24～72h,原因可能与新生儿低血镁,继发甲状旁腺素产生减少有关。

(7)新生儿肾静脉栓塞:至今病因不明,但新生儿若不能及时诊治死亡率极高。

(8)新生儿远期并发症:糖尿病孕妇子代成年后 2 型糖尿病发病增加。

6. 妊娠期糖尿病分娩期处理

(1)临产和分娩、剖宫产术中：糖皮质激素类药物促胎肺成熟、β受体激动剂均影响血糖代谢，需要密切监测血糖，必要时给予持续静脉滴注胰岛素。

(2)临产后：应严格控制孕妇血糖水平，产程中尽可能停用所有皮下注射胰岛素，每2h监测1次血糖，根据血糖值调整胰岛素用量，使血糖维持在4.4～6.7mmol/L。

(3)产程中胰岛素用法：如下表所示。

产程中胰岛素用法

血糖 (mmol/L)	胰岛素量(U/h)	静脉滴注液体(125ml/h)
<5.6	0.0	5%葡萄糖或乳酸林格氏液
>5.6	1.0	5%葡萄糖或乳酸林格氏液
>7.8	1.5	生理盐水
>10.0	2.0	生理盐水
>12.2	2.5	生理盐水

7. 妊娠期糖尿病分娩方式、时机

分娩时机取决于患者血糖控制、有无并发症，注意不应超过预产期。无并发症患者一般38周入院待产。

(1)如出现下列情况，需要提前终止妊娠。

- 合并重度妊娠期高血压疾病和子痫。
- 合并肝肾功能严重损害。
- 合并进行性增生性视网膜病变。
- 合并动脉硬化性心脏病。
- 合并酮症酸中毒。
- 合并胎儿宫内发育迟缓。
- 合并严重感染。
- 合并胎儿畸形。
- 合并孕妇营养不良。

(2)妊娠期糖尿病本身非剖宫产指征，但当合并以下情况建议手术终止妊娠。

- 糖尿病病史长,并发血管病变。
- 合并妊娠期高血压疾病。
- 巨大儿或 FGR。
- 胎位异常。
- 剖宫产史。
- 既往死胎、死产史。
- 珍贵儿。
- 引产 6h 无进展或自然分娩产程超过 16h。

内分泌系统疾病

妊娠合并糖尿病酮症酸中毒

长期医嘱	临时医嘱
按孕 XX 周合并糖尿病酮症酸中毒产前常规护理	血细胞分析+五分类
Ⅰ级护理	尿液分析+尿沉渣定量(流式法)
病危	大便常规
禁食	肝功十三项、肾功两项、离子五项
留置导尿	血凝全套
记出入量	血型检测
自数胎动 tid	B 超(胎儿、胎盘、羊水情况)
测血糖 q2h	缩宫素 0.01U 点右眼
血气分析 q2h	乙肝五项定量、丙肝定性
离子五项 q2h	糖化血红蛋白
测血压、脉搏、意识、呼吸 q2h	心电图
听胎心 tid	眼科会诊(眼底检查)
多普勒胎心监测 bid	内分泌科会诊
尿蛋白检测 qw(32 周后)	尿雌三醇测定
眼底检查 1 次/月	血糖≥16.7mmol/L 时[①②]
0.9% NS 100 ml	0.9% NS 500 ml | iv gtt
注射用头孢呋辛钠[⑤] 1.5g | iv gtt q12h	胰岛素 0.1U/(kg·h) |
	11.1mmol/L≤血糖≤13.9mmol/L 时[①②]

长期医嘱	临时医嘱
	5% GNS 500 ml 胰岛素 0.1U/(kg·h) 10%氯化钾注射液[3] 10ml iv gtt 5%碳酸氢钠注射液[4] 100 ml iv gtt(必要时) 注射用头孢呋辛钠 0.05mg 皮试

① 大量、快速补充足量液体,恢复有效循环血量是抢救酮症酸中毒的关键,原则上先快后慢。当血糖≥16.7 mmol/L 时,每小时生理盐水500~1000ml 静脉滴注;当血糖≤13.9 mmol/L 时,可改为 5% GNS 静脉滴注,速度减慢。治疗中必须严防血糖下降太快、太低,以免发生脑水肿。对老年患者及心、肾功能障碍者,补液不可太快,宜密切观察。补液同时注意记出入量,对心功能不全者在中心静脉压监护下调节输液量及速度。一般总补液量的初步估计:体重(孕前)10%×1000ml。

② 应用小剂量胰岛素(INS)持续静脉滴注治疗时,应注意每 2 小时监测血糖变化。

a. 第一阶段:血糖≥16.7mmol/L

➤ 以生理盐水配制胰岛素静滴。

➤ INS 量:按每小时 6U 注射。

➤ 2h 后测血糖调整 INS 剂量:血糖下降>30%,原量继续;血糖下降<30%,INS 加量。

b. 第二阶段:血糖≤13.9mmol/L

改用 5%糖盐水,糖:INS=2~4g:1U。

c. 第三阶段:血糖≤11.1mmol/L

尿酮(—),停止静脉用 INS 改为常规皮下注射。

停止静脉用 INS 前 1 小时:8U,INS 皮下注射。

③ 随着血糖降低,大量 K^+ 随之进入细胞内,因此在治疗过程中需注意密切监测血钾,及时补钾,谨防低钾血症。酮症酸中毒时血钾总是低的,故一开始即可同时补钾。一般在 500ml 液体中加入 10%氯化钾 10~15ml 静脉滴注,然后视血钾浓度、尿量决定补钾量、速度,注意"见尿

补钾”。当血钾正常时，应改用口服10%KCL溶液10ml，一日3次，连用5～7d。当血钾>5mmol/L时，应停止补钾，补钾时应严密监察血钾、心电图。补钾的量一般24h总量为6～10g。

④ 一般不必补碱。酮症酸中毒患者酸中毒原因为胰岛素缺乏，酮酸生成过多，并非HCO_3损失过多，故采用胰岛素抑制酮体生成，促进酮酸氧化，则酸中毒自行纠正，补碱不宜过多、过早。

a. pH>7.1时，不宜补碱。

b. 若pH<7.1或二氧化碳结合力<9.0mmol/L时需补碱，应用碳酸氢钠，不用乳酸钠。一般予5%碳酸氢钠100ml，静脉滴注。

c. 若血pH≥7.2或二氧化碳结合力>13.5mmol/L时，停止补碱。

d. 不可将胰岛素置入碱性溶液内，以免药效被破坏。

⑤ 妊娠合并糖尿病酮症酸中毒治疗同时，注意预防感染。

内分泌系统疾病

妊娠合并甲状腺功能亢进

长期医嘱	临时医嘱
按孕XX周合并甲状腺功能亢进产科常规护理	血细胞分析+五分类
Ⅱ级护理	尿液分析+尿沉渣定量
高蛋白、高热量饮食	大便常规
自数胎动 tid	肝功十一项、肾功两项、离子五项、血糖
氧气吸入 30min tid	血凝全套
测体重、宫高、腹围 qw	乙肝五项定量、丙肝定性
测血压、脉搏 bid	血型检测
听胎心 bid	甲功六项（T_3、T_4、TSH、TBG、FT_3、FT_4）
多普勒胎心监测 bid	内分泌科会诊
丙硫氧嘧啶[①] 100mg po tid	B超（胎儿、胎盘、羊水情况）
普萘洛尔[②] 10mg po tid	心电图
	心脏B
妊娠合并甲状腺危象	
按孕XX周合并甲状腺危象产科常规护理	血气分析
Ⅰ级护理	补液

长期医嘱	临时医嘱
病危	普萘洛尔 20mg po tid/qid
禁食水	或 5% GS 20ml 普萘洛尔 10mg　iv (1min)
氧气吸入	丙硫氧嘧啶 300mg po tid
测体温、血压、脉搏 q2h	碘化钾溶液[3] 5滴 po q6～8h
听胎心 bid	或 5% GS 500ml 碘化钠溶液 0.5～1mg　iv gtt
多普勒胎心监测 bid	5% GS 500ml 地塞米松注射液 20mg　iv gtt
物理降温	**术前临时医嘱**
	拟于 XX:XX 在联合麻醉/局麻下行剖宫产(剖宫取胎)术
	禁食水
	一般专项护理(备皮)
	静脉采血(备血)
	留置导尿

① 妊娠期可以耐受轻度甲亢,故病情轻者,维持母血 T_4 水平≤正常上限1.4倍者,一般不用抗甲状腺药物治疗;>1.4倍正常上限时,使用抗甲状腺药物。丙硫氧嘧啶可阻断甲状腺激素合成,阻断 T_4 在周围组织中转化成发挥效能的 T_3,使血清 T_3 水平迅速下降。常用剂量:丙硫氧嘧啶 150～300mg/d(初始剂量 400mg/d),甲亢控制后可逐渐减量,至控制甲亢的最小有效剂量。丙硫氧嘧啶可通过胎盘影响胎儿,但通过量少,速度慢,为妊娠期合并甲亢治疗的首选。

② 普萘洛尔为β受体阻滞剂,适用于甲亢危象、施行紧急甲状腺手术的快速准备。但β受体阻滞剂在早期心力衰竭或代谢性酸中毒病人中会促使急性心力衰竭,长期使用可引起心动过缓、低血糖、新生儿一过性呼吸窘迫、子宫肌肉张力增高导致胎盘发育不良、胎儿宫内发育迟缓,故在妊娠期甲亢治疗中不宜作为首选药物,建议间断使用。

③ 碘溶液仅用于妊娠合并甲状腺功能亢进危象,能迅速抑制与球蛋白结合的甲状腺激素水解,减少甲状腺激素向血中释放。给予丙硫氧嘧啶

后 1h,开始口服饱和碘化钾 ,5 滴/次,每 6h 一次,每日 20～30 滴;或碘化钠溶液静滴。病情好转后减量,一般 3～7h 停药。

知识拓展

1. 妊娠合并甲状腺功能亢进患者病情告知书

(1)妊娠晚期并发妊娠期高血压疾病,产前、产时、产后子痫,导致脑血管意外、瘫痪、脑疝形成,死亡。

(2)孕妇服用治疗甲亢药物,可能致胎儿和/或新生儿甲减,甲状腺肿大等可能。

(3)胎儿和/或新生儿甲状腺功能亢进可能。

(4)羊水栓塞,DIC。

(5)甲亢孕妇易发生流产,早产可能,早产儿存活力差。

(6)并发胎盘早剥,子宫胎盘卒中可能,产时、产后大出血,失血性休克,DIC,危及生命。

(7)胎儿宫内生长受限、胎儿宫内窘迫、胎死宫内,死胎,死产,围生儿死亡率高。

(8)若病情加重,需随时终止妊娠。

(9)感染,败血症,感染性休克,子宫感染,危及生命,必要时切除子宫,丧失生育功能。

(10)妊娠及围产期诱发甲亢危象,如不及时治疗可发生高热、频脉、心力衰竭、昏迷,多脏器功能衰竭,危及生命。

(11)新生儿畸形不除外,新生儿生存能力差,出现新生儿窒息,呼吸窘迫综合症,新生儿肺炎,死亡。

(12)其他。

2. 妊娠合并甲状腺功能亢进产科处理

(1) 孕期

- 甲亢非终止妊娠指征,病情轻者:给予适量镇静剂,卧床休息,尽量少用抗甲状腺药物,继续妊娠。
- 终止妊娠指征:妊娠伴甲亢性心脏病、并发子痫前期重度等。
- 妊娠合并甲亢,胎儿宫内生长迟缓可能,故孕期要加强对甲亢的观察、控制,定期随访胎儿、胎盘功能。
- 甲亢孕妇易发生早产。如有先兆早产,应积极保胎,治疗时避免用β受体兴奋剂，采用硫酸镁等保胎药物。

- 甲亢孕妇晚期易致并发妊娠期高血压疾病。注意早期补钙，低盐饮食、营养指导，注意尿蛋白和血压变化。同时孕期作心电图，必要时作超声心动图，了解是否有心脏损害。
- 妊娠期甲亢手术指征：药物治疗失败；甲状腺压迫症状；并有甲状旁腺功能障碍；疑有癌变者。手术时间：妊娠16～20周。

(2) 产时

- 临产后予抗生素预防感染。
- 镇静、吸氧、缩短第二产程。如产妇心功能不全，产程进展不顺利等可放宽剖宫产指征。
- 做好新生儿复苏准备，留脐带血检查甲功。

(3) 产后

- 预防感染、产后出血，甲状腺危象。
- 产后甲亢有复发倾向，产后宜加大抗甲状腺药物剂量。
- 知情、酌情退奶，丙硫氧嘧啶可通过乳汁，但仅为母亲用量的0.07%，故建议分次、哺乳后服药，对哺乳婴儿甲功进行定期监测。

3. 妊娠期严禁^{131}I诊断及治疗

胎儿甲状腺在妊娠9～10周具有浓集碘的作用，应用^{131}I后影响胎儿甲状腺发育，可能造成先天性甲状腺功能减退症(甲减)；并且，^{131}I具有放射性，有致畸可能。

内分泌系统疾病

妊娠合并甲状腺功能减退

长期医嘱	临时医嘱
按孕XX周合并甲状腺功能减退产科常规护理	血细胞分析＋五分类
Ⅱ级护理	尿液分析＋尿沉渣定量
产科饮食(富含碘食物)	大便常规
自数胎动 tid	肝功十一项、肾功两项、离子五项、血糖
	血凝全套

长期医嘱	临时医嘱
左旋甲状腺素钠[①]（L-T_4）150μg/d po	乙肝五项定量、丙肝定性
或甲状腺素片[②] 5～20mg po qid	血型检测
合并贫血	甲功六项[③]（T_3、T_4、TSH、TBG、FT_3、FT_4）
叶 酸 5mg po tid	内分泌科会诊
多糖铁复合物胶囊 150mg po qd	B超（胎儿、胎盘、羊水情况）
维生素 B_{12} 100μg im q2d	心电图
	多普勒胎心监测

① 左甲状腺素钠只含有 T_4，更接近正常生理过程，且剂量易标准化，因此优于甲状腺素片，为一线用药。初次剂量为 150μg/d 或 2μg/(kg·d)，每 4 周测血 TSH 浓度 1 次，根据 TSH 测值调整剂量。如 TSH＞20mU/L，每天增加 100μg；TSH 10～20mU/L 每天增加 75μg；TSH＜10mU/L，则增加 50μg/d，直至血 TSH 浓度达正常值、甲状腺激素恢复正常水平为止。左甲状腺素钠最好在清晨空腹顿服，空腹服药常不易耐受，可推迟至无恶心呕吐时间服用。硫酸亚铁与 T_4 同服可形成不溶解的铁-甲状腺素复合物，降低甲状腺素的吸收量，因此两者必须间隔 2h 以上分别服用。

② 甲状腺素宜从小剂量开始，每周增加 10～20mg，直至控制症状。

③ 每 8 周检测 1 次，即分别于孕 6～8 周、16～20 周及 28～32 周各检测 1 次。

知识拓展

1.妊娠合并甲状腺功能减退患者病情告知书

(1)妊娠并发妊娠期高血压疾病，产前、产时、产后子痫，导致脑血管意外、瘫痪、脑疝形成，死亡。

(2)胎儿严重缺碘，胎儿和/或新生儿甲状腺功能减退，胎儿神经发育障碍，新生儿智力障碍、体格发育迟缓、克汀病等。

(3)羊水栓塞，DIC。

(4)孕妇易发生流产，早产可能，早产儿存活力差。

妊娠合并疾病

(5)并发胎盘早剥，子宫胎盘卒中可能，产时、产后大出血，失血性休克，DIC，危及生命。

(6)胎儿宫内生长受限、低体重儿，胎儿宫内窘迫、胎死宫内，死胎，死产，围产儿死亡率高。

(7)并发羊水过多可能。

(8)若病情加重，需随时终止妊娠。

(9)新生儿畸形不除外，新生儿生存能力差，出现新生儿窒息，呼吸窘迫综合症，新生儿肺炎等，抢救无效，死亡。

(10)其他。

2. 妊娠合并甲状腺功能减退产科处理

(1) 孕期

- 早诊断，早治疗，预防胎儿及新生儿因甲状腺激素水平不足引起神经发育障碍，新生儿智力障碍、体格发育迟缓等。
- 孕期甲状腺素的需求量比孕前增加 25%～50%。

(2) 产时

- 镇静、吸氧、缩短第二产程。
- 先天性甲减产妇多数有腹直肌力量不足，常无力屏气向下用力，不能很好增加腹压，必要时应用器械助产，适当放宽剖宫产指征。
- 做好新生儿复苏准备，留脐带血检查甲状腺功能及 TSH。
- 第三产程后注意预防产后出血，予子宫收缩剂。

(3) 产后

- 分娩后，药物应减量。左甲状腺素剂量宜减少至孕前量 100～200μg/d，即 1.6～1.7μg/(kg·d)，或甲状腺素片 60mg/d。
- 产后 6～8 周检测血 TSH 浓度以判断上述剂量是否适宜。此后即按常规每年随诊 1 次。

血液系统疾病

妊娠合并贫血

长期医嘱	临时医嘱
按孕 XX 周合并贫血产前常规护理	血细胞分析(五分类＋网织红细胞检测)

长期医嘱	临时医嘱
Ⅱ级护理	尿液分析＋尿沉渣定量(流式法)
产科饮食	大便常规
左侧卧位	肝功十三项、肾功两项、离子五项、血糖
自数胎动 tid	血凝全套
氧气吸入 30min tid	乙肝五项定量、丙肝定性
测体重、宫高、腹围 qw	B超(胎儿、胎盘、羊水情况)
听胎心 bid	血型检测
多普勒胎心监测(NST)qw	缩宫素 0.01U 点右眼
输血 (Hb＜**60**g/L)	心电图
浓红 2U iv gtt (少量、间断、多次)	骨髓穿刺涂片检查(必要时)
地塞米松 10mg iv (输血前)	配血(浓红 4U,血浆 400ml)
生理盐水 100ml 冲洗管道	头孢菌素类皮试
妊娠合并缺铁性贫血	**妊娠合并缺铁性贫血**
多糖铁复合物胶囊[①] 150mg po qd	血清铁检测
或硫酸亚铁 300mg po tid	总铁结合力检测
维生素 C 片 100mg po qd	转铁蛋白饱和度检测
妊娠合并巨幼红细胞性贫血	**妊娠合并巨幼红细胞性贫血**
叶酸片 10mg po tid	血清叶酸值检测
维生素 B_{12} 100μg im qd/qod	血清维生素 B_{12} 检测
妊娠合并再生障碍性贫血(出血倾向)	
泼尼松 10mg po tid	
或羟甲烯龙 5mg po bid	

① 服铁剂治疗应尽早开始,单纯缺铁性贫血经治疗 2 周后,血细胞比容、血红蛋白浓度升高,并继续上升,可于 4～6 周后逐渐恢复正常。严重贫血 7～10d 后网织红细胞可上升 6%～8%,说明治疗有效,若 3 周后,仍不见网织红细胞或血红蛋白上升,应确定诊断是否正确,查明原因并予以纠正。

知识拓展

1. 妊娠合并贫血患者病情告知书

(1)妊娠合并重度贫血可诱发心肌缺氧,致贫血性心脏病,妊娠晚期、分娩期、产褥期母体心脏负担加重,发生心衰,肺水肿,呼吸循环衰竭,多脏器功能衰竭,危及生命。

(2)妊娠合并贫血,血液携氧能力下降,胎盘缺氧、胎盘血管病变,致妊娠期高血压疾病或妊娠期高血压性心脏病发生可能。

(3)贫血伴血小板数量减少、血管壁脆性及通透性增加,致颅内、鼻、胃肠道等黏膜出血。

(4)产前、产时、产后子痫,导致脑血管意外、瘫痪、脑疝形成,死亡。

(5)急性肾衰竭,急性肝功能障碍,凝血功能障碍,DIC、死亡。

(6)胎儿宫内生长受限、胎儿宫内窘迫、胎死宫内、死胎、死产、围产儿死亡率高。

(7)胎盘早剥,子宫胎盘卒中,子宫收缩乏力,产后大出血,失血性休克,危及生命,必要时需切除子宫,丧失生育功能。

(8)胎盘早剥,胎儿宫内窘迫、胎死宫内,死亡。

(9)对症治疗后无明显好转,需终止妊娠,早产儿存活力差。

(10)宫内感染,产后产褥感染,必要时切除子宫。

(11)新生儿畸形不除外。

(12)早产儿存活力差,新生儿窒息,呼吸窘迫综合症,早产儿硬肿症,肺透明膜病、重度窒息、肺炎,颅内出血,抢救无效死亡。

(13)输血、输液反应。

(14)其他。

2. 妊娠合并贫血的诊断

(1) 妊娠合并缺铁性贫血

- 病史:孕前有慢性失血史、胃肠功能紊乱等病史。
- 临床表现:重者有乏力,头晕,心悸,气短,食欲缺乏,腹胀腹泻,皮肤黏膜苍白等临床表现。
- 实验室检查:包括外周血液检查和骨髓检查。

外周血象 典型为低色素小细胞性贫血,即:RBC<3.5×10^{12}/L,Hb<110g/L,HCT<0.30, MCV<80fL,MCH(红细胞平均血红蛋

白含量）<26pg，MCHC（红细胞平均血红蛋白浓度）<30%；血清铁<7μmol/L，总铁结合力<80.55μmol/L，血清铁蛋白<12μg/L，转铁蛋白饱和度<0.16。

骨髓象　中幼红细胞增多，晚幼红细胞减少，含铁血黄素及铁颗粒减少或消失。

（2）妊娠合并巨幼红细胞贫血

• 病史：多发生在年龄偏大的经产妇，30岁左右发病率较高，常发生于32～38周。

• 临床表现：贫血程度较严重者，常感乏力，头晕，面色苍白；若为维生素 B_{12} 缺乏所致者，可表现为肢体麻木、表情淡漠、行走困难等神经系统症状。

• 实验室检查

周围血象　呈大细胞性贫血，MCV>100 fL，MCH>32pg，网织红细胞正常。

骨髓象　显示典型细胞增生、巨幼红细胞增多改变。

其他　血清叶酸水平<6.8mmol/L；血清维生素 B_{12}<74pmol/L；或红细胞叶酸值<227nmol/L(100ng/ml)。

（3）妊娠合并再生障碍性贫血

• 病史：妊娠合并再生障碍性贫血罕见，某些再障是在妊娠期发病的，许多妊娠前已诊断再障患者，在妊娠期症状也有所加重，而且大约有1/3的再障孕妇在分娩后再障病情可自发好转。

• 临床表现：主要为进行性贫血、皮肤及内脏出血，反复感染。分为急性、慢性两种类型，孕妇以慢性多见。

• 实验室检查：包括外周血液检查和骨髓检查。

外周血象　三系细胞减少（红细胞、白细胞、血小板）。其特征为周围循环全血细胞减少，骨髓腔内的造血组织成分被脂肪组织所取代，造血功能降低。贫血呈正常细胞型，全血细胞减小。网织红细胞百分数<0.01，淋巴细胞比例增加。

骨髓象　可见多部位增生减低或重度减低，有核细胞甚少，幼粒细胞、幼红细胞、巨核细胞均减小，淋巴细胞相对增高，骨髓小粒空虚。

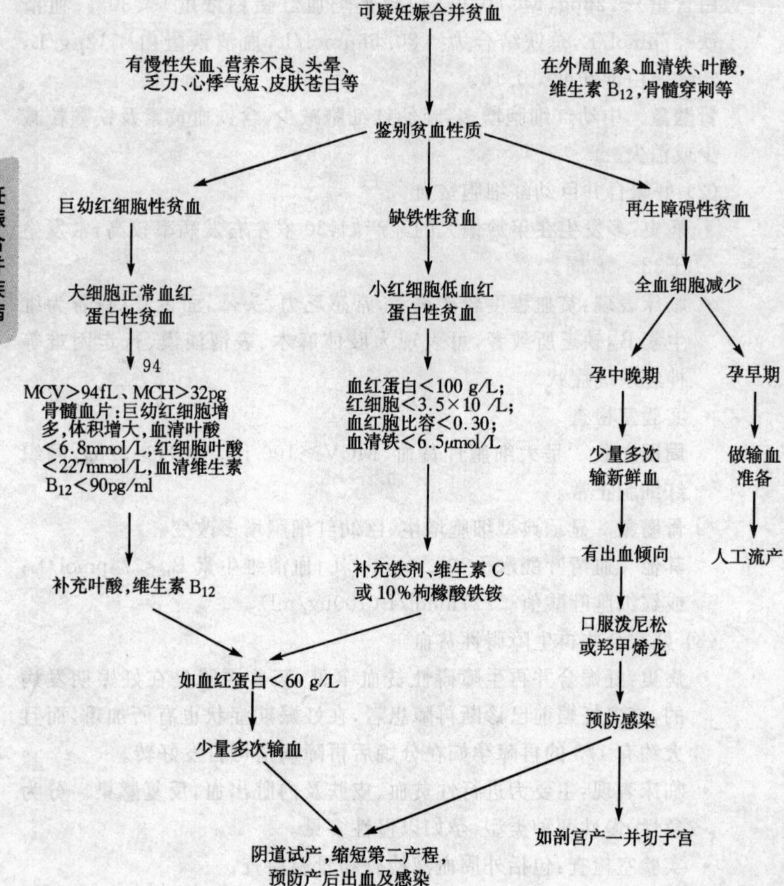

妊娠合并贫血鉴别诊断与处理

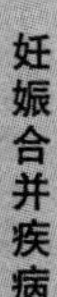

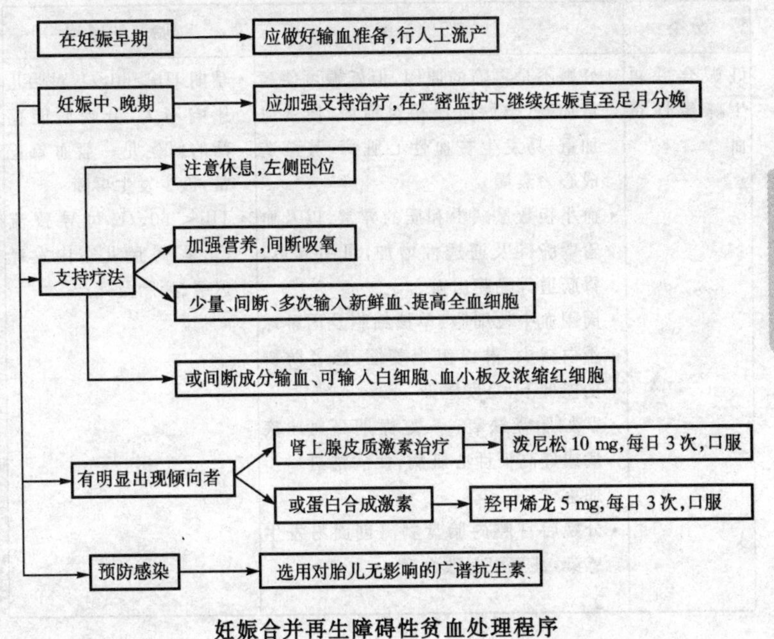

妊娠合并再生障碍性贫血处理程序

3. 妊娠合并贫血对孕妇、胎儿的影响

分类	对孕妇的影响	对胎儿的影响
妊娠合并缺铁性贫血	• 轻度贫血对妊娠分娩影响不大 • 重度贫血：RBC＜1.5×10^{12}/L，Hb＜50g/L，HCT＜0.13时，可发生心肌缺氧致贫血性心脏病，心衰 • 胎盘缺氧，导致妊娠期高血压疾病、妊高征性心脏病 • 子宫收缩不良，导致产后大出血 • 机体抵抗力降低，导致产褥感染	• 重度贫血，胎盘供氧及营养物质不足—，导致IUGR，早产，流产、死胎 • 临产后胎儿窘迫发生率高达35.6%，导致新生儿窒息增加，甚至造成死产
妊娠合并巨幼红细胞贫血	贫血性心脏病、心衰自然流产、产褥感染	流产，早产，胎儿发育不良或死胎

分类	对孕妇的影响	对胎儿的影响
妊娠合并再生障碍性贫血	• 妊娠不是再障的原因，但妊娠可使病情加剧，孕妇血液相对稀释，使贫血加重，易发生贫血性心脏病，甚至造成心力衰竭 • 血小板数量减少和质的异常，以及血管壁脆性及通透性增加，可引起鼻、胃肠道等黏膜出血 • 周围血中粒细胞、单核细胞及丙种球蛋白减少，淋巴组织萎缩，患者防御功能低下，易发感染 • 孕妇胎盘缺氧——妊娠期高血压疾病或妊高征性心脏病，使病情进一步加重 • 分娩后宫腔内胎盘剥离创面易发生感染，甚至引起败血症	• 孕期 Hb>60g/L 对胎儿影响不大，分娩后能存活的新生儿一般血象正常，极少发生再障 • Hb<60g/L 可导致流产、早产、胎儿宫内发育迟缓、死胎及死产

血液系统疾病

妊娠合并特发性血小板减少性紫癜

长期医嘱	**临时医嘱**
按孕 XX 周合并特发性血小板减少性紫癜	血细胞分析（五分类＋网织红细胞检测）
产前常规护理	
Ⅱ级护理	尿液分析＋尿沉渣定量（流式法）
产科饮食	大便常规
自数胎动 tid	肝功十三项、肾功两项、离子五项、血糖
氧气吸入 30min tid	血凝全套
测体重、宫高、腹围 qw	乙肝五项定量、丙肝定性
听胎心 bid	B超（胎儿、胎盘、羊水情况）
多普勒胎心监测（NST）qw	血型检测

长期医嘱	临时医嘱
维生素 C 片 100mg po qd	缩宫素 0.01U 点右眼
叶酸片 10mg po bid	心电图
醋酸泼尼松片[1] 30mg po qd/tid	骨髓穿刺涂片检查(必要时)
逐渐减量至 5～10mg po qd	毛细血管脆性试验
或生理盐水 100ml 地塞米松 20mg　iv gtt ×5d	配血(浓红、血浆、血小板) 头孢菌素皮试
生理盐水 100ml 甲强龙(甲泼尼龙 琥珀酸钠注射液) 40mg　iv gtt ×5d	
丙种球蛋白[2] 20g iv gtt ×5～7d	
妊娠合并 ITP 急症处理(PLT＜20×10^9/L)	
血小板悬液 5～20U iv gtt	
丙种球蛋白 20g iv gtt ×5～7d	
生理盐水 100ml 甲强龙(甲泼尼龙 琥珀酸钠注射液) 40mg　iv gtt ×5d	

① 糖皮质激素为治疗妊娠合并特发性血小板减小性紫癜(ITP)的主要药物,首选泼尼松或相应剂量的其他激素。当血小板升至 50×10^9/L 以上,且出血症状改善,则为不需要长期大剂量激素治疗的临床指标。

用法　泼尼松首次应用剂量为 1～1.25mg/kg,即 40～100mg/d。一般泼尼松使用 1～3d 内即开始有所好转,至 5～10d 可出现明显效果。大剂量泼尼松治疗,一般不宜超过 10d,如果治疗 10d 疗效仍不理想,即使再延长大剂量治疗的时间也不一定有更好的效果。长期使用糖皮质激素可致医源性肾上腺皮质萎缩或功能不全,因此不可骤然停药或停药过快,警防肾上腺危象。

禁忌症　溃疡病、结核病、糖尿病、高血压、精神病、心力衰竭及动脉硬化者禁用。有肝功能不良者不宜用泼尼松(泼尼松需经肝脏代谢活化为氢化泼尼松,方可发挥作用)。

② 静脉输注大剂量免疫球蛋白,可阻滞单核巨噬细胞系统的 Fc 受体与血小板结合,同时单分子 IgG 与母体内的 PAIgG 拮抗,减少 PAIgG

进入胎儿血循环，故妊娠期任何阶段给予大剂量静滴免疫球蛋白都可提高母体内的血小板数。给孕妇多次应用能有效地提高胎儿血小板数、并防止颅内出血，尤其是产前1～2周给予静脉滴注免疫球蛋白，孕妇多可承受阴道分娩，即使剖宫产也相对安全，新生儿血小板减少症的严重程度也有所减轻。常用量为每天400mg/kg，静滴，连用5d，一般1～2d即可见效。缺点是效果不持久，费用昂贵。

知识拓展

1. 妊娠合并特发性血小板减少性紫癜病情告知书

(1)血小板数量减少、血管壁脆性及通透性增加，致颅内出血，脑血管意外、瘫痪、脑疝形成，危及生命。

(2)血小板数量减少、血管壁脆性及通透性增加，致鼻、胃肠道等黏膜出血、误吸、窒息可能。

(3)抗血小板抗体通过胎盘屏障，进入胎儿血循环，破坏胎儿的血小板，致新生儿血小板减少性紫癜，严重者因颅内出血可危及生命。

(4)凝血功能障碍致产道血肿、产后大出血可能，危及生命。

(5)胎儿宫内生长受限、胎儿宫内窘迫、胎死宫内、死胎、死产、围产儿死亡率高。

(6)凝血功能障碍致胎盘早剥，子宫胎盘卒中，子宫收缩乏力，产后大出血，失血性休克，危及生命，必要时需切除子宫，丧失生育功能。

(7)新生儿畸形不除外。

(8)早产儿存活力差，新生儿窒息，呼吸窘迫综合症，早产儿硬肿症，肺透明膜病、重度窒息、肺炎，颅内出血，抢救无效死亡。

(8)输血、输液反应。

(10)其他。

2. 分娩期处理

(1) 分娩方式的选择

- 血小板＞50×10^{9}/L者，不需激素治疗，且尽量采取经阴道分娩。
- 血小板＜50×10^{9}/L者，需激素治疗，选择剖宫产术为宜。术时输注血小板6～10U或新鲜血浆600～800ml，阴道分娩者防止孕妇分娩时屏气发生颅内出血，避免产道严重损伤，难以缝合止血。术时注意彻底止血。

- 有产科合并症或手术指征时，应及时行剖宫产术。

(2) 分娩时处理

- 控制产程不宜过长，尤应缩短第 2 产程，产妇不宜屏气，可用低位产钳助产。
- 防止产后出血，胎儿娩出后立即给予缩宫素 10U 肌注，随后 20U 缩宫素加入 500ml 液体中静脉滴注，维持 8～12h，以加强子宫收缩，防止产后出血。
- 仔细检查阴道及缝合切口，产后观察阴道出血量、宫缩情况及有无血肿发生。

(3) 产褥期处理

- 应用广谱抗生素预防感染。
- 不宜采用置宫内节育环避孕。
- 定期复查血常规、血小板计数。

(4) 新生儿处理

- 新生儿娩出立即测脐血血小板计数，新生儿血小板可有暂时性下降。
- 1 周内隔天复查血小板，如发现血小板下降或出现紫癜，可用泼尼松 2.5mg，一日 2 次，共 7d，以后改半量维持 1 周。
- ITP 并非母乳喂养禁忌证，但母乳中可能含有抗血小板抗体，因此应视母亲病情及新生儿血小板计数而定。

泌尿系统疾病

妊娠合并泌尿系感染

长期医嘱	临时医嘱
按孕 XX 周，合并泌尿系感染产前常规护理	血细胞分析＋五分类
Ⅱ级护理	尿液分析＋尿沉渣定量(流式法)
侧卧位(健侧卧位)[②]	中段尿培养＋药敏试验
产科饮食	大便常规
自数胎动 tid	肝功十三项、肾功两项、离子五项、血糖
	血凝全套

长期医嘱	临时医嘱
测体重、宫高、腹围 qw	血型检测
测血压、脉搏、呼吸 bid	B超（胎儿、胎盘、羊水情况）
多饮水[③]	腹部B超（肝胆胰脾、膀胱、双肾、输尿管）
听胎心 bid	
多普勒胎心监测 qd	缩宫素 0.01U 点右眼
物理降温（必要时）	乙肝五项定量、丙肝定性
10% GS 500 ml 维生素C注射液 100mg ATP 40mg 辅酶A 100U iv gtt qd	血气分析 血培养（必要时） 肾内科会诊 注射用青霉素钠 20U 皮试
复方醋酸钠注射液 500ml iv gtt bid	注射用头孢呋辛钠 0.05mg 皮试
5% GS 500 ml 脂溶性水溶性维生素 1支 iv gtt qd	注射用头孢曲松钠 0.05mg 皮试 注射用氨苄西林 0.05mg 皮试
抗感染[③]	
0.9% NS 100ml 注射用青霉素钠 400万U iv gtt q12h	
或 0.9% NS 100ml 注射用头孢呋辛钠 1.5g iv gtt q12h	
或 0.9% NS 100ml 注射用头孢曲松钠 2.0g iv gtt q12h	
或 0.9% NS 注射用氨苄西林 3.0g iv gtt q12h	
或 5% GS 250ml 克林霉素磷酸酯注射液 0.6g iv gtt q12h	
或 5% GS 250ml 红霉素注射液 2.0g iv gtt q12h	

① 应卧床休息，取侧卧位，以减少子宫对输尿管的压迫。

② 鼓励患者多饮水，入量不足时可输液，保持每日尿量在2000ml以上，达到对尿路冲洗及引流作用。

③ 抗感染应选用对胎儿影响较小的抗生素，如青霉素类、头孢菌素类、红

霉素及林可霉素。有效治疗24h后症状改善,48h后病情好转。如72h后症状未见改善,应注意药量或种类是否合适。当急性症状控制后,酌情改为肌内注射或口服药物。治疗最少2~3周,完成治疗后7~10d复查尿培养。肾功能不良者,应根据病情适当减少药量,以防药物蓄积中毒。孕早期、产前3个月勿用磺胺;氨基糖苷类和喹诺酮慎用;四环素、氯霉素不宜用。

知识拓展

1.妊娠合并泌尿系感染患者病情告知书

(1)胎儿宫内生长受限、低体重儿、胎儿宫内窘迫、胎死宫内,死胎,死产,胎儿畸形,围产儿死亡率高。

(2)高热会导致流产和早产,胎儿神经管发育畸形等新生儿畸形可能。

(3)感染波及子宫及胎盘,导致胎儿流产(早产),胎儿宫内感染,胎儿宫内死亡可能,必要时行子宫切除。

(4)新生儿颅内出血,新生儿神经系统后遗症,新生儿溶血,抢救无效,死亡。

(5)新生儿存活力差,早产儿硬肿症,肺透明膜病、重度窒息、肺炎,颅内出血,缺血缺氧性脑病、脑瘫、多功能脏器衰竭,抢救无效死亡。

(6)妊娠期泌尿系感染病情加重,发展为菌血症、败血症、毒血症,感染性休克、弥散性血管内溶血、成人呼吸窘迫综合征、心功能衰竭、肾衰竭等多器官功能衰竭(MSOF),抢救无效,死亡可能。

(7)病情加重诱发肾功能损害,肾功不全,肾功衰竭,多脏器功能不全,死亡。

(8)羊水栓塞、DIC。

(9)水、电解质、酸碱平衡紊乱,危及生命。

(10)药物治疗可能通过胎盘,胎儿致畸、致流产可能。

(11)随时终止妊娠可能。

(12)输血、输液反应。

(13)其他。

2.妊娠合并泌尿系感染的分类及诊断

根据临床表现的不同,泌尿系感染可分为:无症状菌尿症、急性膀胱炎、急性肾盂肾炎和慢性肾盂肾炎。

妊娠合并泌尿感染的分类及诊断

	临床表现	实验室检查
无症状菌尿症	无泌尿系感染症状	尿培养:杆菌细菌数≥10^5/ml及球菌细菌数≥200/ml
急性膀胱炎	•膀胱刺激征(尿频、尿急及尿痛) •下腹部不适 •偶有血尿 •多数无明显全身症状	•尿常规:白细胞增多,亦可有红细胞 •尿培养:细菌超过正常值,或查见衣原体检查
急性肾盂肾炎	•起病急骤,突发寒战、高热≥40℃,也可低热,伴头痛、周身酸痛、恶心、呕吐等全身症状 •膀胱刺激征(腰痛及尿频、尿急、尿痛、排尿未尽感等) •排尿时常有下腹疼痛,肋腰点(腰大肌外缘与第2肋骨交叉处)有压痛,肾区叩痛阳性	•血常规:白细胞增多 •尿常规:查见成堆的白细胞或脓细胞 •尿培养:细菌阳性,多为大肠杆菌
慢性肾盂肾炎	•无明显泌尿系统症状 •常表现为反复发作的泌尿道刺激症状或仅出现菌尿症 •少数患者有长期低热或高血压 •可有慢性肾功能不全的表现	

3.妊娠合并泌尿系感染的治疗

妊娠合并泌尿系感染治疗原则:支持疗法、保持泌尿道通畅、抗感染。

(1)妊娠期无症状菌尿症:确诊者均应采用抗生素治疗,治疗周期2周,停药后定期复查作尿培养。

(2)急性膀胱炎:治疗原则与无症状菌尿症相同,多饮水,禁止性生活。

(3)急性肾盂肾炎:一旦确诊应住院治疗。治疗原则是支持疗法、保持泌尿道通畅、抗感染及防止中毒性休克。当急性症状控制后，酌情改为肌内注射或口服药物。治疗最少 2～3 周，完成治疗后 7～10d 复查尿培养。

(4)慢性肾盂肾炎：常伴肾功能不全及高血压，治疗与慢性肾炎相似。

泌尿系统疾病

妊娠合并慢性肾小球肾炎

长期医嘱	临时医嘱
按孕 XX 周合并慢性肾小球肾炎产前常规护理	血细胞分析＋五分类
Ⅱ级护理	尿液分析＋尿沉渣定量(流式法)
低盐、优质蛋白、高维生素饮食	24 小时尿蛋白检测
自数胎动 tid	大便常规
测体重、宫高、腹围 qw	肝功十三项、肾功两项、离子五项、血糖
测血压、脉搏、呼吸 bid	血凝全套
记 24 小时出入量	血型检测
听胎心 bid	B 超(胎儿、胎盘、羊水情况)
多普勒胎心监测 qd	腹部 B 超(肝胆胰脾、膀胱、双肾、输尿管)
肠溶阿司匹林 50mg po qd	缩宫素 0.01U 点右眼
	乙肝五项定量、丙肝定性
	血气分析
	眼底检查
	肾内科会诊
	肾脏活检(必要时)

知识拓展

1.妊娠合并慢性肾小球肾炎患者病情告知书

(1)胎儿宫内生长受限、低体重儿、胎儿宫内窘迫、胎死宫内，死胎，死产，胎儿畸形，围产儿死亡率高。

(2)新生儿畸形可能。

(3)新生儿存活力差，早产儿硬肿症，肺透明膜病、重度窒息、肺炎，颅内出血,缺血缺氧性脑病、脑瘫、多功能脏器衰竭,抢救无效死亡。

(4)病情加重诱发肾功能损害,肾功不全,肾功衰竭,多脏器功能不全,死亡。

(5)病情加重,血压升高,产前、产时、产后子痫,导致脑血管意外、瘫痪、脑疝形成,死亡。

(6)胎盘早剥,胎儿宫内窘迫、胎死宫内,子宫胎盘卒中,子宫收缩乏力,失血性休克,危及生命可能。

(7)羊水栓塞、DIC。

(8)水、电解质、酸碱平衡紊乱,危及生命。

(9)药物治疗可能通过胎盘,胎儿致畸、致流产可能。

(10)若病情加重,随时终止妊娠可能。

(11)肝功能障碍,凝血功能障碍,DIC、死亡。

(12)妊娠晚期、分娩期、产褥期母体心脏负担加重,发生心衰,肺水肿,呼吸循环衰竭,多脏器功能衰竭,危及生命。

(13)输血、输液反应。

(14)其他。

2.妊娠合并慢性肾小球肾炎产科处理

妊娠合并慢性肾小球肾炎治疗原则:控制血压;纠正贫血、低蛋白血症;预防子痫前期、子痫发生;避免肾功进一步恶化;密切监测胎儿宫内情况。

(1)妊娠前:妊娠会加重慢性肾炎,故妊娠前如已有高血压、蛋白尿,血压在150/100mmHg以上,或有肾功能损害、氮质血症者均不宜妊娠。一旦妊娠应及早进行人工流产。

(2)妊娠期:病情轻者,仅有蛋白尿或蛋白尿伴高血压,但血压不超过150/100mmHg,可在密切监护下继续妊娠,需注意以下几个方面。

- 保证充足睡眠和休息,避免劳累、受凉、感染等。
- 补充富含必需氨基酸的优质蛋白质,补充足量维生素、低磷饮食。
- 控制血压是防止病情恶化的关键(高血压加速肾小球硬化,但降压不易过快,防止肾血流量骤减)。
- 纠正水、电解质平衡,禁用肾毒性药物。

(3)不宜妊娠指征:包括以下几种情况。

- 起病呈急性肾炎综合症表现的慢性肾炎。

- 急进性肾小球肾炎治愈后或未愈但病情稳定的 3 年之内。
- 尿蛋白≥3g/d 或血压≥150/100mmHg。
- 未孕时肾功能损害，BUN＞10.71mmol/L（30mg/dl）或 Cr＞265.2μmol/L（3mg/dl）。

(4) 终止妊娠指征　包括以下几种情况。

- 病情加重，血压≥150/100mmHg；尿蛋白持续增加；水肿进行性加重；出现腹水；眼底检查视网膜有棉絮状渗出或出血。
- 无明显诱因的肾功能恶化，BUN＞10.71mmol/L（30mg/dl）或 Cr＞265.2μmol/L（3mg/dl），且动态上升。
- 胎心监护或 B 超提示胎儿宫内情况危急。
- 有产科并发症。

泌尿系统疾病

妊娠合并泌尿系结石

长期医嘱	临时医嘱
按孕 XX 周合并泌尿系结石产前常规护理	血细胞分析＋五分类
Ⅱ级护理	尿液分析＋尿沉渣定量（流式法）
产科饮食	大便常规
自数胎动 tid	肝功十三项、肾功两项、离子五项、血糖
测体重、宫高、腹围 qw	血凝全套
测血压、脉搏、呼吸 bid	血型检测
多饮水	B 超（胎儿、胎盘、羊水情况）
听胎心 bid	腹部 B 超（肝胆胰脾、膀胱、双肾、输尿管）
多普勒胎心监测 qd	缩宫素 0.01U 点右眼
10% GS 500ml 维生素 C 注射液 100mg ATP 40mg 辅酶 A 100U iv gtt qd	乙肝五项定量、丙肝定性 心电图 泌尿外科会诊 注射用青霉素钠 20U 皮试
5% GS 500ml 注射用脂溶性水溶性维生素 1 支 iv gtt qd	山莨菪碱注射液[①] 10mg iv 或黄体酮注射液 20mg im

长期医嘱	临时医嘱
0.9% NS 100ml 注射用青霉素钠 400万U ⎫ iv gtt q12h	复方醋酸钠注射液 500ml 山莨菪碱注射液 10mg ⎫ iv gtt qd
复方醋酸钠注射液 500ml iv gtt tid	超声体外碎石[②]
转化糖电解质注射液 250ml iv gtt bid	**保胎(妊娠中晚期)[③]**
保胎(妊娠早期)[③]	5% GS 500ml 25%硫酸镁 40ml ⎫ iv gtt
黄体酮注射液 20～40mg im qd	
维生素 E 50～100mg po tid	或5% GS 50ml 盐酸利托君 50mg ⎫ (3ml/h 起)微量泵入
绒毛膜促性腺激素 1000～2000U im qd/qod	或盐酸利托君 10mg po tid

① 发作期多饮水,配合解痉利尿药物,必要时给予盐酸哌替啶镇痛。

② 超声体外碎石必要时可以使用。

③ 加强产兆监护,预防疼痛诱发宫缩,致流产、早产可能。

知识拓展

1.妊娠合并泌尿系结石患者病情告知书

(1)胎儿宫内窘迫、胎死宫内,死胎,死产,胎儿畸形,围产儿死亡率高。

(2)新生儿畸形不除外。

(3)继发感染波及子宫及胎盘,导致胎儿流产(早产),胎儿宫内感染,胎儿宫内死亡可能。

(4)新生儿存活力差,早产儿硬肿症,肺透明膜病、重度窒息、肺炎,颅内出血,缺血缺氧性脑病、脑瘫、多功能脏器衰竭,抢救无效死亡。

(5)妊娠期结石伴发泌尿系感染,病情加重,发展为菌血症、败血症、毒血症,感染性休克、弥散性血管内溶血、成人呼吸窘迫综合征、心功能衰竭、肾功能衰竭等多器官功能衰竭(MSOF),抢救无效,死亡可能。

(6)病情加重诱发肾功能损害,肾功不全,肾功衰竭,多脏器功能不全,死亡。

(7)羊水栓塞、DIC。

(8)水、电解质、酸碱平衡紊乱,危及生命。

(9)疼痛加重,诱发流产、早产可能。

(10)疾病本身及治疗用药存在胎儿致畸、致流产可能。

(11)随时终止妊娠可能。

(12)输血、输液反应。

(13)其他。

免疫系统疾病

妊娠合并系统性红斑狼疮

长期医嘱	临时医嘱
按孕XX周合并系统性红斑狼疮产前常规护理	血细胞分析(五分类+网织红细胞检测)
Ⅰ/Ⅱ级护理	尿液分析+尿沉渣定量(流式法)
病重/病危	大便常规
产科低盐饮食	肝功十三项、肾功两项、离子五项、血糖
自数胎动 tid	血凝全套
氧气吸入 30min tid	乙肝五项定量、丙肝定性
测体重、宫高、腹围 qw	B超(胎儿、胎盘、羊水情况)
听胎心 bid	血型检测
多普勒胎心监测(NST) qw	缩宫素 0.01U 点右眼
醋酸泼尼松片(强的松)[1] 30～60mg po qd	心电图
逐渐减量至 5～15mg po qd	腹部B超(肝胆胰脾、双肾、输尿管、膀胱)
病情加重[2]	24h尿蛋白检测
生理盐水 100ml	肾穿刺活检(必要时)
甲强龙(甲泼尼龙 iv gtt qd	胸片(必要时)
琥珀酸钠注射液) 40mg	免疫科会诊
阿司匹林[3] 50mg po qd	肾内科会诊
合并症的对症治疗	血中找狼疮细胞
	皮肤狼疮带实验
	血沉
	血清补体、免疫球蛋白、免疫复合物、抗核抗体、抗双链DNA抗体、抗DNP抗体、抗磷脂抗体、抗PCNA抗体等检测

① 肾上腺皮质激素是治疗妊娠合并系统性红斑狼疮(SLE)的主要药物,并且是紧急抢救的首选药物。泼尼松经胎盘代谢为无活性的11-酮基形式,避免了药物对胎儿的影响。孕期及产后应常规应用泼尼松。而地塞米松、倍他米松均较易通过胎盘,应避免使用。

用法 泼尼松一般用量每日10~80mg,顿服或每12h一次。按病情活动情况增减量,尽量使用小剂量。孕前已停用者,孕期可用5~10mg/d,每晨服用;孕前已用5~15mg/d者,孕期可加倍应用。为防止分娩期或产后恶化,在临产及产褥早期应适当增加剂量。

②孕期病情恶化者,泼尼松可应用大剂量;严重恶化者,大剂量甲泼尼龙40~100mg静滴,以快速控制病情。病情稳定1~2周后逐渐减量,每天减量为总剂量的1/10减至口服泼尼松10~15mg/d作为维持量。

③非甾体类抗感染药除阿司匹林外,多数药物能抑制前列腺素合成,影响胎儿循环,引起持久性肺动脉高压,一般孕期不宜应用。

适应证 过去有不良妊娠史者、抗磷脂抗体阳性、有妊娠期高血压病史者,可适当应用小剂量阿司匹林。有利于血管舒张、抑制血小板聚集、改善胎盘循环、预防胎死宫内,对改善胎儿预后有一定帮助。

知识拓展

1.妊娠合并系统性红斑狼疮患者病情告知书

(1)凝血功能障碍致产道血肿、产后大出血可能,危及生命。

(2)反复流产、胎儿宫内生长受限、胎儿宫内窘迫、胎死宫内、死胎、死产、围产儿缺氧、围产儿死亡率高。

(3)凝血功能障碍致胎盘早剥,子宫胎盘卒中,子宫收缩乏力,产后大出血,失血性休克,危及生命,必要时需切除子宫,丧失生育功能。

(4)新生儿畸形不除外。

(5)早产儿存活力差,新生儿窒息,呼吸窘迫综合症,早产儿硬肿症,肺透明膜病、重度窒息、肺炎,颅内出血,抢救无效死亡。

(6)输血、输液反应。

(7)血管内皮细胞受损,抑制纤溶酶原激活物的释放促进血栓形成,形成肺栓塞、脾栓塞、脑栓塞、末梢血管栓塞,出现癫痫发作或偏瘫表现、呼吸困难、肢端坏死、雷诺现象等。

(8)病情加重伴发心脏、肺部器质性改变，出现胸闷、心悸、气短、不能平卧，心脏扩大，甚至心力衰竭。

(9)SLE病变累及浆膜，致心包炎、胸膜炎，出现胸腔积液、呼吸困难、胸痛。

(10)SLE病变累及肾脏，蛋白尿、肾病综合征乃至肾功能衰竭。

(11)长期使用皮质激素，免疫功能抑制，宫内感染、产褥感染健康搜索，败血症、感染性休克，危及生命。

(12)新生儿先天性SLE、先天性房室传导阻滞可能，诱发Adam-Stokes发作(心传导阻滞突发、意识丧失或伴有抽搐)或心力衰竭等。

(13)其他。

2. 妊娠合并系统性红斑狼疮的临床诊断

(1)面部蝶形红斑。

(2)颊部皮疹或盘状红斑。

(3)日光过敏。

(4)口腔或鼻咽部无痛性溃疡。

(5)非侵蚀性关节炎。

(6)浆膜炎：胸膜炎、心包炎。

(7)肾病变：24h尿蛋白>0.5g，或单次尿蛋白3(+++)，或尿检有细胞管型。

(8)神经系统异常：抽搐、精神心理障碍。

(9)血液系统异常：溶血性贫血或白细胞减少、淋巴细胞减少、血小板减少。

(10)免疫学异常：狼疮细胞阳性、抗DNA抗体阳性、抗Sm抗体阳性(Sm抗体是抗核抗体的一种，是SLE的一种标志抗体，是一种对SLE有特异性的抗核抗体)。

(11)抗核抗体阳性(ANA，对各种细胞核成分抗体的总称)。

按照1992年美国风湿学会修订的11项诊断标准。以上有4项阳性(其中应具有1项免疫学指标)可诊断为SLE；不足4项，但仍疑为SLE者，宜进一步检查，如狼疮带试验阳性，和(或)肾活检示免疫复合物性肾改变，也可确诊。

3. 妊娠合并系统性红斑狼疮分期

(1)缓解期：指患者已经停服皮质激素1年以上，无SLE临床活动表现。

(2)控制期：指在应用少量激素情况下，无SLE的临床活动表现。

(3)活动期：指患者有发热、皮疹、口腔溃疡、关节炎或脏器损害等其中几项SLE活动期临床表现。

(4)妊娠初次发病：指妊娠时出现SLE初次临床症状、体征者。

4. 妊娠期及产褥期病变恶变指征

(1)出现溶血，Coomb试验阳性，贫血、网织细胞增多，出现不结合高胆红素血症，并有血小板减少、白细胞减少。

(2)血清转氨酶活性增高，提示肝脏累及，同时血清胆红素浓度增加，以结合胆红素为主。

(3)持续蛋白尿并日益增高，伴发其他肾病综合征表现或血清肌酐浓度异常时，提示病情加剧。

5. 妊娠合并系统性红斑狼疮产科处理

(1) 妊娠时机

- 无重要脏器受累。
- 病情稳定至少半年、最好1年以上，泼尼松用量每日小于10mg，且免疫抑制药(如环磷酰胺、甲氨蝶呤、硫唑嘌呤等)停用半年以上。
- 肾功能稳定(血肌酐浓度 Cr≤133μmol/L，或肌酐清除率≥60mL/min Cr≥60ml/min，或尿蛋白≤3g/24h)。
- 原来有抗磷脂抗体阳性者，最好等抗磷脂抗体转阴3个月以上。

(2) 终止妊娠

- 应尽量缩短第二产程，避免产妇屏气用力。
- 不能随便终止妊娠，终止妊娠不能改变SLE的基本病程，可能加重甚至恶化。
- 如果出现心内膜炎、心肌炎或心功能衰竭，进展的肾小球肾炎或肾衰竭，肾病综合征时，需及时终止妊娠。
- 终止妊娠前需用足量泼尼松改善病情，终止妊娠后继续治疗。

神经系统疾病

妊娠合并癫痫

长期医嘱	临时医嘱
按孕 XX 周合并癫痫产前常规护理	血细胞分析(五分类＋网织红细胞检测)
Ⅱ级护理	尿液分析＋尿沉渣定量(流式法)
产科饮食	大便常规
自数胎动 tid	肝功十三项、肾功两项、离子五项、血糖
测体重、宫高、腹围 qw	血凝全套
听胎心 bid	乙肝五项定量、丙肝定性
多普勒胎心监测(NST)qw	B 超(胎儿、胎盘、羊水情况)
小发作[1]	胎儿心脏彩超 (孕 22 周起)
卡马西平 200～400mg po tid	血型检测
或扑米酮 250～500mg po tid	缩宫素 0.01U 点右眼
或苯妥英钠 300～500mg po qd	心电图
大发作	神经内科会诊
苯巴比妥 30～60mg po tid	脑电图
维生素 D 400U po qd	头颅 CT/MRI(必要时)
叶酸 1mg po qd	**癫痫持续状态临时医嘱**
维生素 K_1 (自孕 34 周) 10mg im qd	氧气吸入 3L/min
	保持呼吸道通畅,防止误吸、外伤
	地西泮 10mg im /iv (首选)
	(20min 后重复应用,总量不超过 30mg)
	5%GS 20～40ml │ iv
	苯妥英钠 200～300mg │ (连续发作)
	气管插管/气管切开
	持续多普勒胎心监测
	动脉血气分析＋离子五项
	预防脑水肿
	20%甘露醇 250ml iv gtt(快)
	或地塞米松注射液 10mg im q6h
	心电监测
	测血压、脉搏、呼吸、瞳孔 1/15min
	物理降温

① 妊娠合并癫痫用药原则：

a. 尽可能用单一药物。

b. 大发作者首选苯巴比妥作为长期用药；小发作者可选用卡马西平或扑米酮，无效时再考虑换用苯妥英钠或乙琥胺等。

c. 禁用三甲双酮或丙戊酸钠等明显致畸药。

d. 长期使用苯巴比妥或苯妥英钠，应补充维生素D及叶酸。

e. 定期监测血药浓度，调整药量以维持其最低有效水平。

② 孕期需注意以下问题：

a. 补充维生素D及叶酸。

b. 监测胎儿发育：妊娠18～24周行B超筛查胎儿畸形，妊娠22～24周行胎儿心脏超声检查排除先天心脏畸形；定期监测胎儿生长发育。

c. 抗癫痫药物应用的注意事项：监督患者按规定服药；不得任意变动原有效方案；酌情监测血药浓度，维持最低有效剂量，预防发作；早孕反应严重者，采用缓释制剂于每晚服药，有助于维持血药浓度。

d. 长期服用苯巴比妥或苯妥英钠者可致胎儿、新生儿体内维生素K依赖性的凝血因子缺乏。

知识拓展

1. 妊娠合并癫痫患者病情告知书

(1)癫痫持续发作致孕妇高热、脱水、白细胞增多和酸中毒。

(2)癫痫持续发作，孕妇意识丧失，舌咬伤、误吸、窒息、骨折、摔伤等外伤可能。

(3)自然流产、胎儿缺氧、胎儿宫内窘迫、胎死宫内、死胎、死产、围产儿缺血缺氧性脑病、围产儿死亡率高。

(4)药物通过胎盘屏障，致畸、致流产可能。

(5)长期服用苯巴比妥或苯妥英钠致胎儿体内维生素 K_1 依赖性的凝血因子缺乏，新生儿凝血功能障碍等。

(6)新生儿药物撤退综合征。

(7)新生儿畸形不除外。

(8)子代癫痫、子代精神发育迟缓、子代智力发育障碍可能。

(9)早产儿存活力差,新生儿窒息,呼吸窘迫综合症,早产儿硬肿症,肺透明膜病、重度窒息、肺炎,颅内出血,抢救无效死亡。

(10)输血、输液反应。

(11)癫痫大发作、癫痫持续状态,病情加重随时转入重症中心、终止妊娠可能。

(12)其他。

2. 妊娠合并癫痫的鉴别诊断

(1)癔症:发病与精神因素密切相关,发作时意识清楚,瞳孔正常,无尿失禁,而有夸张、做作、古怪等症状,发作可持续数小时,暗示治疗有效,事后能忆起发作过程,发作后无后遗症状。

(2)晕厥:体质虚弱、神经血管功能不稳定及恐惧等精神因素常常是发作的诱因。有全身乏力、不能站立及伴有意识丧失但无抽搐。发作开始,病人常处于站立或坐位。发作前病人常有眩晕,周围物件有摇动感,打呵欠,眼前出现暗点,视力模糊,出现耳鸣,恶心,有时呕吐,面部呈苍白或灰白色,出冷汗。

(3)子痫:有妊娠期高血压疾病病史,抽搐多发生在妊娠晚期,有严重的高血压患者特有的颜面、下肢重度水肿及大量蛋白尿,多半未经产前检查及治疗,易与癫痫发作鉴别。

(4)低钙血症:抽搐可发生于任何孕期,以手足搐搦为主,血钙低于正常或处于正常值低限。

(5)脑血管疾病:抽搐伴有颅内压增高的症状或定位性神经症状与体征,头颅 MRI 或 CT 扫描有助于鉴别诊断。

(6)羊水栓塞:多发生于产程中或胎膜早破后,表现为突发性呼吸困难、干咳或尖叫、发绀、抽搐时间短暂,继而休克,多伴有产后出血和 DIC。

(7)Adams-Stokes(阿-斯综合征):发作时心电图显示二度房室传导阻滞或严重的心律失常,不具有定位性神经体征。

3. 分娩期处理

(1)除有产科指征外应阴道分娩。

(2)孕期未用维生素 K_1 者,临产后应给维生素 K_1 10mg 肌内注射;抗癫痫药物宜经静脉或肌肉给予,产程长者应进行血药浓度监测。

(3)新生儿娩出后，留脐血测凝血酶原时间与活动度，并及时给予维生素 K_1 5mg，肌内注射。

(4)详细检查新生儿有无畸形。

4.新生儿的特殊问题

(1)新生儿凝血障碍：常发生于生后 24h 内，因此产后 24h 内要严密观察，以便及时发现出血情况，定时检查凝血酶原时间有助于诊断。凝血酶原时间延长者，可重复注射维生素 K_1，发生出血时可以输入新鲜冷冻血浆及凝血因子。

(2)药物撤退综合征：妊娠晚期使用巴比妥类药物，每日剂量达 60～120mg 或使用扑米酮者，婴儿对药物常发生依赖。有 20%左右的婴儿于生后 1 周内表现兴奋、不安静、啼哭、震颤或入睡困难等，但并不抽搐，通过加强护理可以渡过此阶段，多需要 1 周左右。

(3)长期随访：了解新生儿身体、精神及智力等发育情况。

(4)母乳喂养：一致认为接受药物治疗的癫痫产妇可以进行母乳喂养。原因：药物在乳汁中的含量远低于母血中的浓度。

神经系统疾病

妊娠合并重症肌无力

长期医嘱	临时医嘱
按孕 XX 周合并重症肌无力产前常规护理	血细胞分析(五分类＋网织红细胞检测)
Ⅱ级护理	尿液分析＋尿沉渣定量(流式法)
产科饮食	大便常规
自数胎动 tid	肝功十三项、肾功两项、离子五项、血糖
测体重、宫高、腹围	血凝全套
听胎心 bid	乙肝五项定量、丙肝定性
多普勒胎心监测(NST)	B 超(胎儿、胎盘、羊水情况)
孕期	胎儿心脏彩超(孕 22 周起)
新斯的明[①] 15～30mg po tid/qid	血型检测
吡斯地明 60～120mg po tid/qid	缩宫素 0.01U 点右眼
醋酸泼尼松片[②] 30～60mg po qd	心电图
逐渐减量至 10～15mg po qd	神经内科会诊

长期医嘱	临时医嘱
分娩期	血清 anti-AchR 检测
新斯的明注射液 0.5～2.5mg im q3h	
吡斯地明注射液 2mg im q3h	
阿托品注射液 0.5～1mg im(解毒)	
重症肌无力危象	
病危	气管插管/气管切开
氧气吸入 3L/min	动脉血气分析
心电监测	血清离子五项
多普勒胎心监测	神经内科会诊
测血压、脉搏、呼吸 q15min	耳鼻喉科会诊
丙种球蛋白 20g iv gtt qd	血浆置换
0.9% NS 100ml 注射用头孢曲松钠 2.0g } iv gtt q12h	注射用头孢曲松钠 0.05mg 皮试

① 抗胆碱酯酶药物能降低胆碱酯酶对乙酰胆碱的水解作用，促使神经末梢乙酰胆碱释放，使其持续较长期的作用。但此药对免疫异常导致的AChR数量的减少无作用，故大多数患者用药后仅引起暂时性或不稳定的症状改善。

严重妊娠合并重症肌无力(MG) 抗胆碱酯酶药物常不能使肌肉恢复适当的强度，故病人应早期治疗。

过大剂量的抗胆碱酯酶药物引起不良的毒蕈碱样副作用，患者可出现腹部痉挛、腹胀、腹泻、恶心、呕吐、流涎、流泪等。药物更大量时反致肌肉无力，甚至致死性呼吸衰竭。口服阿托品可对抗新斯的明的毒蕈碱样副作用。

妊娠期 MG 由于妊娠期肠道吸收药物不均匀及肾排泄率的改变，使药物血液浓度及作用时间发生改变，故须经常调整抗胆碱酯酶药物剂量。

② 肾上腺皮质激素治疗对大多数患者均有改善，1～7周内症状开始减轻，部分患者症状消失不需用抗胆碱酯酶药物。约1/3～1/2患者需长期服用泼尼松控制症状。起始剂量泼尼松60～80mg/d，2周后逐渐减量，至最小有效剂量维持整个孕期。停用皮质激素可使MG症状

加重，故孕期应维持控制疾病的最小剂量。妊娠期使用皮质类固醇治疗，新生儿有发生唇裂及腭裂畸形的可能。

知识拓展

1. 妊娠合并重症肌无力患者病情告知书

（1）自然流产、胎儿缺氧、胎儿宫内窘迫、胎死宫内、死胎、死产、围产儿缺氧、围产儿死亡率高。

（2）药物通过胎盘屏障，致畸、致流产可能。

（3）新生儿重症肌无力可能。

（4）新生儿畸形不除外。

（5）新生儿存活力差，新生儿窒息，呼吸窘迫综合症，早产儿硬肿症，肺透明膜病、重度窒息、肺炎，颅内出血，抢救无效死亡。

（6）输血、输液反应。

（7）感染、分娩、手术等应激以及妊娠晚期自发病情加重，出现呼吸肌无力不能维持正常换气功能等重症肌无力危象，危及生命。

（8）其他。

2. 合并重症肌无力患者妊娠时机的选择

（1）MG 患者在诊断后 1 年内妊娠，死亡风险最高。

（2）建议在病情得到良好控制后 1 年后妊娠。

（3）疾病活跃期，不宜妊娠。

（4）有学者建议患者在妊娠前行胸腺切除，尤其是同时发现胸腺增大或胸腺瘤的患者。

3. MG 患者妊娠期注意发生的情况

（1）人工流产、妊娠、分娩可使病情加重，甚至诱发危象发生。

（2）妊娠晚期，由于子宫增大，膈肌明显抬高，肺通气量减少，可能加重病情。

（3）感染、肝肾功能异常、劳累、情绪波动等均可使病情加重，诱发 MG 危象。

4. 药物与 MG 的关系

（1）MG 患者对镇静、麻醉药物特别敏感，故对此类药物剂量、反应均应仔细核对，安全给药。

(2)避免给予呼吸抑制剂及影响呼吸道分泌物排出的药物。

(3)避免使用非去极化肌肉松弛剂(箭毒、琥珀胆碱类药物)及乙醚、氯仿、氟烷。

(4)避免应用硫酸镁。因硫酸镁降低运动神经末梢传递介质的释放,降低终板部乙酰胆碱的去极化作用,抑制了肌肉纤维膜的兴奋性,可能使MG症状加重,甚至诱发MG危象。

(5)β肾上腺素能药物利托君、普萘洛尔应避免使用。

(6)有些抗生素,例如链霉素、新霉素、多黏菌素类均属禁忌应用,庆大霉素和磺胺类药物亦应尽量避免使用。

5.妊娠合并重症肌无力的产科处理

(1) 妊娠期

- 孕妇应限制活动、工作强度,避免情绪波动、过度劳累,病情严重或开始应用糖皮质激素时应收住院治疗观察。
- 建议:妊娠合并MG为高危妊娠,孕早、中期产检应每2周一次,28周后应每周一次。
- 预防感染是防止MG孕妇病情加重的关键。
- 注意胎儿畸形的筛查、胎儿宫内情况监测,早期发现有无胎儿运动不能、胎儿活动减少、呼吸运动减少、羊水过多等。
- 警惕早产发生。发生先兆早产应收入院控制,药物仅能使用β受体兴奋剂,禁用硫酸镁,以免加重神经肌肉阻滞而使病情恶化。
- 妊娠期间由于血容量增加、肾清除率升高,MG治疗药物剂量应逐渐调整。视症状适当增加剂量,建议采用缩短给药时间间隔以增加药物剂量。
- 免疫抑制剂(D类药物)和血浆置换治疗孕期慎用。

(2) 分娩期

- 产妇临产后应加强监护,仔细观察有无呼吸不全、缺氧症状。
- 产程中为防止胃肠途径药物代谢的不稳定性,拟胆碱药物应改为肌肉、皮下或静脉注射给药。新斯的明每次应用0.5~2.5mg,吡斯的明每次2mg,2~3h后可重复使用。
- MG不影响子宫平滑肌收缩,不影响第一产程,选择经阴道分娩时不需进行特殊处理,若有子宫收缩乏力,可使用缩宫素。
- 第二产程由于腹肌和肛提肌无力,不能用腹压协助胎儿内旋转,第二产程可能延长，可适当阴道助产。

(3) 剖宫产问题

- 重症肌无力不是剖宫产的指征，但有产科指征时应及时采取剖宫产术。
- 手术应激、麻醉、术后疼痛可限制膈肌移动，影响呼吸功能和支气管分泌物排出，诱发 MG 危象，因此 MG 产妇术后应安置在重点监护病房加强观察。

(4) 麻醉问题

- 硬膜外麻醉可减少劳累及疼痛，为 MG 患者分娩期首选，对经阴道分娩及剖宫产均较安全。
- 全麻仅用于呼吸肌无力 MG 患者行剖宫产时，必须同时给予机械呼吸支持。
- 非去极化肌松剂如氟烷及类似药物存在潜在的神经-肌肉接头阻滞作用，MG 对此类药物非常敏感，应尽量避免使用。

(5) 新生儿管理

- MG 产妇抗 AChR IgG 抗体进入乳汁，可促使新生儿肌无力，MG 产妇不宜哺乳。
- MG 患者的新生儿应仔细观察其骨骼肌运动，有无肌无力，尤应注意呼吸及吞咽功能。
- 新生儿肌无力需用抗胆碱酯酶药物，直到症状缓解，往往需 3 周左右，并加强监护，及时采取措施，谨防突发性呼吸衰竭。

分娩期并发症

产后出血

长期医嘱	临时医嘱
按产后常规护理	B超(子宫、有无胎盘、胎膜残留、有无盆腔血肿)
Ⅰ级护理	导尿术[1]
病危	持续按摩子宫
禁食水	血型检测
持续吸氧	血细胞分析＋五分类
心电监测	血凝全套
留置导尿	胎盘检查、阴道、宫颈检查
测血压、脉搏、呼吸 q10min	血气分析
记出入量	配血(浓红 8U,血浆 1000ml)
奥硝唑氯化钠注射液 0.5g iv gtt bid	床边 ECG
密切监测宫缩、阴道流血情况	3P 试验、D-二聚体检测(必要时)
0.9% NS 100ml 注射用头孢呋辛钠 1.5g iv gtt q12h	乙肝五项定量、丙肝定性 RPR＋TPPA＋HIV 抗体检测
或 0.9% NS 100ml 注射用头孢曲松钠 2.0g iv gtt q12h	肝功十一项、肾功两项、离子五项 卡前列素氨丁三醇注射液 250μg im/宫壁注射
0.9% NS 500ml 缩宫素 20U iv gtt (持续、缓慢)	米索前列醇 600μg 纳肛/后穹窿置入 复方醋酸钠注射液 500～2000ml iv gtt
	右旋糖酐-40 500ml iv gtt(视出血量定)
	输血(视出血量定)
	浓红 4～8U iv gtt (快速)
	血浆 (新鲜) 300～1000ml iv gtt
	地塞米松 10mg iv (输血前)
	生理盐水 100ml 冲洗管道
	10%葡萄糖酸钙 10ml iv (必要时)

长期医嘱	临时医嘱
	5%碳酸氢钠注射液 100～250ml iv gtt(必要时)
	手术
	清宫术
	宫腔填塞术(B超指引下宫腔双腔气囊植入术)
	子宫动脉栓塞术
	软产道裂伤修补术
	子宫内翻复原术
	急诊剖腹探查术前临时医嘱
	拟于XX:XX在全麻下行剖腹探查术
	禁食水
	一般专项护理(备皮)
	注射用头孢呋辛钠 0.05mg 皮试
	注射用头孢曲松钠 0.05mg 皮试

① 膀胱过度充盈可引起宫缩乏力，因此产后应及时排尿，必要时行导尿术。

知识拓展

1. 产后出血处理

产后出血主要原因是宫缩乏力、胎盘残留、软产道裂伤、凝血功能障碍。产后出血治疗原则是迅速止血、补充血容量、纠正休克、消除病因、控制感染，积极治疗。

(1) 紧急处理：积极补充血容量、抗休克治疗。

(2) 基本处理

- 缩宫剂的使用(缩宫素、米索、卡前列素氨丁三醇注射液、卡孕栓等)。
- 手法按摩子宫。
- 检查胎盘、胎膜、(软产道)。
- 压迫两侧子宫(扭转子宫)。

• 迅速缝合子宫切口。

(3) 进一步处理:推荐分段子宫血管结扎术。具体分为:单侧、双侧子宫血管结扎;子宫动脉上行支、子宫动脉下行支、卵巢动脉(盆漏斗血管)、髂内动脉结扎术。

• 子宫缝扎术:“8”字缝合术、环形间断缝扎、B-Lynch 缝合术等。
• 宫腔填塞术(B 超指引下宫腔双腔气囊植入术)。
• 分段子宫血管结扎术。
• 次全子宫切除术、全子宫切除术。

(4) 强调

• 判断准确、迅速。
• 重视具有产后出血高危因素的患者,产前制定有效预防措施(例如:重视产程延长,重视继发性宫缩乏力;剖宫产术中建议胎盘自然剥离;前置胎盘定位,选择最佳子宫切口)。
• 及时输血。
• 及时缝合子宫切口。
• 必要时扭转子宫、或将子宫提出腹壁切口以减少出血。
• 密切观察阴道出血情况。
• 注意鉴别有无凝血功能障碍,鉴别有无 DIC、羊水栓塞。

产科休克

长期医嘱	临时医嘱
按产科常规护理	静脉留置针置入术(深静脉置管术)
Ⅰ级护理	血细胞分析+五分类
病危	血型检测
禁食水	备血(浓红、新鲜血浆、血小板)
面罩吸氧	心电图
心电监测	血凝全套
头低足高位(30°)	肝功十一项、肾功两项、离子五项、血糖
测血压、脉搏、呼吸 q10min	动脉血气分析
留置导尿	乙肝五项定量、丙肝定性
记出入量	RPR+TPPA+HIV 抗体检测

长期医嘱	临时医嘱
0.9% NS 100ml 注射用头孢呋辛钠 1.5g iv gtt q12h	床边胸片 中心静脉压测定 血培养+药敏试验
或 0.9% NS 100ml 注射用头孢曲松钠 2.0g iv gtt q12h	宫腔分泌物培养+药敏试验 右旋糖酐注射液 500ml iv gtt 复方醋酸钠注射液 1000ml iv gtt
奥硝唑氯化钠注射液 0.5g iv gtt bid	5% GS 500ml 缩宫素 20U iv gtt(产后)
	地塞米松 20mg iv
	5% GS 250ml 多巴胺 20mg iv gtt(视血压调节)
	或 5% GS 500ml 间羟胺 20～80mg iv gtt(视血压调节)
	5%碳酸氢钠注射液 100～250ml iv gtt
	注射用头孢呋辛钠 0.05mg 皮试
	注射用头孢曲松钠 0.05mg 皮试

知识拓展

1. 产科休克的主要原因

- 产后大出血、失血性休克。
- 产褥感染、感染性休克。
- 羊水栓塞、过敏性休克。

2. 产科休克的处理原则

及时、准确查找休克原因;迅速、有效抗休克治疗。

脐带脱垂

长期医嘱	临时医嘱
按孕 XX 周产科常规护理	B超(子宫、胎儿、胎盘、羊水、脐带情况)
Ⅰ级护理	阴道检查[②]

长期医嘱	临时医嘱
禁食水	缩宫素 0.01U 点左眼(皮试)
持续多普勒胎心监测[1]	脐带还纳术
持续低流量吸氧	5% GS 20ml / 25%硫酸镁 20ml iv(慢,≥5min)
头低臀高位[4]	5% GS 500ml / 25%硫酸镁[3] 40ml iv gtt
	血细胞分析+五分类
	肝功十一项、肾功两项、离子五项、血糖
	血凝全套
	血型检测
	备血(浓红、血浆)
	心电图
	术前临时医嘱
	急诊剖宫产
	拟于 XX:XX 在联合麻醉/局麻下行剖宫产术
	禁食水
	一般专项护理(备皮)
	静脉采血(备血)
	留置导尿
	或产钳术、臀牵术

① 脐带脱垂伴宫缩时会影响胎儿血液供应,使胎儿宫内缺氧,易发生胎儿宫内窘迫、胎死宫内、新生儿窒息等,甚至死亡。

② 检查脐带脱垂、宫口开大情况,判断病情,决定处理措施。

③ 脐带脱垂伴宫缩时应抑制宫缩,减少脐带受压。

④ 减少脐带受压。

羊水栓塞

长期医嘱	临时医嘱
按产科常规护理	深静脉置管术
重症护理	地塞米松[2] 20mg iv
病危	5% GS 250ml 地塞米松 20mg　iv gtt
禁食水	或 氢化可的松 200mg iv(慢)
持续多普勒胎心监测	5% GS 250ml 氢化可的松 500mg　iv gtt
气囊加压吸氧或气管插管加压给氧[1]	5% GS 20ml 罂粟碱[3] 30～60mg　iv
心电监测	阿托品[3] 1mg iv (q10～15min)
留置导尿	25% GS 20ml 氨茶碱[3] 250mg　iv
记出入量	5% GS 100ml 酚妥拉明[3] 10～20mg　iv
测血压、脉搏、呼吸 q10min	20 % GS 20ml 毛花苷 C 0.4g　iv q4～6h 缓慢
0.9% NS 100ml 注射用头孢呋辛钠 1.5g　iv gtt q12h	5% GS 250ml 多巴胺[4] 20mg　iv gtt 视血压调节
或 0.9% NS 100ml 注射用头孢曲松钠 2.0g　iv gtt q12h	或 5% GS 500ml 间羟胺 20～80mg　iv gtt 视血压调节
奥硝唑氯化钠注射液 0.5g iv gtt bid	5%碳酸氢钠注射液[7] 100～250ml iv gtt
	右旋糖酐 500ml iv gtt
	输血[5](浓红、新鲜血浆，血小板，纤维蛋白原，冷沉淀)
	10%葡萄糖酸钙[5] 10ml iv
	5% GS 250ml 肝素[6] 25mg　iv
	呋塞米[7] 20～40mg iv
	20%甘露醇[7] 250ml iv gtt

长期医嘱	临时医嘱
	注射用头孢呋辛钠 0.05mg 皮试 注射用头孢曲松钠 0.05mg 皮试 血细胞分析+五分类 血型检测 备血(浓红、新鲜血浆,血小板,纤维蛋白原) 心电图 血凝全套 试管法凝血实验[8] 3P 试验 肝功十一项、肾功两项、离子五项、血糖 动脉血气分析 乙肝五项定量、丙肝定性 RPR+TPPA+HIV 抗体检测 床边胸片[9] 血液涂片检查羊水有形成分[10] 中心静脉压测定

① 纠正缺氧:保持呼吸道通畅,5~10L/min,保证供氧以改善肺泡毛细血管缺氧,预防肺水肿,同时也可改善心、脑、肾等脏器缺氧。

② 大剂量肾上腺皮质激素抗过敏、解痉,稳定溶酶体,保护细胞。

③ 纠正肺动脉高压:可以选择以下药物。

a. 盐酸罂粟碱:首选,解除平滑肌张力,对冠状动脉、肺、脑小动脉有扩张作用,降低小血管阻力;每日用量应<300mg。

b. 氨茶碱:解除肺血管痉挛、松弛支气管平滑肌。

c. 阿托品:阻断迷走神经反射所致的肺血管和支气管痉挛,心率快者慎用。

d. 酚妥拉明:解除肺血管痉挛,降低肺动脉阻力,消除肺动脉高压。

④ 升压药物,多巴胺优点:收缩外周血管,扩张内脏血管。

⑤ 及时输新鲜血、血浆、血小板、纤维蛋白,补充凝血因子。大量输血注意枸橼酸中毒:每输入 1000ml 血液,予 10%葡萄糖酸钙 10ml 静脉注射。

⑥ 应用肝素防止DIC，使用原则“尽早使用，小剂量”或“不用”。

方法 剂量0.5～1mg/kg，首次25mg加入5%NS 100ml静滴，1h内滴完。以后25mg加入5% GS 500ml静滴，24h剂量不超过100mg。试管法凝血时间控制在20min左右。

⑦ 利尿、预防肾衰竭。甘露醇可扩张肾小球前动脉，防肾衰，脑水肿，但心衰者慎用。同时注意监测水、电解质、酸碱平衡。必要时予5%碳酸氢钠注射液输入。

⑧ 试管法凝血实验：静脉血5ml置于15ml试管内，正常情况下6min内凝固，稳定在24h内溶解；若6min不凝固或凝固后1h内有溶解，或凝血块只占全血的1/2以下者，为凝血功能障碍。

⑨ 血涂片找羊水中成形物：股静脉或颈静脉抽血5～10ml，离心沉淀或静置沉淀后取上下两层间有形成分Giemsa染色寻找毳毛、鳞状上皮细胞。

⑩ X线诊断：肺内有弥漫性点片状阴影浸润，沿肺门周围分布，右心扩大，轻度肺不张。

知识拓展

1. 羊水栓塞治疗目标

(1)恢复心肺功能。

- 保持收缩压＞90mmHg。
- 尿量 ＞ 25ml/h。
- 动脉 PO_2＞ 60mmHg。

(1)恢复子宫张力。

(2)纠正凝血功能障碍。

(3)产科处理。

- 可行剖宫产术；宫口开全、先露+3者，可考虑阴道助产。
- 分娩后出血难以控制者，可考虑切除子宫。

2. 羊水栓塞治疗原则

纠正缺氧；抗过敏；纠正肺动脉高压；防心衰；抗休克；防治DIC；防治肾衰。

3. 羊水栓塞主要抢救药物

"DROP-CHHEBS"9 措施

D:Dopamine	多巴胺	R:Rigitine	酚妥拉明
O:Oxygen	氧气	P:Papavarine	罂粟碱
C:Cediland	毛花苷 C	H:Hydrocortisone	激素
HE:Heparin	肝素	B:Blood	输血
S:Sodium bicarbo-nate 碳酸氢钠 $NaHCO_3$			

4. 羊水栓塞鉴别诊断

与子痫抽搐、充血性心衰、脑血管意外、癫痫、癔症的鉴别同妊娠合并癫痫，见 P157。

子宫破裂

长期医嘱	临时医嘱
按孕 XX 周合并(先兆)子宫破裂产科常规护理	B 超(子宫、胎儿、胎盘、羊水情况)
	缩宫素 0.01U 点左眼(皮试)
Ⅰ级护理	5% GS 20ml 25%硫酸镁 20ml　iv (慢,≥5m)
禁食水	
持续多普勒胎心监测	5% GS 500ml 25%硫酸镁 40ml　iv gtt
持续吸氧	
心电监测	哌替啶[①] 50～100mg im(必要时)
病危	复方醋酸钠注射液 500ml iv gtt
0.9% NS 100ml 注射用头孢呋辛钠 1.5g iv gtt q12h	血细胞分析＋五分类 尿液分析＋尿沉渣定量(流式法) 大便常规
或 0.9% NS 100ml 注射用头孢曲松钠 2.0g iv gtt q12h	肝功十一项、肾功两项、离子五项、血糖 血凝全套 乙肝五项定量、丙肝定性
奥硝唑氯化钠注射液 0.5g iv gtt bid	RPR＋TPPA＋HIV 抗体检测
	血型检测

长期医嘱	临时医嘱
	备血(浓红、血浆)
	心电图
	新生儿科会诊
	急诊剖宫产术前临时医嘱[②]
	拟于XX:XX在联合麻醉/全麻下行剖宫产术
	禁食水
	一般专项护理(备皮)
	静脉采血(备血)
	留置导尿
	注射用头孢呋辛钠[②] 0.05mg 皮试
	注射用头孢曲松钠[②] 0.05mg 皮试

① 先兆子宫破裂,必须立即采取有效措施抑制子宫收缩,以缓解子宫破裂进程,必要时可予哌替啶100mg肌注。尽快行剖宫产术,术中检查子宫是否已破裂、破裂部位,根据探查情况决定手术方式。术中注意请新生儿科会诊,协助新生儿抢救。

② 子宫破裂者应给予大剂量抗生素预防感染。

知识拓展

1. 子宫破裂患者病情告知书

(1)子宫破裂,大出血,失血性休克,需输血、急诊行开腹手术治疗。

(2)子宫破裂,需手术行子宫修补术,必要时切除子宫,丧失生育功能。

(3)羊水栓塞,DIC,凝血功能障碍,抢救无效,死亡。

(4)子宫感染、坏死,必要时二次手术切除子宫。

(5)术后下肢静脉血栓形成,肺栓塞、脑栓塞。

(6)胎儿宫内窘迫、胎死宫内,死胎、死产,围产儿死亡率高。

(7)继发感染、败血症、感染性休克等。

(8)输血、输液反应。

(9)继发不孕可能。

(10)其他。

2.子宫破裂的手术治疗方式选择

(1)修补术:子宫破裂12h内,裂口边缘整齐,无明显感染。

(2)次全子宫切除术:裂口较大或不整齐,且有感染可能。

(3)全子宫切除术:裂口不仅在下段,且向下延及宫颈管或为多发性撕裂。

(4)双侧髂内动脉结扎术:阔韧带内有巨大血肿而不易找到出血点。

3.子宫破裂、前置胎盘、胎盘早剥的鉴别诊断

鉴别诊断

	前置胎盘	胎盘早剥	先兆子宫破裂
与发病有关因素	经产妇多见	常伴有子痫前期或外伤	有头盆不称、分娩梗阻或剖宫产史
腹痛	无	发病急,腹痛剧	强烈子宫收缩,烦躁不安
阴道流血	外出血,出血量与全身症状呈正比	内、外出血;出血量与失血不呈正比;严重时可有血尿	少量阴道流血,可出现血尿
子宫	软;与妊娠月份一致	板样硬;可比妊娠月份大	子宫下段有压痛;可见病理性缩复环
胎位胎心	胎位清楚;胎心一般正常	胎位不清楚 胎心弱或消失	胎位尚清楚 常有胎儿窘迫
阴道检查	胎先露与手指之间有软组织感	胎先露与手指之间无软组织感	胎先露与手指之间无软组织感
胎盘检查	无血块压迹,胎膜破口距胎盘边缘<7cm	早剥部分有凝血块压迹	无特殊变化

异常产褥

产后急性乳腺炎

长期医嘱	临时医嘱
按产后常规护理	血细胞分析＋五分类(必要时)
Ⅱ级护理	注射用头孢呋辛钠 0.05mg 皮试
产科饮食	乳腺 B 超[②]
密切观察阴道流血情况	
观察子宫复旧情况 bid	
一般专项护理(会阴护理) bid	
测体温、血压、脉搏 tid	
益母草冲剂 2 包 po tid	
芒硝 250g 外敷 bid～qid	
0.9% NS 100ml 注射用头孢呋辛钠 1.5g │ iv gtt q12h	
奥硝唑氯化钠注射液 0.5g iv gtt bid	
回奶	
维生素 B_6 200mg po tid ×3d	
戊酸雌二醇[①] 3mg po tid ×3d	
生麦芽 60g 水煎服 代茶饮	

① 雌激素、皮质醇激素、泌乳素是乳腺正常发育、泌乳的必须激素。分娩后雌激素、孕激素水平急剧下降，解除了对垂体泌乳素的抑制，乳腺开始泌乳。戊酸雌二醇是天然雌二醇，可抑制下丘脑、腺垂体功能，减少泌乳素分泌，从而起到回奶的功效。但是服用前提是肝肾功、血糖、血脂均应在正常范围内，无雌激素应用禁忌证。

② 乳腺 B 超可早期发现较深的乳腺脓肿，尽早穿刺治疗，必要时切开引流。

知识拓展

1. 乳腺炎能否哺乳

(1)早期乳头炎：乳汁淤积期，此时感染在乳腺管外的结缔组织中，并非乳腺管内发炎，可以继续哺乳。

(2)蜂窝织炎期：炎症严重，应停止哺乳，但必须使乳汁排空(吸奶器)，并采用抗生素治疗。

(3)流行的乳腺炎致病菌主要为耐青霉素的金黄色葡萄球菌，故一般选用头孢菌素、林可霉素、克林霉素、红霉素等。

晚期产后出血

长期医嘱	临时医嘱
按产后常规护理	血细胞分析＋五分类
Ⅰ级护理	尿液常规
高蛋白产科饮食	大便常规
卧床休息	肝功十一项、肾功两项、离子五项、血糖
密切观察阴道流血情况	血凝全套
观察子宫复旧情况 bid	乙肝五项定量、丙肝定性
一般专项护理(会阴护理) bid	RPR＋TPPA＋HIV 抗体检测
测体温、血压、脉搏 tid	血型检测
5% GS 500ml 缩宫素[1] 20U iv gtt bid	备血 血清 β-hCG 检测[2]
奥硝唑氯化钠注射液 0.5g iv gtt bid	心电图
复方醋酸钠注射液 500ml iv gtt qd	B超(子宫、双附件、盆腔情况)
0.9% NS 100ml 注射用青霉素钠 400万U iv gtt q12h	宫腔分泌物培养＋药敏实验[3] 注射用青霉素钠 20U 皮试 或注射用头孢唑啉钠 0.05mg 皮试
或 0.9% NS 100ml 注射用头孢唑啉钠 3.0g iv gtt q12h	或注射用头孢呋辛钠 0.05mg 皮试 缩宫素 0.01U 点右眼 **手术处理**
	B超监视下清宫术[4]

长期医嘱		临时医嘱
或 0.9% NS 100ml 注射用头孢呋辛钠 1.5g	iv gtt q12h	子宫切除术 子宫动脉栓塞术 组织送病理检查

① 预防产后子宫复旧不良。

② 血清 β-hCG 检测有助于排除胎盘残留、滋养细胞肿瘤。

③ 帮助选择有效的抗生素。

④ 清宫术应在建立静脉通道、备血、积极抗休克治疗同时进行，操作应轻柔，并向患者及家属告知有行子宫切除，丧失生育功能的可能。术中需警惕：胎盘附着部位感染坏死或滋养细胞肿瘤刮宫所致大出血等，术中出血增多情况下，需紧急行剖腹探查术。

知识拓展

1. 产后出血治疗原则

首先抗休克、治疗重度贫血；然后立即寻找出血原因，止血。

2. 产后出血的四大原因

子宫收缩乏力、胎盘因素、软产道损伤及凝血机制障碍，应一一加以鉴别诊断。胎盘部位滋养细胞肿瘤或绒癌：诊断须依据血清 β-hCG 检测、B 超检测等，临床较易误诊。

3. 产后出血可能发生的时间

(1)阴道、产道活动性出血，多发生在产后 24h 内。

(2)阴道伤口感染、出血；胎盘及附属物残留出血大多发生在产后 10d 左右。

(3)子宫蜕膜残留，多继发子宫内膜感染、子宫胎盘附着部位复旧不全并继发感染，出血常发生在产后 2～3 周。此类 B 超检查可能未见明显异常。

(4)剖宫产术后子宫切口裂开，多发生在术后 2～4 周，出血较凶猛，短期内使产妇陷入休克。

(5)晚期产后出血指分娩 24h 后，在产褥期内发生的子宫大量出血，出血量超过 500ml。产后 1～2 周发病最常见，亦有迟至产后 2 月发病。

产后子宫复旧不良

长期医嘱	临时医嘱
按产后常规护理	血细胞分析＋五分类
Ⅱ级护理	血凝全套
产科饮食	尿常规
密切观察阴道流血情况	B 超(子宫、双附件、盆腔情况)
观察子宫复旧情况 bid	B 超监视下清宫术[①]
一般专项护理(会阴护理) bid	血型检测
测体温、血压、脉搏 bid	注射用青霉素钠 20U 皮试
5% GS 500ml 缩宫素 20U │ iv gtt bid	或注射用头孢唑啉钠 0.05mg 皮试
或益母草冲剂 2 包 po tid	或注射用头孢呋辛钠 0.05mg 皮试
新生化冲剂 2 包 po tid	
0.9% NS 100ml 注射用青霉素钠 400 万 U │ iv gtt q12h	
或 0.9% NS 100ml 注射用头孢唑啉钠 3.0g │ iv gtt q12h	
或 0.9% NS 100ml 注射用头孢呋辛钠 1.5g │ iv gtt q12h	

① 若 B 超提示宫腔残留，需在抗感染治疗 2～3d 后行清宫术，谨防感染扩散、子宫创面大出血。术后需继续抗感染、缩宫治疗。

知识拓展

1. 胎盘附着部位子宫复旧不全或子宫内膜修复不全

子宫胎盘附着部位血管在胎盘排出后即有血栓形成，其后血栓机化，透明样变，血管上皮增厚，管腔狭窄、堵塞。胎盘附着部位边缘的子宫内膜向内生长，底蜕膜深层的残留腺体和内膜重新生长使子宫内膜正常修复，该过程需 6～8 周。如该部位发生感染，血栓脱落，血窦重新开放可以导致大出血，常发生于产后 2～3 周，妇科检查可见子宫增大、软，宫口松弛，有时可见大量血块堵塞，按摩子宫则有陈旧性血液及凝血块排出。B型超声检查显示子宫内膜线不清，患者无第3产程胎盘胎膜残留病史，宫腔内无异常组织回声。刮出物无胎盘绒毛，蜕膜或肌层内仍保持大小不等的管腔，提示内膜修复过程受阻，再生内膜及肌层有炎症反应。

2. 子宫复旧不全预防

产后及时排尿，防止膀胱过度充盈。应采取侧卧位，避免长期仰卧位，子宫后位者要做胸膝卧位每日2次，每次15min，以纠正子宫位置，利于恶露排出。

产褥感染

长期医嘱	临时医嘱
按产后常规护理	血细胞分析＋五分类
Ⅱ级护理	尿常规＋中段尿培养
高蛋白产科饮食[①]	血培养＋药敏试验[③]
半卧位[②]	宫颈分泌物培养＋药敏试验[③]
密切观察阴道流血情况	血沉、血清C反应蛋白
观察子宫复旧情况 bid	B超(子宫、双附件、盆腔情况)
一般专项护理(会阴护理) bid	B超监视下清宫术[⑦]
测体温、血压、脉搏 tid	会阴伤口、腹部伤口换药、引流[⑧]
5% GS 500ml ｜ iv gtt bid	血凝全套
缩宫素 20U ｜	注射用青霉素钠 20U 皮试
0.9% NS 100ml ｜ iv gtt q12h	或注射用头孢唑啉钠 0.05mg 皮试
注射用青霉素钠[③] 400万U ｜	或注射用头孢呋辛钠 0.05mg 皮试
	或注射用头孢曲松钠 0.05mg 皮试
或0.9% NS 100ml ｜ iv gtt q12h	子宫切除术[⑧]
注射用头孢唑啉钠[③] 3.0g ｜	血型检测
	配血(血浆 400ml)
或0.9% NS 100ml ｜ iv gtt q12h	
注射用头孢呋辛钠[③] 1.5g ｜	

长期医嘱	临时医嘱
或 5% GS 250ml 克林霉素磷酸酯注射液[3] 0.6g iv gtt q8～12h 或 5% GS 250ml 红霉素注射液 0.6g iv gtt q8～12h 或 0.9% NS 100ml 注射用头孢曲松钠 2.0g iv gtt q12h 或 5% GS 250ml 多西环素注射液 0.1g iv gtt q12h 奥硝唑氯化钠注射液[4] 0.5g iv gtt bid 复方醋酸钠注射液 500ml iv gtt qd 5% GS 500ml 氢化可的松[5] 100mg iv gtt qd 阿司匹林肠溶片[6] 25mg po tid 5% GS 500ml 肝素 50mg iv gtt q6h 体温下降后改为 q12h	

① 支持疗法：加强营养，增强全身抵抗力，纠正水、电解质失衡。病情严重或贫血者，多次少量输新鲜全血或新鲜血浆。

② 半卧位以利于引流，并使炎症局限盆腔，防止扩散。

③ 抗生素的应用，应根据药敏试验选用广谱高效抗生素，注意需氧菌、厌氧菌及耐药菌株问题。如抗生素应用 48h 无效，应重新体检，加用或更换抗生素。

④ 奥硝唑使用时间最好在哺乳后，或使用 4h 后再行哺乳。

⑤ 中毒症状严重者，短期选用肾上腺皮质激素，提高机体应激能力。

⑥ 血栓静脉炎，在应用大量抗生素的同时，可加用肝素，即 50mg 肝素加于 5% 葡萄糖液中静脉滴注，q6h，体温下降后改为 q12h，连用 4～7d，并口服阿司匹林、双嘧达莫等。

⑦ 若 B 超提示宫腔残留，需在抗感染治疗 2～3d 后行清宫术，谨防感染扩散、子宫创面大出血。

⑧ 若会阴、阴道、腹部伤口感染应及时拆线、及早清创引流；盆腔感染或子宫感染严重时需切除子宫，并在术后经阴道留置负压引流管，持续引流。

知识拓展

1. 产褥感染

系指分娩及产褥期生殖道受病原体感染，引起局部或全身的炎症变化。发病率为1%～7.2%，是产妇死亡的四大原因之一。

2. 产褥病率

指分娩24h以后的10日内，用口表每日测量体温4次，有2次≥38℃。虽然造成产褥病率的原因以产褥感染为主，但也包括生殖道以外的乳腺炎、上呼吸道感染、泌尿系统感染等。

3. 抗生素选择

妊娠、哺乳期抗生素选择

药品	FDA妊娠期安全等级	影响	妊娠、哺乳期应用
青霉素类	B类	无	可用
头孢菌素类	B类	无	可用
大环内酯类	B类	无	可用，但应注意剂量
克林霉素	B类	无有害报道	慎用
氯霉素	C类	灰婴综合征、骨髓抑制、乳齿受损	禁用
喹诺酮类	C类	关节病变，影响软骨发育；神经精神方面有影响	慎用
磺胺类	C类	新生儿核黄疸	慎用
氨基糖苷类	D类	孕妇耳毒性、肾毒性；新生儿听力障碍、肾毒性	禁用
四环素	D类	胎儿四肢发育不良、短肢畸形、婴儿先天性白内障	禁用

药品	FDA 妊娠期安全等级	影响	妊娠、哺乳期应用
红霉素酯化物(例如:琥乙红霉素)	D类	孕妇肝内胆汁淤积、实质性肝损害	禁用

产褥期抑郁症

长期医嘱	临时医嘱
按产后常规护理	血细胞分析+五分类
Ⅱ级护理	尿液常规
产科饮食	大便常规
产褥期抗抑郁症药物①	肝功十一项、肾功两项、离子五项、血糖
帕罗西汀 起始剂量 20mg po qd	乙肝五项定量、丙肝定性
最大剂量 50mg po qd	心身科会诊
或舍曲林 起始剂量 50mg po qd	
最大剂量 200mg po qd	
或氟西汀 起始剂量 20mg po qd	
最大剂量 80mg po qd	
或阿米替林 起始剂量 25mg po bid	
最大剂量 50mg po qid	

① 产褥期抑郁症药物:如帕罗西汀、舍曲林、氟血汀,其治疗机制如下。

a. 帕罗西汀、舍曲林均通过组织5-羟色胺的再吸收而提高神经突触间隙内5-羟色胺浓度,从而产生抗抑郁作用。

b. 氟西汀选择性抑制中枢神经系统5-羟色胺的再摄取,延长、增加5-羟色胺作用,从而产生抗抑郁作用。

c. 阿米替林为三环类抗抑郁药,仅用于严重病例。哺乳期治疗对新生儿的影响目前尚未确定,若继续哺乳,应加强对新生儿监护。

知识拓展

1. 产褥期抑郁症治疗原则

以心理治疗为主，辅以药物治疗。

2. 预后

良好，约70%患者于1年内治愈，仅极少数患者持续1年以上。再次妊娠约有20%复发率。其第二代的认知能力可能受到一定影响。

产褥中暑

长期医嘱	临时医嘱
按产后常规护理	血细胞分析＋五分类
Ⅰ级护理	尿常规
高蛋白产科饮食	肝肾功能、离子五项、血糖
氧气吸入 4～5L/min	动脉血气分析
心电监测	环境降温、物理降温①
留置导尿	心电图
记出入量	B超（子宫、双附件、盆腔情况）
测体温 q 1/2h（至体温正常）	**药物降温**
藿香正气水 10ml po tid	5% GNS（4℃）1000ml iv gtt
复方醋酸钠注射液 500ml iv gtt qd～qid	或 5% GNS 500ml 氯丙嗪 25～50mg iv gtt（1～2h）
预防感染	**低血压者**
0.9% NS 100ml 注射用青霉素钠 400万U iv gtt q12h	右旋糖酐 40 250～500ml iv gtt
	或 5% GS 250ml 多巴胺 20μg iv gtt（视血压调节）
或 0.9% NS 100ml 注射用头孢唑啉钠 3.0g iv gtt q12h	**心力衰竭**
或 0.9% NS 100ml 注射用头孢呋辛钠 1.5g iv gtt q12h	20% GS 20ml 毛花苷C 0.2～0.4mg iv（缓慢）
	抽搐
	地西泮 10～20mg iv

长期医嘱	临时医嘱
	或哌替啶 100mg 氯丙嗪 50mg 异丙嗪 50mg iv gtt
	降颅压
	20%甘露醇 250ml iv gtt(30min 滴完,无效者 3～4h 后可重复)
	注射用青霉素钠 20U 皮试
	或注射用头孢唑啉钠 0.05mg 皮试
	或注射用头孢呋辛钠 0.05mg 皮试

① 应迅速将产妇转移至凉爽、通风处,室内温度降至25℃以下。冰水、乙醇擦浴、戴冰帽、浅表大血管分布区放置冰袋等。已发生循环衰竭者,慎用物理降温。

知识拓展

产褥中暑治疗原则 迅速改变高温、高湿、通风不良环境,降低体温、积极防治休克、及时纠正脱水、酸中毒及电解质平衡紊乱。

新生儿疾病

足月顺产新生儿

长期医嘱	临时医嘱
按足月新生儿常规护理	新生儿特殊护理
母婴同室新生儿护理	妥布霉素滴眼液 1ml 点双眼
母乳喂养	鞣酸软膏 20g 外用
按需哺乳	乙肝疫苗 5μg im
新生儿护理	卡介苗 0.1ml 皮内注射
	新生儿筛查
	血清三碘甲状原氨酸(T_3)测定(免疫法)①
	血清甲状腺素(T_4)测定(免疫法)①
	苯丙氨酸测定(PKU)②
	新生儿听力筛查③

①先天性甲状腺功能减低症筛查:先天性甲减是小儿常见的内分泌疾病,分两类,包括患儿甲状腺先天性缺陷(散发性甲状腺功能减低症)或其母孕期饮食中缺碘所致(地方性甲状腺功能减低症)。其发病率高,在生命早期对神经系统功能损害重,其治疗容易、疗效佳,因此早期诊断、早期治疗至为重要,已列入新生儿先天性疾病常规筛查疾病。

发病机制 先天性甲状腺功能减低症的主要原因是甲状腺不发育或发育不全,可能与体内存在抑制甲状腺细胞生长的免疫球蛋白有关;其次为甲状腺素合成途径中酶缺陷(为常染色体隐性遗传病)。

临床表现 出生时多无症状(母体甲状腺素可通过胎盘),新生儿期症状出现的早晚、轻重与甲减的强度和持续时间有关。其主要临床表现为特殊面容(塌鼻、眼距宽、舌厚大、表情呆滞、面容水肿、贫血貌、头发稀疏、眉毛脱落等)、智力发育障碍、生长发育迟缓。

新生儿筛查 目前多采用出生后 2～3d 的新生儿干血滴纸片检测 TSH 浓度作为初筛,结果大于 20mU/L 时,再检测血清 T_4、TSH 以确诊。

治疗 关键在于补充甲状腺素制剂，辅以中药调理、加强营养，并需定期进行体格和智力发育评估。

②苯丙酮尿症筛查：苯丙酮尿症是先天代谢性疾病，常染色体隐性遗传，本病为少数可治性遗传性代谢病之一，因此，已列入新生儿先天性疾病常规筛查疾病。女性苯丙酮尿症患者需在孕前半年严格控制血苯丙氨酸浓度在120～360μmol/L，直至分娩。

发病机制 由于染色体基因突变，导致肝脏中苯丙氨酸羟化酶缺陷，使得苯丙氨酸不能转变成为酪氨酸，导致苯丙氨酸及其酮酸蓄积并从尿中大量排出。

临床表现 主要为智能低下，惊厥发作和色素减少（出生时患儿正常，一般在3～6月时出现症状，1岁时症状明显）。

新生儿筛查时间 新生儿出生后3～7d，并充分哺乳后，干血滴纸片检测；对于早产儿、低体重儿等最迟不宜超过出生后20d。

治疗 低苯丙氨酸饮食疗法是目前治疗经典型PKU的唯一方法，治疗的目的是预防脑损伤，预防智力低下。对于非典型苯丙酮尿症的治疗除了饮食治疗以外，还应补充多种神经介质，如BH_4、多巴、5-羟色胺、叶酸等。治疗至少到患儿10岁，并需定期进行体格和智力发育评估。

③新生儿听力筛查目的在于发现早期听力障碍，及时干预，减少对语言发育、神经、精神发育的影响。

足月剖宫产新生儿

长期医嘱	临时医嘱
按足月新生儿常规护理	新生儿特殊护理
母婴同室新生儿护理	妥布霉素滴眼液 1ml 点双眼
母乳喂养	鞣酸软膏 20g 外用
按需哺乳	注射用青霉素G钠 10U 皮试
新生儿护理	乙肝疫苗 5μg im

长期医嘱	临时医嘱
0.9% NS 1ml	卡介苗 0.1ml 皮内注射
注射用青霉素 G 钠 20 万 U	**新生儿筛查**
im q12h ×3d	血清三碘甲状原氨酸(T_3)测定(免疫法)
维生素 K_1 注射液 3mg im qd ×3d	血清甲状腺素(T_4)测定(免疫法)
	苯丙氨酸测定(PKU)
	新生儿听力筛查

早产儿

长期医嘱	临时医嘱
按早产儿常规护理	新生儿特殊护理
新生儿护理	妥布霉素滴眼液 1ml 点双眼
新生儿监护	鞣酸软膏 20g 外用
新生儿暖箱[1]	注射用青霉素 G 钠 10U 皮试
早产儿配方奶[2] q3h	注射用盐酸氨溴索 15mg iv(脐静脉)
小儿头皮静脉输液 bid	盐酸纳洛酮注射液 0.2mg iv(脐静脉)
维生素 K_1 注射液 3mg im qd×3d	地塞米松注射液 2.5mg iv(脐静脉)
0.9% NS 1ml	10% GS 50ml
注射用青霉素 G 钠 20 万 U	三磷酸腺苷注射液 10mg 微量泵
im q12h×3d	维生素 C 注射液 0.25g 注射
	辅酶 A 粉针 25U
地塞米松 1mg im qd×3d	乙肝疫苗 5μg im
吸氧[3]	卡介苗 0.1ml 皮内注射
	新生儿筛查
	血清三碘甲状原氨酸(T_3)测定(免疫法)
	血清甲状腺素(T_4)测定(免疫法)
	苯丙氨酸测定(PKU)
	新生儿听力筛查

长期医嘱	临时医嘱
	新生儿溶血脐血检测
	肝功十一项
	血细胞分析＋五分类
	血凝全套
	血型检测
	溶血试验

① 早产儿置暖箱保暖，箱温要根据出生体重及出生后日龄调节。
② 早产儿补液量视患儿出生体重、出生后日龄、一般状况、进食配方奶情况等，衡量出入量平衡后决定每日输液量以及输液速度。
③ 早产儿是否用氧、用氧方式、浓度、时间、频次均需根据患儿呼吸状况、有无发绀、血氧分压、血 CO_2 分压等决定。

知识拓展

早产儿出院标准　患儿室温下能保持正常体温；患儿能吸吮母乳；患儿体重能达到2300g或以上；患儿无合并症。

低体重儿

长期医嘱	临时医嘱
按低体重儿常规护理	新生儿特殊护理
新生儿护理	妥布霉素滴眼液 1ml 点双眼
新生儿监护	鞣酸软膏 20g 外用
保暖	注射用青霉素G钠 10U 皮试
或新生儿暖箱(必要时)	测血糖①
早产儿配方奶 q3h	测血钙、血锌①
或母乳喂养	血细胞分析(红细胞计数、比容)②
0.9% NS 1ml	乙肝疫苗 5μg im
注射用青霉素G钠 20万U	卡介苗 0.1ml 皮内注射
im q12h×3d	新生儿筛查

长期医嘱	临时医嘱
	血清三碘甲状原氨酸(T_3)测定(免疫法) 血清甲状腺素(T_4)测定(免疫法) 苯丙氨酸测定(PKU) 新生儿听力筛查

① 低体重儿应预防低血糖、血钙、血锌,出生后注意检测。若血糖≤2.2mmol/L,注意补充糖水;若血钙≤1.8mmol/L,注意补钙。

② 低体重儿应注意检测红细胞计数、红细胞比容,必要时予以扩容治疗(红细胞比容>65%)。

知识拓展

低体重儿 出生体重在该孕周平均体重的第10百分数以下的新生儿称为低体重儿。低体重儿特点是皮下脂肪少、保温能力差、呼吸机能和代谢机能都比较弱,特别容易感染疾病,智力发育可能受影响、死亡率较高等。

巨大儿

长期医嘱	临时医嘱
按新生儿常规护理	新生儿特殊护理
新生儿护理	妥布霉素滴眼液 1ml 点双眼
新生儿监护	鞣酸软膏 20g 外用
母乳喂养	注射用青霉素 G 钠 10U 皮试
0.9% NS 1ml	测血糖①
注射用青霉素 G 钠 20 万 U	血细胞分析(红细胞计数、比容)②
im q12h×3d	乙肝疫苗 5μg im
	卡介苗 0.1ml 皮内注射

长期医嘱	临时医嘱
	新生儿筛查 血清三碘甲状原氨酸(T_3)测定(免疫法) 血清甲状腺素(T_4)测定(免疫法) 苯丙氨酸测定(PKU) 新生儿听力筛查

① 巨大儿,尤其其母患糖尿病的患儿出生后应监测血糖,及时发现、治疗低血糖,同时注意补钙。

② 巨大儿应注意检测红细胞计数、红细胞比容,排除红细胞增多症。

知识拓展

1. 预防

孕期疑有巨大儿应作糖筛查试验,以便及早发现糖尿病,应积极控制血糖。

2. 疗程处理

骨盆及胎位正常者,可在严密观察下试产。如产程进展不顺利应行剖宫产术。胎位不正及合并糖尿病孕妇的巨大儿应剖宫产。巨大儿阴道分娩,应注意肩难产,如有肩难产应采取下列措施分娩。巨大儿阴道分娩前应及时行会阴侧切,娩出后,应仔细检查软产道,如有损伤,应予修补。并注意预防及处理产后出血。

(1)助前肩娩出法:接产者手伸入阴道置于胎儿前肩后,于宫缩时,将前肩推向骨盆斜径使之较易入盆,然后下引胎头,助手并在耻骨联合上加压。

(2)助后肩娩出法:接产者手伸入阴道置于胎儿后肩后,并使胎臂滑向胎儿腹部,同时下引胎头,助后肩娩出。

新生儿窒息

长期医嘱	临时医嘱
按窒息儿常规护理	清理呼吸道，面罩加压、气囊辅助呼吸（必要时气管插管）
Ⅰ级护理	保温（新生儿辐射台护理）
病危	地塞米松注射液 2.5mg 注射用盐酸氨溴索 15mg 盐酸纳洛酮注射液 0.2mg iv（脐静脉）
新生儿护理	1:10000 肾上腺素 0.1ml iv（脐静脉）（必要时）
新生儿监护	或 1:10000 肾上腺素 0.1ml im（三角肌）
新生儿暖箱	或 1:10000 肾上腺素 0.1ml（气管内滴入）
早产儿配方奶（视患儿情况）q3h	心外按压（必要时）
小儿头皮静脉输液 bid	10% GS 20 ml 5%碳酸氢钠注射液 10 ml iv（脐静脉）缓慢
维生素 K_1 注射液 3mg im qd ×3d	**新生儿检测项目**
地塞米松 1mg im qd ×3d	测血糖
吸氧	肝功、肾功、离子五项、二氧化碳结合力
0.9% NS 1ml 注射用青霉素 G 钠 20 万 U im q12h×3d	乳酸脱氢酶及同工酶
	血常规、血凝全套
	血气分析
	心电图
	头颅 CT
	请新生儿科会诊
	新生儿特殊护理
	妥布霉素滴眼液 1ml 点双眼
	鞣酸软膏 20g 外用
	注射用青霉素 G 钠 10U 皮试
	10% GS 10ml 维生素 C 注射液 0.25g 地塞米松注射液 2.5mg 注射用盐酸氨溴索 15mg 盐酸纳洛酮注射液 0.2mg 微量泵注射

长期医嘱	临时医嘱
	5% GS 50ml 三磷酸腺苷注射液 10mg 维生素 C 注射液 0.25g 辅酶 A 粉针 25U （以上四项）微量泵注射
	乙肝疫苗 5μg im
	卡介苗 0.1ml 皮内注射
	新生儿筛查
	血清三碘甲状原氨酸(T_3)测定(免疫法)
	血清甲状腺素(T_4)测定(免疫法)
	苯丙氨酸测定(PKU)
	新生儿听力筛查

知识拓展

1.新生儿窒息

指婴儿出生后无自主呼吸，或呼吸抑制而导致低氧血症和混合性酸中毒。

Apgar* 评分

体征	评分标准			出生后 1min	出生后 5min
	0	1	2		
皮肤颜色	全身青紫或苍白	躯干红、四肢青紫	全身红润		
心率(次/分)	0	<100 次/分	>100 次		
反射(弹足底或导管插鼻)	无反应	有些动作如皱眉	哭、喷嚏、咳嗽、恶心		
肌张力	松弛	四肢略屈曲	四肢活动好		
呼吸	0	浅慢而不规则	正常、哭声响		

* Apgar 是人名，为了便于记忆可将 A 表示皮肤颜色、p 为心率、g 是刺激后

的皱眉动作、a是肌张力、r代表呼吸。Apgar评分结果8～10分，无窒息；4～7分，轻度窒息；0～3分，重度窒息。

2.新生儿窒息病情告知书

(1)新生产儿畸形不除外。

(2)早产儿存活力差，早产儿硬肿症，多功能脏器衰竭，抢救无效死亡。

(3)新生儿缺氧缺血性脑病、颅内出血，脑瘫可能。

(4)新生儿羊水或胎粪吸入综合征、肺透明膜病、重度窒息、吸入性肺炎，持续性肺动脉高压、肺出血可能。

(5)新生儿缺氧缺血性心肌损害，心律失常、心力衰竭、心源性休克可能。

(6)新生儿肾功能不全、衰竭、肾静脉血栓形成可能。

(7)新生儿低血糖或高血糖、低钙及低钠血症可能。

(8)新生儿应激性溃疡、坏死性小肠结肠炎、新生儿黄疸加重或时间延长、核黄疸可能。

(9)其他。

3.新生儿复苏

(1) 新生儿复苏方案：即ABCDE复苏方案(A清理呼吸道；B建立呼吸；C维持正常循环；D药物治疗；E评估)。

(2) 新生儿复苏步骤和程序

最初复苏步骤 （要求在生后15～20s内完成）

- 新生儿娩出后立即置于预热的开放式抢救台上，设置腹壁温度为36.5℃。
- 减少散热：用温热干毛巾揩干头部及全身。
- 摆好体位：肩部以布卷垫高2～3cm，使颈部轻微伸仰。
- 清理呼吸道：立即吸净口、咽和鼻腔的黏液，应先吸口腔，后吸鼻腔，吸引时间不应超过10s。如羊水混有较多胎粪，应于肩娩出前即吸净口腔和鼻腔；肩娩出后、第一次呼吸前，应气管插管吸净气道内的胎粪。
- 触觉刺激：用手拍打或手指弹患儿的足底或摩擦背部2次以诱发自主呼吸，如此操作无效，表明新生儿处于继发性呼吸暂停，需要正压人工呼吸。

建立呼吸

- 触觉刺激后如出现正常呼吸，再评估心率，如心率 >100 次/分，再评估肤色，如红润或仅手足青紫可观察。
- 如无规律呼吸或心率 <100 次/分，应立即用复苏气囊进行面罩正压通气，通气频率 40～60 次/分，吸呼比为 1∶2，压力 2～3KPa，以可见胸动和听诊呼吸音正常为宜。
- 15～30s 后，再评估心率，如心率 >100 次/分，出现自主呼吸可评估肤色，吸氧或观察。
- 如无规律性呼吸或心率<100 次/分，需进行气管插管正压通气。
- 气囊面罩正压人工呼吸指征：呼吸暂停或抽泣样呼吸；心率<100 次/分；持续的中心性青紫。
- 喉镜下经口气管插管指征：需要气管内吸引清除胎粪时；气囊面罩人工呼吸无效，或要延长时；经气管注入药物时；特殊复苏情况，如先天性膈疝或超低出生体重儿。

维持正常循环 如气管插管正压通气 30s 后，心率 <60 次/分或心率在 60～80 次/分不再增加，应同时进行胸外心脏按压。方法：用中食指或双拇指按压胸骨体下 1/3 处，频率为 100～120 次/分，按压深度为 2～3cm，或胸廓前后径的一半。

药物治疗 在新生儿复苏时，很少需要用药。新生儿心动过缓通常是因为肺部充盈不充分或严重缺氧，而纠正心动过缓的最重要步骤是充分的人工呼吸。经过初步复苏效果不佳者，使用药物治疗。

- 肾上腺素指征：心搏停止或在 30s 的正压人工呼吸和胸外按压后，心率持续<60 次/min。静脉注射给药：1∶10000 的溶液，0.1～0.3ml/kg，吸入在 1ml 的注射器中。气管插管给药：1∶10000 的溶液，0.3～1.0ml/kg，吸入在 5ml 的注射器中。需要时 3～5min 重复 1 次。注意事项：浓度为 1∶1000 肾上腺素会增加早产儿颅内出血的危险。
- 钠洛酮指征："新生儿复苏指南"中指出其为麻醉药拮抗剂。需两个指征同时出现，即正压人工呼吸使心率和肤色恢复正常后，仍出现严重的呼吸抑制；母亲分娩前 4h 有注射麻醉药史。在注射钠洛酮前，必须要建立和维持充分的人工呼吸。"0.1mg/Kg 经静

新生儿疾病

脉、气管导管或肌肉、皮下给药。由于麻醉药药效时间通常比钠洛酮长，可能需要重复注射钠洛酮防止呼吸暂停复发。注意：母亲疑似吸毒者或持续使用美沙酮（镇静剂）的新生儿不可用钠洛酮，否者会导致新生儿严重惊厥。

- 扩容剂对怀疑失血或休克（苍白、低灌注、脉弱）的低血容量新生儿；对其他复苏措施无反应，要考虑扩充血容量。可选择等渗晶体溶液，推荐生理盐水。大量失血则需要输入与患儿交叉配血阴性的同型血或 O 型血红细胞悬液。首次剂量为 10ml/kg，经外周静脉或脐静脉（>10min）缓慢推入。在进一步的临床评估和反应观察后可重复注入一次。需要注意的是给窒息新生儿和早产儿不恰当的扩容会导致血容量超负荷或发生并发症，如颅内出血。
- 碳酸氢钠在一般的心肺复苏过程中不鼓励使用碳酸氢钠，如在对其他治疗无反应时或严重代谢性酸中毒时使用。剂量：2mmol/kg，用 5%碳酸氢钠溶液 3.3ml/kg，用等量 5%或 10%葡萄糖溶液稀释后经脐静脉或外周静脉缓慢注射（>5min）。需注意的是碳酸氢钠的高渗透性和产生二氧化碳的特性可对心肌和大脑功能有害，应在建立充分的人工呼吸、血液灌流后应用；再次使用碳酸氢钠治疗持续代谢性酸中毒或高血钾时应根据动脉血气或血清电解液等而定；因有腐蚀性不能经气管导管给药。
- 多巴胺或多巴酚丁胺有循环不良者可加用，剂量为 5～20μg/(kg·min)。多巴胺的作用与剂量有关。

  小剂量[<5μg/(kg·min)]有扩张周围小血管、降低小血管阻力，尤其对肾血管作用最明显。

  中剂量[5～10μg/(kg·min)]轻微影响血管肌肉的收缩，增加心搏出量。

  大剂量[10～20μg/(kg·min)]使血管收缩，有升压作用。使用时应从小剂量开始，根据病情逐渐增加剂量，最大不超过 20 μg/(kg·min)。

  多巴酚丁胺能增强心脏的收缩力、增加心搏出量，但不增快心率，不影响周围血管的扩张和收缩。

（3）复苏后监护与转运

复苏后仍需监测体温、呼吸、心率、血压、尿量、肤色及窒息引起的多器官损伤。如并发症严重，需转运到 NICU 治疗，转运中需注意保温、监护生命指标和予以必要的治疗。

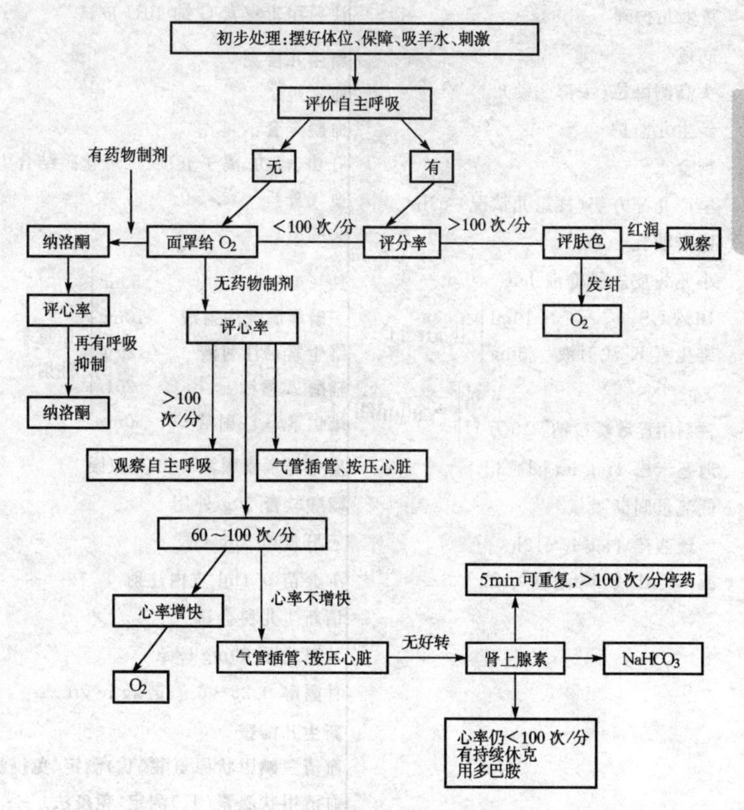

新生儿复苏程序图

新生儿颅内出血

长期医嘱	临时医嘱
按新生儿常规护理	新生儿特殊护理
新生儿护理	注射用青霉素 G 钠 10U 皮试
病危	**新生儿检测**
头高侧卧位(头部制动)	血常规
新生儿监护	血凝全套
禁食水[1]	肝功、肾功、离子五项、二氧化碳结合力
早产儿配方奶(视患儿情况) q3h	血气分析
按需哺乳	头颅 CT
小儿头皮静脉输液 bid	10% GS 50ml 三磷酸腺苷注射液 10mg 维生素 C 注射液 0.25 g 辅酶 A 粉针 25U 维生素 B_6 注射液 50mg 微量泵注射[3]
10% GS 10ml 维生素 K_1 注射液 5mg iv gtt qd	
0.9% NS 10ml 注射用青霉素 G 钠 20 万 U iv gtt q12h	
地塞米松 1mg im qd×3d	妥布霉素滴眼液 1ml 点双眼
低流量间断吸氧[2]	糅酸软膏 20g 外用
地西泮 1mg iv q12h	乙肝疫苗 5μg im
或苯巴比妥 30mg iv q12h	卡介苗 0.1ml 皮内注射
	请新生儿科会诊
	苯巴比妥 30mg iv st
	甘露醇 0.25～0.75g/kg iv gtt
	新生儿筛查
	血清三碘甲状原氨酸(T_3)测定(免疫法)
	血清甲状腺素(T_4)测定(免疫法)
	苯丙氨酸测定(PKU)
	新生儿听力筛查

① 颅内出血新生儿应禁食水，待一般情况好转后开始喂奶，可采用鼻饲或滴管滴入。

② 患儿是否用氧、用氧方式、浓度、时间、频次均需根据患儿呼吸状况、有无发绀、血氧分压、血 CO_2 分压等决定。一般建议间断性，头罩给氧。

③ 新生儿补液量视患儿出生体重、出生后日龄、一般状况、进食配方奶情况等，衡量出入量平衡后决定每日输液量以及输液速度。

知识拓展

1.新生儿颅内出血治疗规范

(1)防止继续出血，保暖、安静、制动、给氧，避免嚎哭。

- 体位：注意呼吸道通畅，无呕吐者可抬高上半身 15°～30°，以降低颅压；有呕吐者为避免误吸，应以平卧、头偏一侧插胃管喂养为宜。
- 补液：若用静脉补液，液体量限制在 60ml/(kg·d)，再按呕吐、心肾功能等情况酌情加减。
- 止血：给维生素 K_1 5mg 肌注或静注每日一次，连用 3d，早产儿酌减，加用维生素 C，其他止血剂如酚磺乙胺等皆可选用，亦可输少量新鲜血或新鲜冷冻血浆 10ml/kg 补充凝血基质和纠正贫血。

(2)镇静、解痉、降颅压。

- 解痉：对症处理，烦躁不安、抽搐可促使出血加重，应给氯丙嗪每次 2mg/kg 和苯巴比妥钠每次 5～8mg/kg 交替肌注，每 3～4h 一次，症状控制后逐渐减量。亦可用负荷量苯巴比妥钠 20mg/kg 静注，以后用维持量 2.5mg/kg 每 12h 一次。如与地西泮配合，止痉效果更好。
- 降颅压：如囟门饱满、颅压明显增高者，需用脱水剂甘露醇，首剂 0.5～0.75g/kg 静推，以后 0.25g/kg，一日 4 次。
- 地塞米松 0.5～1mg/kg 静注，一日 2～4 次，有人认为能增加疗效，待颅压降低，脑水肿控制，遂可减量至停药，一般疗程为 2～3d。
- 对于给氧后仍有青紫，呼吸微弱、不规则者，需辅以人工呼吸机、并注意纠正酸中毒，维持良好灌注。
- 有硬脑膜下血肿时，可多次作硬脑膜下穿刺加压，如 3 周后积液不干，可手术摘除积液囊。

(3)保护脑组织：给予细胞色素 C，辅酶 A 和 ATP 加入 10%葡萄糖液中静滴，持续1～2 周。此外，谷氨酸、r -氨酪酸，维生素 B_6、胞二磷胆碱、脑活素等均可能对脑细胞功能恢复有帮助。

(4)抗生素预防感染。

(5)预防

- 对可能早产的孕妇，宜在分娩前3d内应用地塞米松以促进胎儿肺成熟及减少呼吸窒息综合征的危险。预防出血倾向，可于分娩前10h缓慢静注苯巴比妥钠50mg，并在产前4～15h顿服维生素K_1 5～30mg。
- 对<1500g的未成熟儿出生后6h内给予静脉注射苯巴比妥负荷量20mg/(kg·d)，此后维持剂量5mg/(kg·d)，共5d，降低脑代谢率、清除自由基、减少脑血流量，抑制血压急剧上升，预防颅内出血。

妇科篇

“金眼科银外科，又脏又累妇产科。”普通妇科中繁杂的阴道炎、盆腔炎、子宫肌瘤、功血、更年期综合征、盆底功能障碍，每日都在重复，但是要想药到病除、成为一名行云流水般为患者解除病痛的普通妇科医生也不是一件易事。

妇科肿瘤医生则几乎每日都过着“朝七晚九”的生活，面对绝望的病人，面对艰苦、如履薄冰的手术。但是用我们老主任的话说就是“痛并快乐着”，虽然一台台漫长的手术很辛苦，但是给患者带来希望是我们最大的快乐！

外阴阴道宫颈炎症

滴虫性阴道炎

项目名称	项目内容
局部用药①	甲硝唑阴道泡腾片 200mg us ent qn ×7d 双唑泰阴道泡腾片 200mg us ent qn ×7d 双唑泰软膏 1 枚 us ent qn ×(4～7)d
全身用药②	甲硝唑（妊娠 B 类药物）2.0g po ht 甲硝唑 400mg po bid ×7d 替硝唑（妊娠 C 类药物）400mg po bid ×7d 甲硝唑 2.0g po qd ×5d(反复感染)
性伴同治③	
随访	下次月经干净 3～7d 复诊

① 首选全身用药，局部用药效果较差，已不提倡，仅适用于不能耐受口服药物或不适宜全身用药者。

② 口服药物治疗期间及停药后 24h(替硝唑为 72h)内禁止饮酒。

③ 治疗期间注意内裤及洗涤用品应煮沸 5～10min，消灭病原体；同时做到性伴同治，治疗期间避免无保护性交。

知识拓展

1. 治愈标准

每次月经干净后复查白带常规，连续 3 次检查均阴性为治愈。

2. 妊娠期治疗

滴虫性阴道炎与不良妊娠结局相关（包括异常分娩、低出生体重、胎膜早破）。无症状者，治疗并未减少不良妊娠结局发生率。对于有症状者，建议使用甲硝唑 2.0g，顿服。妊娠期间（尤其孕 3 月内）全身用药需患者及家属知情同意，甲硝唑通过乳汁分泌，用药后 24h 内不哺乳为妥。

外阴阴道假丝酵母菌病

疾病类型	项目名称	项目内容
单纯性 VVC 重度 VVC 妊娠期 VVC①	局部用药	咪康唑栓 400mg us ent qn ×3d
		咪康唑栓 200mg us ent qn ×7d
		克霉唑栓 500mg us ent qn ×1d
		克霉唑栓 100mg us ent qn ×7d
		制霉菌素泡腾片 10 万 U us ent qn ×14d
		制霉菌素片 50 万 U us ent qn ×14d
	全身用药	伊曲康唑 200mg po bid ×1d
		氟康唑 150mg po qd ×1d
复发性 VVC②		
初始治疗	局部用药	咪康唑栓 400mg us ent qn ×7d
		咪康唑栓 200mg us ent qn ×14d
		克霉唑栓 500mg us ent q3n ×2d
		克霉唑栓 100mg us ent qn ×14d
	全身用药	伊曲康唑 200mg po bid ×3d
		氟康唑 150mg po q3d ×2 次
维持治疗		氟康唑 150mg po qw ×6m
		克霉唑栓 500mg us ent qw ×6m
	随访	下次月经干净 3～7d 复诊

① 单纯性 VVC：局部用药、全身用药疗效相当，一般用药 2～3d 症状减轻，有效率 80%～90%。

重度 VVC：在治疗单纯性 VVC 方案基础上延长疗程。局部用药延长 7～14d，口服氟康唑 72h 后加服 1 次。

妊娠期 VVC：局部用药为主，禁用口服唑类药物。可选择克霉唑栓剂、硝酸咪康唑，7 日疗程为宜。

② 复发性 VVC(RVVC)治疗原则包括初始治疗和维持治疗。根据分泌物培养和药物敏感试验选择药物，在初始治疗达到真菌学阴性后，给予维持治疗半年。

知识拓展

1. VVC 分类

(1)单纯性 VVC:指发生于正常非孕宿主的、散发的 、由白色念珠菌引起的轻度 VVC。

(2)复杂性 VVC:包括重度 VVC、妊娠期 VVC、复发性 VVC、非白色念珠菌所致的 VVC 或宿主为未控制糖尿病、免疫功能低下者。

重度 VVC 症状严重、外阴或阴道皮肤黏膜有破损,VVC 评分标准>7 分者。

复发性 VVC 患 VVC 经过治疗,临床症状和体征消失、真菌学检查阴性后,又出现症状,真菌学检查阳性,并且 1 年内发作 4 次或以上者。

VVC 评分标准表

项目	评分			
	0 分	1 分	2 分	3 分
瘙痒	无	偶有发作,可忽略	症状明显,引起重视	持续发作,坐立不安
疼痛	无	轻	中	重
充血水肿	无	<1/3 阴道壁充血	1/3~2/3 阴道壁充血	>2/3 阴道壁充血抓痕、皲裂、糜烂
分泌物	无	较正常稍多	量多,无溢出	量多,有溢出

2. VVC 治疗原则

(1)积极去除 VVC 诱因。

(2)规范化应用抗真菌药物。首次发作或首次就诊是规范化治疗的关键时期。

(3)性伴侣无需常规治疗。但 RVVC 患者的性伴侣应及时检查,必要时给予治疗。

(4)不主张阴道冲洗。

(5)VVC 急性期间,避免性生活。

(6)同时治疗其他性传播疾病。

(7)强调治疗的个体化。

(8)长期口服抗真菌药物应注意监测肝、肾功能及其他有关毒副反应。

3. VVC 治愈标准

VVC 在治疗结束后 7～14d 和下次月经后进行随访，两次阴道分泌物真菌学检查阴性为治愈。

RVVC 在治疗结束后 7～14d、1 月、3 月和 6 月各随访 1 次，阴道分泌物真菌学检查均为阴性，为治愈。

细菌性阴道病

项目名称	项目内容
全身用药[①]	甲硝唑（妊娠 B 类药物）400mg po bid ×7d 克林霉素（妊娠 C 类药物）300mg po bid ×7d
局部用药	甲硝唑阴道泡腾片 200mg us ent qn ×7d 2%克林霉素膏 us ent qn ×7d 双唑泰阴道泡腾片 200mg us ent qn ×7d 双唑泰软膏 1 枚 us ent qn ×(4～7)d 阴道用乳杆菌活菌胶囊[②] 1 枚 us ent qn ×(4～7)d(选用)
随访[③]	

① 首选甲硝唑，替换方案为克林霉素。口服药物治疗期间及停药后 24h 内禁止饮酒。

② 症状缓解后，可选用恢复阴道正常菌群的微生物制剂预防复发。

③ 随访：无症状无需随访，但对拟行妇科手术者应治疗，对妊娠合并 BV 应随访治疗效果，预防不良结局。治疗期间注意内裤以及洗涤用品应煮沸 5～10min，消灭病原体；性伴侣无需常规治疗，治疗期间避免无保护性交。

知识拓展

妊娠期细菌性阴道病 本病与不良妊娠结局（绒毛膜羊膜炎、胎膜早破、早产）有关，对有临床症状或无症状的高危（胎膜早破、早产史）孕产妇均应进行筛查、治疗。妊娠期首选甲硝唑，替换方案为克林霉素。妊娠期间

(尤其孕3月内)全身用药需患者及家属知情同意,甲硝唑通过乳汁分泌,哺乳期用药注意用药期间以及用药后24h内不哺乳为妥。

老年性阴道炎

项目名称	项目内容
全身用药①	替勃龙 2.5mg po qd×7d
局部用药②	雌三醇软膏 1g us ent qn ×7d 结合雌激素软膏 1g us ent qn ×7d 己烯雌酚 0.125mg us ent qn ×7d(目前基本不使用) 甲硝唑阴道泡腾片 200mg us ent qn ×7d 双唑泰软膏 1枚 us ent qn ×(4～7)d 氯喹那多-普罗雌烯阴道片 1枚 usent qn ×(4～7)d

① 绝经期妇女首选,改善低雌激素状态。服药前注意有无激素替代疗法禁忌证,嘱患者整片吞服,不可咀嚼,同时建议每日固定时间服用。

② 用于不能耐受口服药物者,可避免肝脏首关效应。同时合并感染者需加用抗生素外用。

知识拓展

老年性阴道炎治疗原则 抑制细菌生长,补充雌激素,增强阴道抵抗力。

幼女性阴道炎

项目名称	项目内容
局部用药	高锰酸钾 1∶5000 坐浴 bid ×7d 甲硝唑阴道泡腾片 200mg us ent qn ×7d(必要时) 红霉素眼药膏 us ent qn ×7d(小阴唇粘连者)
注意	保持外阴干燥、清洁,减少摩擦。

宫颈炎症

项目名称	项目内容
辅助检查	宫颈管分泌物或阴道分泌物白细胞检查 宫颈管分泌物或阴道分泌物病原体检测 分泌物涂片革兰染色 淋病奈瑟菌培养 核酸检测
全身用药	阿奇霉素①③ 1g po ht 多西环素①③ 100mg po bid ×7d 头孢克肟② 400mg po ht 头孢曲松钠② 250mg im ht 红霉素③ 500mg po qid ×7d 氧氟沙星③ 300mg po bid ×7d 左氧氟沙星③ 100mg po qd ×7d 甲硝唑④ 400mg po bid ×7d
局部治疗	物理治疗⑤(治疗前必须行 TCT 检测) 局部药物治疗 聚甲酚磺醛阴道栓剂 1 枚 us ent qn×7d 复方沙棘籽油栓 1 枚 us ent qn×7d 宫颈息肉摘除术⑥ 宫颈管黏膜炎　根据宫颈管分泌物培养、药敏试验结果,选用相应抗感染药物,全身治疗

① 对于具有性传播疾病高危因素的患者,尤其是年轻女性,未获得病原体检测结果即可给予假设治疗。

② 若宫颈内膜或尿道分泌物,经革兰染色或培养检出淋病奈瑟菌,则应按淋病治疗。

③ 若沙眼衣原体阳性,应按成人无并发症沙眼衣原体感染所推荐的方法治疗。

④ 有细菌性阴道病者,治疗细菌性阴道病。

⑤ 适用于宫颈柱状上皮异位或宫颈腺囊肿患者。

⑥ 适用于宫颈息肉患者。

知识拓展

1. 急性宫颈炎诊断要点

(1)阴道分泌物增多,呈脓性,外阴瘙痒及灼热感,可合并泌尿系统感染的症状。

(2)局部检查可见宫颈充血、水肿。

(3)子宫颈管或宫颈管棉拭子标本上,肉眼见到脓性或黏液脓性分泌物。

(4)用棉拭子擦拭宫颈管时,容易诱发宫颈管内出血。

(5)宫颈管脓性分泌物涂片作革兰染色,中性粒细胞≥15 个/(HP)。

2. 分类

慢性宫颈炎根据病理改变、临床表现分为宫颈柱状上皮异位、宫颈肥大、宫颈息肉、宫颈腺囊肿及宫颈管黏膜炎。

3. 慢性宫颈炎物理治疗注意事项

(1)治疗前常规宫颈细胞学检查,如 TCT。

(2)有急性生殖器炎症为禁忌。

(3)治疗时间应在月经干净后 3~7d。

(4)治疗后会出现阴道分泌物增多,甚至有大量水样排液,术后 1~2 周脱痂时可能出现阴道出血。

(5)术后 4~8 周内创面未愈合,禁盆浴、性交、阴道冲洗。

(6)术后可能出现:阴道大出血、宫颈管狭窄、不孕、感染等。

前庭大腺囊肿、前庭大腺炎

项目名称	项目内容
局部用药	高锰酸钾 1∶5000 坐浴 bid ×7d
全身用药	青霉素 V 钾片 250mg po tid ×7d 罗红霉素 500mg po qid ×7d 注射用青霉素钠 20U 皮试

项目名称	项目内容
	0.9% NS 100ml 注射用青霉素钠 400U } iv gtt q12h 或注射用头孢呋辛钠 0.05mg 皮试 0.9% NS 100ml 注射用头孢呋辛钠 1.5g } iv gtt q12h
手术	前庭大腺囊肿造口术或前庭大腺囊肿剥除术①

① 脓肿形成后需切开引流、造口，并放置引流条；前庭大腺囊肿则可选择造口术或剥除术。

外阴阴道宫颈炎症

性传播疾病

淋病

项目名称	项目内容
辅助检查	血细胞分析＋五分类 尿液分析＋尿沉渣定量(流式法) 宫颈管分泌物涂片查革兰阴性双球菌 宫颈管分泌物淋病奈瑟菌培养[①] 核酸检测
药物治疗	**无并发症淋病** 方案 A 头孢曲松钠 250mg im 单次 (头孢菌素类) 或头孢克肟 400mg po 单次 方案 B 环丙沙星 500/氧氟沙星 400mg/ (喹诺酮类) 左氧氟沙星 250mg po 单次 方案 C 大观霉素 2g(宫颈炎 4g)im 单次 (不能耐受以上两类药物者) 方案 D 阿奇霉素 1g po 单次 (不除外衣原体感染者) 或多西环素 100mg po bid ×7d **并发症淋病** 头孢曲松钠 500mg im q12h 或大观霉素 2g im qd ×10d 甲硝唑 400mg po bid 或多西环素 100mg po bid ×10d **播散性淋病** 方案 A 头孢曲松钠 1g iv gtt qd 或头孢克肟/头孢噻肟钠 1g iv gtt q8h (待症状改善后改口服继续用药 24～48h) 头孢克肟 400mg po bid ×7d

项目名称	项目内容
	方案 B　环丙沙星 200mg iv gtt q12h 或氧氟沙星 400mg iv gtt q12h 或大观霉素 2g im q12h (待症状改善后改口服继续用药 24～48h) 环丙沙星 250～500mg po bid ×7d 或氧氟沙星 200～400mg po bid ×7d
	新生儿、儿童淋病(体重大于 45kg 者按成人方案治疗) 头孢曲松钠 25～50mg/kg(单剂不超过 125mg) im qd ×(3～7)d 或大观霉素 40mg/kg im qd ×(3～7)d
	妊娠期淋病 头孢曲松钠 250mg im 单次 或大观霉素 4g im 单次 新生儿均应以 1%硝酸银滴眼液点眼,预防淋菌性眼炎
注意	普通饮食 半卧位床边隔离 禁性生活
随访	性伴侣检测、治疗

① 淋病奈瑟菌培养为诊断淋病的金标准方法。取样方法:先拭去宫颈口分泌物,棉拭子插入宫颈管 1.5～2cm,转动并停留 30s,取分泌物注意保湿、保温,立即送检。

知识拓展

1. 淋病的分类

根据其临床表现,分为以下三类。

下生殖道感染　也称无并发症淋病,指淋病奈瑟菌感染最初引起的宫颈黏膜炎、尿道炎、前庭大腺炎。

上生殖道感染　也称女性并发症淋病,指淋病奈瑟菌上行感染盆腔脏器,导致淋球菌盆腔炎,引起子宫内膜炎、输卵管炎、输卵管积脓、盆腔腹膜炎,甚至输卵管卵巢脓肿,盆腔脓肿。

播散性淋病　指淋病奈瑟菌通过血循环传播,引起全身淋病奈瑟菌性疾病,早期高热、寒战、不对称关节受累或全身不适,晚期表现永久损害关节炎、心内膜炎、心包炎、胸膜炎、肺炎、脑膜炎等。

2. 淋病治疗原则

(1)早期诊断,早期治疗。

(2)及时、足量、规则治疗。

(3)不同病情采用不同的治疗方案。

(4)性伴应同时治疗。

(5)若不能除外沙眼衣原体感染者,应加服抗沙眼衣原体药物。

3. 淋病治愈标准

治疗结束后 2 周内,在无性接触史情况下符合以下标准为治愈:临床症状和体征全部消失;在治疗结束后 4～7d 取宫颈管分泌物涂片及培养复查淋病奈瑟菌均阴性。

梅毒

项目名称	项目内容
辅助检查	血细胞分析＋五分类
	尿液分析
	肝肾功
	快速血浆反应素环状卡片试验(RPR)[①]
	梅毒螺旋体血凝试验(TP-HA)
	或梅毒螺旋体颗粒凝集试验(TP-PA)[②]
	脑脊液检测[③]
	下肢 X 片
治疗	**早期梅毒(一期、二期及早期潜伏梅毒)**
	青霉素皮试
	方案 A　苄星青霉素 G　240 万 U im(双臀部) qw ×(2～3)次
	或普鲁卡因青霉素 G　80 万 U im qd ×15d
	方案 B　盐酸四环素 500mg po qid ×15d
	或多西环素 100mg po bid ×15d
	或红霉素 500mg po qid ×15d
	晚期梅毒(三期皮肤、黏膜、骨骼梅毒,晚期潜伏梅毒或不能确定病期的潜伏梅毒及二期复发梅毒)
	青霉素皮试
	方案 A　苄星青霉素 G　240 万 U im(双臀部) qw ×3 次
	或普鲁卡因青霉素 G　80 万 U im qd ×20d

项目名称	项目内容

方案 B　盐酸四环素 500mg po qid ×30d

或多西环素 100mg po bid ×30d

或红霉素 500mg po qid ×30d

心血管梅毒[4]

Ⅰ级护理

泼尼松[5] 10mg po bid ×3d(青霉素注射前 1 日开始)

青霉素皮试

方案 A　第 1 日　青霉素 G　10 万 U im qd

第 2 日　青霉素 G　10 万 U im bid ×2 次(间隔 2 周)

第 3 日　青霉素 G　10 万 U im tid

第 4～15 日　普鲁卡因青霉素 G　80 万 U im qd ×15d

方案 B　盐酸四环素 500mg po qid ×30d

或多西环素 100mg po bid ×30d

或红霉素 500mg po qid ×30d

神经梅毒

Ⅰ级护理

泼尼松[5] 10mg po bid ×3d(青霉素注射前 1 日开始)

青霉素皮试

方案 A　第 1～14 日　青霉素 G　300 万～400 万 U iv gtt q4h ×14d

第 15 日以后　苄星青霉素 G　240 万 U im(双臀部) qw ×3 次

方案 B　第 1～14 日　普鲁卡因青霉素 G　240 万 U im qd ×14d

加服丙磺舒 0.5g po qid ×14d

第 15 日以后　苄星青霉素 G 240 万 U im(双臀部) qw ×3 次

方案 C　盐酸四环素 500mg po qid ×30d

或多西环素 100mg po bid ×30d

或红霉素 500mg po qid ×30d

妊娠梅毒

Ⅰ级护理

青霉素皮试

方案 A　苄星青霉素 G　240 万 U im(双臀部) qw ×3 次

或普鲁卡因青霉素 G　80 万 U im qd ×15d(早期梅毒)

或×20d(晚期梅毒或复发梅毒)

方案 B　红霉素 500mg po qid ×15d(早期梅毒)

或×20d(晚期梅毒或复发梅毒)

① RPR 为非梅毒螺旋体血清试验，可用作临床筛选，若 RPR 滴度< 1∶16，则应做确诊试验；同时 RPR 可作定量，用于疗效观察。

② TP-HA 为确诊试验。

③ 怀疑神经梅毒患者，应行脑脊液检查。检查项目应包括：细胞计数、总蛋白测定、VDRL 试验及胶体金试验。神经梅毒患者脑脊液中，淋巴细胞≥10×10^6/L，蛋白量>50mg/dL，VDRL 阳性。

④ 心血管梅毒应收入院治疗，心血管病变可相继发生单纯性主动脉炎、主动脉瓣关闭不全、心肌梗死、主动脉瘤或猝死等。若出现心衰症状，应予以控制后，开始抗梅毒治疗。

⑤ 吉海反应(J-HR)：指首剂驱梅治疗后 3～12h 内患者出现高热、全身乏力、头痛、肌肉骨骼疼痛、恶心、心悸、原有皮肤损害加重等症状，严重者可出现低血压、休克等，一般于 30min 至 1h 后消失。吉海反应原因是由于大量的梅毒螺旋体被驱梅药物杀死，释放出大量的异性蛋白、内毒素，导致机体产生强烈的变态反应所致。该反应常见于一、二期梅毒，但若发生在晚期梅毒则后果严重，可引起心绞痛、心律不齐，甚至发生主动脉瘤破裂等。为了避免吉海反应的发生，应在使用驱梅药物前 1 日开始口服泼尼松片。另外，心血管与神经系统梅毒患者禁止初始治疗使用苄星青霉素，以免发生吉海反应，危及生命。对已发生吉海反应者，应给予大剂量氢化可的松静脉点滴，并加强抗休克和对症治疗。

知识拓展

1. 梅毒治疗相关问题

治疗原则　强调“早诊断、早治疗、疗程规则、剂量足够”，治疗后定期临床和实验室随访，性伴侣同查同治。

梅毒预后　早期梅毒经彻底治疗可痊愈并去除传染性，多数经正规治疗患者 6 个月后 USR、RPR 或 VDRL 试验转阴或滴度显著降低，如抗体滴度再升高，应是血清性复发。晚期梅毒治疗可消除组织内炎症，但已破坏的组织不会自然修复，为后遗症。

药物选择　青霉素，如水剂青霉素、普鲁卡因青霉素、苄星青霉素等为首选药物。对青霉素过敏者可选四环素、红霉素等。部分病人青霉素治疗之初可能发生吉海反应，可由小剂量开始使用加以防止。

随访 梅毒治疗后头3月应每月复查1次RPR滴度，第1年应每3月随访1次，以后每半年随访1次，共3年，以观察比较RPR滴度变化情况。如果连续3～4次RPR检测阴性，则可认为治愈。末次复查应包括脑脊液检查。神经梅毒和心血管梅毒应随访终身。

各期梅毒诊断要点

	一期梅毒	二期梅毒	三期梅毒	潜伏期梅毒
病史	有感染史，潜伏期2～3周	有感染史，可有一期梅毒，病程2年以内	有感染史，可有一、二期梅毒，病程2年以内	有感染史，可有一、二、三期梅毒，病程2年以内为早期潜伏期梅毒；病程2年以上为晚期潜伏期梅毒
临床表现	典型硬下疳，腹股沟或患处附近淋巴结肿大	皮疹为多形性，可有口腔、眼、骨及关节损害，全身轻微不适，浅表淋巴结肿大	心血管、神经系统受累，结节性皮疹、树胶样肿	无任何梅毒临床表现
实验室检查	暗视野显微镜(＋)；RPR(＋)；TPHA(＋)	暗视野显微镜(＋)；RPR强阳性；TPHA(＋)	RPR (＋)/(－)；TPHA＋；有三期梅毒组织病理改变；脑脊液检查：淋巴细胞：＞10×10^6/L；蛋白＞500mg/L；VDRL(＋)	非特异梅毒抗原试验2次以上阳性；TPHA(＋)

2.妊娠梅毒治疗原则

无论方案A或方案B妊娠初3个月内、妊娠末3个月各注射一疗程。对于青霉素过敏者，有条件者，经脱敏治疗后，青霉素治疗；无条件者，予红霉素治疗，但红霉素不能防治新生儿先天性梅毒。因此，患儿均应行青霉素补充治疗。

3. 妊娠梅毒治疗注意事项

(1)有梅毒病史的已婚妇女在孕前一定进行全面梅毒检查。

(2)有过不洁性生活或者曾感染过梅毒的女性在打算怀孕前，最好去正规医院做全面梅毒检测，对于梅毒治疗完成、梅毒症状不明显的已婚女性也要在确定梅毒完全治愈后，才能怀孕。

(3)梅毒检测的项目包括：梅毒血清筛查试验（如 VSR 或 RPR 试验)、梅毒试验以及 TPHA 试验，其中的任何一种结果阳性都需要选用药物继续进行驱梅治疗。

(4)如果梅毒孕妇在妊娠前 3 个月检查结果依然为阳性，则需再治疗一次；如果妊娠末 3 个月血清学试验为阳性，则更需要完全治疗梅毒。

(5)健康孕妇如果在妊娠期内感染梅毒，这时血清检查结果可能是阴性，在妊娠末 3 个月一定要及时给予驱梅治疗。

(6)孕妇如被确诊感染梅毒，在妊娠前 3 个月内最好选择流产。若孕妇坚决要求继续妊娠，应进行充分的驱梅治疗，并且无论妊娠前是否进行过治疗，为了确保孕妇体内梅毒螺旋体已无致病性，患者妊娠后均应再次进行充分驱梅治疗。

4. 妊娠梅毒预后

妊娠梅毒是孕期发生显性或隐性梅毒。妊娠梅毒不但影响孕妇健康，更影响胎儿发育。孕妇因梅毒性小动脉炎导致胎盘组织坏死，造成流产、早产、死胎。即使妊娠能维持到分娩，新生儿患先天性梅毒概率也很高。仅约 1/6 的妊娠合并梅毒孕妇可分娩健康新生儿。

先天性梅毒又称胎传梅毒，是指梅毒螺旋体从母体血流通过胎盘、脐静脉进入胎儿体内。在妊娠 16 周前，胎儿的营养由绒毛膜供给的，绒毛膜由两层细胞组成，梅毒螺旋体不易穿过。妊娠 16 周后，由于胎盘中的滋养层细胞逐渐萎缩，胎儿营养供给由胎盘代替，此时梅毒螺旋体可以顺利通过胎盘并进入胎儿体内。自妊娠 4 个月至分娩，病原体均可感染胎儿，如未经治疗，大多分娩先天性梅毒患儿。但妊娠期间如能经过适量青霉素治疗，仅有 1%左右新生儿患先天性梅毒。

生殖器疱疹

项目名称	项目内容
辅助检查	血细胞分析＋五分类 尿液分析 肝肾功检查 阴道分泌物细胞学检查[①] 阴道分泌物抗原检测 阴道分泌物核酸检测 阴道分泌物病毒培养(金标准)[②] 血清学检查[③]
药物治疗	**原发性生殖器疱疹** 阿昔洛韦 200mg po quing id ×(7～10)d 伐昔洛韦 1000mg po bid ×(7～10)d 泛昔洛韦 250mg po tid ×(5～10)d **复发性生殖器疱疹(最好在出现前驱症状或皮损出现24h内开始治疗)** 阿昔洛韦 200mg po quing id ×5d 伐昔洛韦 500mg po bid ×5d 泛昔洛韦 125mg po tid ×5d **频繁复发患者(1年内复发6次以上,采用抑制疗法)** 阿昔洛韦 400mg po bid ×(4～12)m 伐昔洛韦 500mg po qd ×(4～12)m 泛昔洛韦 250mg po bid ×(4～12)m **严重感染患者(原发感染症状严重或皮损广泛者)** 阿昔洛韦 5～10mg/kg iv gtt q8h ×(5～7)d或临床症状消失 **妊娠期生殖器疱疹** 阿昔洛韦 200mg po quing id ×(7～10)d(原发性生殖器疱疹) 阿昔洛韦 200mg po quing id ×5d(复发性生殖器疱疹)
局部治疗	保持患处清洁、干燥 1∶5000高锰酸钾 坐浴 bid 皮损处可外涂3%阿昔洛韦霜、0.5%阿糖胞苷溶液、酞丁胺霜等

① 以玻片在疱疹作印片,Wright 染色或 Giemsa 染色,显微镜下可见到

具特征性的多核巨细胞或核内病毒包涵体，但是细胞学检查的敏感性和特异性均不理想。

② 从皮损处取标本做病毒培养，有单纯疱疹病毒生长为阳性，由于生殖道疱疹患者是间接性排毒，因此阴性结果不能否定感染。

③ 血清学检查主要用于与单纯疱疹病毒感染者有过接触的高危人群，对一般人群包括孕妇进行筛查是不合适的。并且由于初次感染后抗体的形成需要6～12周，因此对这一时期HSV血清学试验结果的解释需要特别注意。

知识拓展

1. 生殖器疱疹分类

原发性生殖器疱疹 潜伏期3～14d；外生殖器或肛门周围有群簇或散在的小水疱，2～4d后破溃形成糜烂或溃疡，自觉痒或疼痛；腹股沟淋巴结常肿大，有压痛；患者常有发热、头痛、乏力等全身症状；病程约2～3周。

复发性生殖器疱疹 原发皮损消退后皮疹反复发作，较原发性的皮损轻，病程短。起疹前局部有烧灼感，针刺感或感觉异常。外生殖器或肛门周围群簇小水疱，很快破溃形成糜烂或浅溃疡，自觉症状较轻。病程7～10d。

2. 生殖器疱疹鉴别诊断

需与固定型药疹、梅毒硬下疳、软下疳、带状疱疹等鉴别。必要时可取活检。

3. 生殖器疱疹治愈标准

患处疱疹皮损完全消退，疼痛、感觉异常以及淋巴结肿痛消失。

4. 妊娠期生殖器疱疹感染

应分清原发还是复发，复发者症状轻。妊娠20周前患生殖道疱疹可感染胎儿，流产率高；妊娠20周后胎儿以低体重儿居多，也可发生早产。宫内感染少见，产道感染常见占80%以上，多于出生后4～7d发病，表现为发热、出血倾向、吸吮能力差、黄疸、水疱疹等，新生儿死亡率高达70%，幸存者多数遗留中枢神经系统后遗症。处理的核心是预防孕期胎儿感染和预防产时的新生儿感染，包括支持治疗和抗病毒治疗。

抗病毒治疗的安全性尚无定论，阿昔洛韦孕早期使用没有增加出生缺陷。原发性生殖器疱疹感染对胎儿危害大，妊娠早期建议引产。对分娩期的生殖器疱疹，软产道有病灶者，如B超未发现胎儿畸形，未破膜或破膜在4h以内，可剖宫产终止妊娠；已破膜4h以上或为复发性生殖器疱疹者，可阴道分娩。剖宫产不能完全避免新生儿感染HSV，新生儿HSV感染中有20%～30%为剖宫产分娩。

尖锐湿疣

项目名称	项目内容
辅助检查	血细胞分析＋五分类 肝肾功 细胞学检查（挖空细胞、角化不良细胞、角化不全细胞等） 醋酸试验 阴道镜检查 组织病理学活检（棘细胞层高度增生，有挖空细胞出现，即HPV感染特征性改变） 核酸检测HPV（分型、定量）
药物治疗	**局部药物治疗** 方案A　2.5%氟尿嘧啶软膏 us ent bid ×7d 方案B　0.5%鬼臼毒素 us ent bid ×5d 方案C　50%三氯醋酸 us ent qw ×3次 方案D　0.5%足叶草毒素 us ent bid ×5d **全身药物治疗**[①] 方案A 阿昔洛韦 0.4g，po tid×7d 方案B 干扰素-2α 100万U局部病灶注射
物理治疗	微波、冷冻、激光
手术治疗	病灶较大者
注意	普通饮食 床边隔离 工具避孕
随访	性伴侣检测、治疗

① 多用于病情严重、病变持续存在、反复发作者。

知识拓展

1. 尖锐湿疣治愈标准

疣体消失。但复发率较高(25%),多在治疗后3月内复发,因此至少在治疗后3月随访1次。对于反复发作、顽固性尖锐湿疣应及时活检,排除恶变。

2. 妊娠期尖锐湿疣

由于细胞免疫功能下降、类固醇激素增多,局部血供丰富,尖锐湿疣生长更迅速。

妊娠36周前处理 表浅、小的尖锐湿疣可采用50%三氯醋酸外用,1周1次,连用3周;较大、多灶性者,首选冷冻治疗,也可用激光或手术治疗。

妊娠近足月处理 病灶仅仅局限于外阴者,可采用冷冻或手术切除,阴道分娩;尖锐湿疣梗阻产道或阴道分娩可导致大出血,应选择剖宫产结束分娩;新生儿无窒息者尽量不用器械清理呼吸道,新生儿应彻底洗澡。

生殖道衣原体、支原体感染

项目名称	项目内容
辅助检查	血细胞分析+五分类 尿液分析 阴道分泌物细胞学检查(上皮细胞内找到包涵体) 阴道分泌物衣原体、支原体抗原检测 阴道分泌物衣原体、支原体核酸检测 阴道分泌物衣原体、支原体培养(金标准) 血清抗体检测
药物治疗	**初发病例**① 推荐 阿奇霉素 1g po st(在饭前1h或饭后2h服用) 多西环素 100mg po q12h ×(7~10)d

项目名称	项目内容
	选用　红霉素 500mg po q6h×7d 琥乙红霉素 800mg po q6h×7d 氧氟沙星 300mg po q12h×7d 米诺环素 100mg po q12h×10d **复发性或持续性病例** 甲硝唑 2g po st 加用　红霉素 500mg po q6h 7d 或琥乙红霉素 800mg po q6h×7d **妊娠期衣原体感染** 推荐　红霉素 500mg po q6h×7d 选用　阿莫西林 500mg po q8h×7d（红霉素无法耐受者） 阿奇霉素 1g po，st(在饭前 1h 或饭后 2h 服用) **新生儿沙眼衣原体眼结膜炎** 红霉素干糖浆粉剂 50mg/kg po q6h ×14d 加用　0.5%红霉素眼膏 或 1%硝酸银液 us ent qd **妊娠期支原体感染** UU(＋)　红霉素 500mg po q6h×7d 罗红霉素 500mg po q12h×7d 阿奇霉素 0.5g po qd×3d MH(＋)　克林霉素 0.3g po q8h×(7～10)d **新生儿支原体感染** 红霉素 50mg/kg po q6h×(7～14)d
注意	普通饮食 床边隔离 工具避孕
随访	性伴侣检测、治疗

① 适用于宫颈黏膜炎治疗，若合并盆腔炎疗程加倍，多用于病情严重、病变持续存在、反复发作者。

知识拓展

1.随访

沙眼衣原体较少耐药，但治疗成功者3周内仍有死亡病原体排出，可导致病原体检查假阳性，因此治疗后短期(3周内)不建议为观察疗效检查衣原体。建议在治疗后3月检测，排除重复感染。

2.沙眼衣原体感染合并妊娠

妊娠对沙眼衣原体感染影响不大；但沙眼衣原体感染对妊娠有影响，尤其经产道感染新生儿，致新生儿眼结膜炎或沙眼衣原体肺炎。此外，还可引起流产、早产、胎膜早破、低体重儿以及产后子宫内膜炎等。因此，对高危孕妇应进行沙眼衣原体筛查，尤其妊娠晚期，若发现感染应进行治疗。

3.支原体感染合并妊娠

妊娠合并解脲支原体(UU)感染　可引起非淋菌性尿道炎、低体重儿绒毛膜羊膜炎、反复流产、死产等。

妊娠合并人型支原体(MH)感染　可引起盆腔炎、输卵管脓肿、前庭大腺脓肿、产后或流产后发热、产褥败血症等。

目前认为生殖道若仅有支原体寄生而无任何症状，并不引起不良妊娠结局。

盆腔炎性疾病及生殖器结核

盆腔炎性疾病

项目名称	项目内容
辅助检查	测体温 血细胞分析＋五分类 尿液分析＋尿沉渣定量(流式法) 血沉、C反应蛋白 宫颈管分泌物/阴道分泌物/后穹窿穿刺物培养 经阴道B超 盆腔MRI检查(必要时) 子宫内膜活检(必要时) 腹腔镜检查(必要时)
药物治疗	**非静脉给药**[①] **非静脉药物治疗A方案** A_1　氧氟沙星 400mg po bid 或左氧氟沙星 500mg po qd 甲硝唑 500mg po bid A_2　莫西沙星 400mg po qd **非静脉药物治疗B方案** 头孢曲松钠 250mg im(单次) 或头孢西丁钠 2g im(单次)＋ 丙磺舒 1g po(单次) 多西环素/米诺环素 100mg po bid 甲硝唑 400mg po bid **静脉给药**[②] **静脉药物治疗A方案(第二代、第三代头孢菌素)** 头孢替坦 2g iv gtt q12h 或头孢西丁 2g iv gtt q6h 多西环素/米诺环素 100mg po bid 或阿奇霉素 500mg po qd 甲硝唑 500mg iv gtt q(8～12)h(输卵管卵巢脓肿加用)

项目名称	项目内容
	静脉药物治疗 B 方案(克林霉素与氨基糖苷类药物联合) 克林霉素 900mg iv gtt q8h 庆大霉素负荷剂量 2mg/kg iv gtt 庆大霉素维持剂量 1.5mg/kg im q8h ×14d(待症状改善后继续静脉给药至少 24h) 克林霉素 450mg po q8h 或多西环素 100mg po bid 甲硝唑 250mg po bid **静脉药物替代方案 1(喹诺酮类药物与甲硝唑)** 氧氟沙星 400mg iv gtt q12h 或左氧氟沙星 500mg iv gtt qd 甲硝唑 500mg iv gtt q8h 或莫西沙星 400mg iv gtt qd **静脉药物替代方案 2(青霉素类药物)** 氨苄西林/舒巴坦 3g iv gtt q6h 多西环素/米诺环素 100mg po bid 或阿奇霉素 500mg po qd
中药治疗③	抗宫炎软胶囊、宫炎康颗粒、妇可靖胶囊等
支持治疗④	
物理治疗	盆腔炎治疗仪、微波治疗等
手术治疗⑤	
随访⑥	

① 非静脉给药治疗多采用门诊治疗。适用于症状轻微、一般状况好、能耐受口服抗生素,并有随访条件,依从性好的患者。疗程一般为 14d。

② 静脉给药治疗多采用住院治疗。适用于患者一般情况差,病情严重,伴有发热、恶心、呕吐,盆腔腹膜炎,输卵管卵巢脓肿,门诊治疗无效,不能耐受口服抗生素,或暂时诊断不清者,均应住院给予抗生素药物治疗为主的综合治疗。静脉给药所有方案临床症状改善后,继续静脉给药至少 24h,然后转为口服药物治疗,共持续 14d。

③ 中药治疗的原则为活血化瘀、清热解毒。

④ 住院治疗除抗生素治疗外,还应加强支持治疗,包括卧床休息、半卧

位、纠正电解质紊乱及酸碱失衡、给予高热量、高蛋白、高维生素流食或半流食、降温、避免不必要的妇科检查以免引起炎症扩散、若有腹胀应行胃肠减压。

⑤ 手术治疗适用于抗生素控制不满意的输卵管卵巢脓肿或盆腔脓肿。指征：药物治疗 48～72h 无效、脓肿持续存在、经药物治疗病情好转但持续存在、可疑脓肿破裂(一旦怀疑脓肿破裂，需立即在抗生素治疗的同时行剖腹探查)等。

⑥ 药物治疗患者，应在 72h 内随访，明确有无临床症状的改善。在此期间若病情无好转，需进一步检查，或手术治疗。沙眼衣原体或淋病奈瑟菌感染的 PID 患者，在治疗结束后 4～6 周时复查上述病原体。

知识拓展

1. 盆腔炎性疾病(PID)诊断标准

患者若符合最低诊断标准中的一项，且同时有泌尿、生殖道症状，应考虑 PID 的诊断，从而根据患者 STD 危险因素决定治疗方案。如果患者出现腹痛，而没有其他引起腹痛的疾病存在，患者为年轻女性或 STD 的高危人群，可以根据最低诊断标准开始抗生素治疗。

PID 诊断标准(2002 年美国 CDC 诊断标准)

项目名称	项目内容
最低诊断标准	宫颈举痛
	子宫压痛
	附件压痛
附加标准	体温超过 38.3℃(口表)
	宫颈或阴道异常黏液脓性分泌物
	阴道分泌物生理盐水涂片见到白细胞
	红细胞沉降率升高
	C-反应蛋白升高
	实验室证实宫颈淋病奈瑟菌或衣原体阳性
特异标准	子宫内膜活检证实子宫内膜炎
	阴道超声或核磁共振检查显示输卵管增粗、输卵管积液、伴或不伴有盆腔积液或输卵管卵巢肿块
	腹腔镜检查发现 PID 征象

2. PID 病理分类

急性子宫黏膜炎及子宫肌炎;急性输卵管炎、输卵管积脓、输卵管卵巢脓肿;急性盆腔腹膜炎;急性盆腔结缔组织炎;败血症或脓毒血症;Fitz-Hugh-Curtis 综合征(肝包膜炎)。

3. PID 鉴别诊断

应注意与急性阑尾炎、输卵管妊娠、卵巢囊肿蒂扭转或破裂等。

4. PID 治疗原则

缓解症状、消除感染、避免远期后遗症。盆腔炎性疾病主要为抗生素药物治疗,必要时手术治疗,关键是通过联合用药,及时治疗多种病原微生物(包括淋病奈瑟菌、沙眼衣原体、厌氧菌和需氧菌等)的感染。

5. PID 后遗症

盆腔炎反复发作、慢性盆腔痛、不孕和异位妊娠。

6. PID 性伴侣的治疗

对 PID 患者出现症状前 60d 内接触过的性伴均应进行检查和治疗,在女性 PID 患者治疗期间应避免无保护屏障的性交。

7. 盆腔脓肿的治疗策略

(1) 脓肿未破裂:静脉用药(抗生素)72h,如无效考虑手术治疗;非手术治疗对双侧包块或直径>8cm 包块效果差。

(2) 脓肿破裂:建议立即手术治疗,手术+抗生素治疗。

手术指征 双侧包块或直径>5~8cm 包块;广谱抗生素使用 72h 无效;抗生素反应虽好,但包块持续存在;脓肿破裂。

手术方式

腹腔镜:分离粘连、吸出脓液及坏死组织,冲洗盆腔。

引流:经腹壁或后穹窿切开引流术。

B 超引导下穿刺术:辅用氨基糖苷类药物冲洗脓腔。

手术范围 依病变范围、患者年龄、一般情况、生育状况等全面考虑,原则以切除病灶为主。年轻妇女应尽量保留卵巢功能,多采用保守性手术治疗;年龄大、双侧附件受累或附件脓肿屡次发作,建议行全子宫+双附件切除术;盆腔脓肿位置低、突向后穹窿者,可经阴道切开排脓或 B 超指引下脓肿引流术，同时注入抗生素。

生殖器结核

项目名称	项目内容
辅助检查	血细胞分析＋五分类 血沉 子宫内膜活检 X线检查 　胸部正侧位片 　盆腔正位片 　子宫输卵管碘油造影 腹腔镜检查 结核菌素试验 结核分枝杆菌检查 　涂片抗酸染色照结核分枝杆菌 　结核分枝杆菌培养 　PCR检测 　动物接种
抗结核化学药物治疗①	方案A　2SHRZ/4HR 　或 $2SHRZ/4H_3R_3$ 方案B　2SHRZ/6HRE 　或 $2SHRZ/6H_3R_3E_3$ 　或 $2S_3H_3R_3Z_3/6H_3R_3E_3$
支持治疗	
手术治疗③	

① 抗结核化学药物治疗原则：早期、联合、规律、适量、全程。疗程多为6～9月。方案A适用于初次治疗患者；方案B适用于治疗失败或复发患者。

异烟肼(INH，H)：300mg po qd 或间歇疗法 600～800mg po 每周 2～3次。副反应：并发周围神经炎或肝损害，其中周围神经炎前驱症状为蚁走感及脚灼热感，发病与维生素 B_6 缺乏有关，故在治疗过程中宜加服维生素 B_6 30mg po qd。

利福平(R)：450～600mg po qd(早饭前顿服)或间歇疗法 600～900mg po 每周 2～3 次。

链霉素(S):0.5～0.75g im qd。

乙胺丁醇(E):0.75～1.0g po qd 或间歇疗法 1.5～2.0g po 每周 2～3 次。

吡嗪酰胺(Z):0.5g po tid。

② 手术治疗适应证:药物治疗 6 个月,盆腔包块持续存在;多种药物耐药;药物治疗无效或反复发作者;盆腔结核形成较大包裹性积液者;瘘管未能愈合;怀疑同时有生殖道肿瘤存在等。

③ 手术治疗注意事项:术前应作抗结核治疗 1～2 月,术前数日开始服新霉素进行肠道准备,如有盆腔结核所形成的瘘管,术前应做泌尿系及全消化道 X 线检查,以了解瘘管的全部情况;术中注意解剖关系,避免损伤;术后需继续抗结核治疗 1～2 月,避免复发。

知识拓展

1.生殖器结核的诊断

缺乏明显症状,阳性体征不多,下列人群为高危人群,重点筛查。

(1)不孕患者有月经稀少或闭经者,未婚而有低热、消瘦者。

(2)慢性盆腔炎久治不愈者,有结核病接触史或本人曾有结核病史者。

(3)有长期慢性消耗病史,食欲差、消瘦,易于疲劳乏力,持续午后低热或月经期发热,月经不规则,长期下腹部隐痛。

(4)年青少女有附件炎性肿块,无明显感染病史,病程经过缓慢,一般治疗效果不佳的附件炎性包块者。

2.生殖器结核的鉴别诊断

生殖器结核注意与子宫内膜异位症、卵巢肿瘤、盆腔炎性疾病后遗症、宫颈癌相鉴别。

外阴肿瘤

外阴良性肿瘤[1]

项目名称	项目内容
辅助检查	血细胞分析＋五分类 血凝全套 白带常规 肝肾功能检测 心电图 醋酸试验 阴道镜检查
手术治疗	月经干净 3～7d 组织送病理检查
术后治疗	甲硝唑 400mg po bid ×5d 阿莫西林 500mg po tid ×5d 高锰酸钾 1∶5000 坐浴 bid ×5d
随访	1周后复诊

①外阴良性肿瘤包括：乳头瘤、平滑肌瘤、纤维瘤、脂肪瘤、汗腺瘤等。

外阴上皮内非瘤样病变

项目名称	项目内容
辅助检查	血细胞分析＋五分类 白带常规 醋酸试验 阴道镜下组织活检术[1]
一般治疗[2]	温水坐浴 bid～qid
药物治疗	**外阴硬化性苔癣** 方案 A　2％丙酸睾酮油膏 us ent bid～qid ×3 周

项目名称	项目内容
	方案B　0.3%黄体酮油膏 us ent tid ×3周 方案C　0.05%氯倍他索软膏 us ent qd/bid ×3周 **外阴鳞状上皮细胞增生** 0.025%氟轻松软膏 us ent tid/qid 或0.1%曲安奈德软膏 us ent tid/qid 1%～2%氢化可的松软膏 us ent qd/bid(症状缓解后维持用药)
物理治疗	聚焦超声治疗(HIFU)、CO_2激光、氦氖激光、波姆光、液氮冷冻
手术治疗③	

① 确诊依据。活检应在皲裂、溃疡、挛缩处进行,注意多点活检。

② 保持外阴清洁干燥,禁用刺激性大的药物或肥皂清洗外阴,忌穿不透气的化纤内裤,禁食辛辣和过敏食物。对瘙痒症状明显以致失眠者,可加用镇静、安眠和抗过敏药物。

③ 用于反复药物、物理治疗无效,或局部病损组织出现不典型增生、有恶变可能者。随着对此病认识的深入以及对生活质量要求的提高,近年来越来越强调患者术后的生活质量,因此手术范围逐渐缩小,现基本采用单纯外阴病灶切除术。

知识拓展

1. 外阴皮肤疾病分类法(ISSVD,1987)

(1)外阴皮肤和黏膜上皮内非瘤样病变

- 硬化性苔癣;
- 鳞状上皮增生;
- 其他皮肤病。

(2)外阴上皮内瘤变

- 鳞状上皮内瘤变;
- 轻度不典型增生(VINⅠ);
- 中度不典型增生(VINⅡ);
- 重度不典型增生或原位癌(VINⅢ);
- 非鳞状上皮内瘤变;
- 派杰氏病;

• 非浸润性黑色素细胞瘤。

(3)浸润性肿瘤

2. 诊断要点

外阴上皮内非瘤样病变诊断要点

	外阴硬化性苔癣	外阴鳞状上皮细胞增生
主要特征	外阴、肛周皮肤萎缩变薄	外阴瘙痒
症状	病损区瘙痒、性交痛及外阴烧灼感,程度较轻,晚期可出现性交痛	外阴瘙痒,其瘙痒严重,愈抓愈痒,愈痒愈抓,形成恶性循环
体征	典型体征是外阴萎缩,表现为小阴唇变小、甚至消失;大阴唇变薄,阴蒂萎缩而其包皮过长;皮肤颜色变白、发亮、皱缩、弹性差,常伴有皲裂及脱皮	主要累及大阴唇、阴唇间沟、阴蒂包皮及阴唇后联合等处。病变晚期皮肤增厚,色素增加,皮肤纹理明显,出现苔癣样变。严重者可因搔抓引起表皮抓破、皲裂、溃疡

3. 鉴别诊断

外阴上皮内非瘤样病变应与白癜风、白化病、老年生理性萎缩、特异性外阴炎相鉴别。

白癜风 系黑素细胞被破坏引起,无自觉症状,可发生在任何年龄,青春期发病多见,外阴部皮肤为其好发部位,如病变发生在大阴唇上部该处阴毛亦为白色。其特点是大小不等、形态不一、单发或多发的白色斑片区,其周围皮肤往往有色素沉着,故病变与周围组织界限清楚,表面光滑润泽,弹性正常,身体其他部位可伴发白癜风。

白化病 系表皮基底层中仅含大而灰白的不成熟黑素细胞,不能制造黑素所致,为遗传性疾病,无自觉症状,身体其他部位也多可发现相同病变。

老年生理性萎缩 仅见于老年妇女,其外阴皮肤萎缩情况与身体其他部位皮肤相同,表现为外阴皮肤各层组织及皮下组织均萎缩,因而阴唇扁平,小阴唇退化,但患者无自觉症状。

特异性外阴炎 假丝酵母菌外阴炎、滴虫外阴炎、糖尿病外阴炎等分泌物长期刺激,均可导致外阴表皮角化过度、脱落而呈白色。特异性外阴炎在原发疾病治愈后，白色区随之消失。

外阴上皮内瘤样病变

项目名称	项目内容
辅助检查	血细胞分析＋五分类 白带常规 醋酸试验 阴道镜下组织活检术① HPV 病毒检测（分型、定量）
药物治疗②	方案 A　1％西多福韦（广谱抗 DNA 病毒药物） us ent qd/tid 方案 B　5％咪喹莫特（免疫调节剂） us ent qd/tid 方案 C　5％ 5－氟脲嘧啶软膏（化疗药物） us ent qd/tid 方案 D　干扰素凝胶 us ent qd/tid
物理治疗③	激光汽化、激光切除、冷冻、电烧灼以及光动力学治疗
手术治疗④	局部扩大切除 外阴皮肤切除 单纯外阴切除
随访	治疗后 3 月、6 月各检查一次，此后每 6 月检查一次，至少随访 5 年

① 确诊依据。为排除浸润癌，取材时需根据病灶情况决定取材深度。为了提高活检阳性率，可采用局部涂抹 3％～5％醋酸或 1％甲苯胺蓝，阴道镜辅助检查观察外阴、会阴及肛周皮肤组织的血管情况，在血管不典型处取材。

② 采用抗病毒、化疗、免疫治疗药物外阴涂抹病灶。

③ 物理治疗前提：对患者进行准确的评估，排除浸润癌。对浸润癌高危者，有溃疡者禁忌。治疗后能保留外阴外观，尤其适用于累及小阴唇或阴蒂的病灶，多用作年轻患者病灶广泛时的辅助治疗。

④ 手术治疗医嘱同外阴恶性肿瘤，见 P232。

外阴肿瘤

知识拓展

1. 2004 年 ISSVD 对 VIN 分类新定义

2004 年 VIN 分类中 VINⅠ的定义不再使用，新的 VIN 定义仅指高级别 VIN 病变(即 VINⅡ及 VINⅢ)。依据病理形态学、生物学及临床特点将 VIN 分为以下两类。

普通型 VIN 与高危型 HPV 感染相关，多发生于年轻女性，超过 30% 的病例合并下生殖道其他部位瘤变(以 CIN 最常见)，与外阴浸润性疣状癌及基底细胞癌有关。普通型 VIN 包括 3 种亚型：疣型 VIN、基底细胞型 VIN、混合型 VIN。

分化型 VIN 与 HPV 感染无关，病变在苔藓硬化基础上发生，形态主要为溃疡、疣状丘疹或过度角化斑片。多发生于绝经后女性，多不伴其他部位病变，与外阴角化性鳞状细胞癌有关。

外阴 Paget 病等其他不能归入上述两类的 VIN 病变，归入未分类型 VIN。

2. VIN 治疗

治疗目的在于消除病灶，缓解临床症状，预防 VIN 向恶性转化。选择治疗方案应综合考虑以下三个因素。

患者因素 患者年龄、症状、一般情况、手术并发症、随访情况、心理状态等。

疾病有关因素 病灶的病理类型、大小、数量、位置、发生浸润的风险、病变是否侵犯黏膜及阴毛生长区。

其他治疗相关因素 治疗疗效，治疗后对于外阴外观、结构、功能的影响。

3. VIN 预后

有一定的恶变潜能，2%～4%进展为浸润癌，38%可自然消退，治疗后 VIN 的复发率为 10%～20%(多在未经治疗的部位)。术后复发的高危因素包括：高危型 HPV 感染、多发病灶、切缘阳性等。其中，分化型 VIN 的恶变倾向显著高于普通型 VIN。

外阴恶性肿瘤

长期医嘱	临时医嘱
按妇科常规护理	血细胞分析＋五分类
Ⅱ级护理	尿液分析＋尿沉渣定量(流式法)
无渣半流食	大便常规
阴道灌洗上药 qd	肝功十一项、肾功两项、离子五项、血糖
诺氟沙星胶囊 0.2g po tid	血凝全套
甲硝唑片 200mg po tid	乙肝五项定量,丙肝定性
术后长期医嘱	血型检测
按全麻下XX术后常规护理	RPR＋TPPA＋HIV抗体检测
Ⅰ级护理	妇科B超(经阴道)
禁食水②	心电图
留置导尿	胸部正侧位片
一般专项护理(会阴护理) bid	心脏彩超①
氧气吸入(3L/min) 6h	肺通气功能①宫颈细胞学检查(TCT)
心电监测 (10h)	阴道镜下组织活检术
测血压脉搏 10h(qh)	宫颈、外阴病灶HPV-DNA、梅毒抗体检测
0.9% NS 100ml 注射用头孢呋辛钠 1.5g iv gtt q12h	盆腔/腹腔CT或MRI② 膀胱镜、直肠镜②
10%GS 500ml 氨甲苯酸注射液 0.2g 酚磺乙胺注射液 2g iv gtt qd	淋巴结穿刺活检术② **术前临时医嘱** 拟于XX:XX在全麻下行XX术治疗
5% GS 500ml 三磷酸腺苷注射液 40mg 维生素C注射液 2g 辅酶A粉针 100U iv gtt qd	术前12小时禁食,6小时禁水 注射用头孢呋辛钠 0.05mg 皮试 复方聚乙二醇电解质 108.68g po 一般专项护理(备皮)
奥硝唑氯化钠注射液 0.5g iv gtt bid	配血(浓红6u,血浆600ml)
复方醋酸钠注射液 500ml iv gtt qd	标本送病理检查
复方氨基酸注射液 500ml iv gtt qd	血细胞分析＋五分类
腹股沟区皮下血浆引流管持续引流通畅	腹部伤口换药(术后第2天)
	腹部伤口换药(术后第5天)

① 年龄大于55岁，建议完善检查，进一步评估患者身体状况，能否耐受手术。同时建议自入院给予心肌极化、营养心肌治疗。
② 视患者病情决定检查项目。

知识拓展

1. 外阴癌手术患者病情告知书

(1)术中送冰冻，根据冰冻结果决定手术范围。

(2)术中大出血，致失血性休克。

(3)术后伤口感染、脂肪液化、皮肤坏死及皮肤切口裂开、延期愈合，必要时行二次手术治疗。

(4)术后外阴伤口瘢痕挛缩，性生活障碍、性功能丧失可能。

(5)术后外阴形态改变，瘢痕挛缩，活动受限行走困难。

(6)术后患侧下肢蜂窝组织炎及淋巴管炎，慢性水肿可能。

(7)术后尿道外口形态改变，小便困难，尿路感染，尿潴留，尿失禁需长期留置尿管。

(8)神经损伤，术后感觉异常性下肢痛可能。

(9)术后复发。

(10)术后需补充治疗，如化疗、放疗。

(11)术后肺部感染，坠积性肺炎，心肺功能衰竭，危及生命可能。

(12)下肢静脉血栓形成，致血栓性静脉炎，血栓脱落而致猝死。

(13)术后淋巴囊肿、淋巴漏形成，致外阴、下肢水肿。

(14)输血、输液反应。

(15)其他。

2. 外阴癌化疗前病情告知书

同卵巢恶性肿瘤，见P294。

3. 外阴癌手术治疗

手术为首选治疗方式，不同期别外阴癌，手术方式不同。

外阴癌手术列表

术式	深度	范围	适应证
局部切除	达皮肤或皮下脂肪	切缘距肿瘤边缘 0.5cm	
扩大局部切除	达皮下脂肪	切缘距肿瘤边缘 0.5～1cm	外阴癌 0 期[①]、外阴癌 Ⅰa 期
根治性局部切除	达筋膜(泌尿生殖膈)	切缘距肿瘤边缘＞1cm	外阴癌 Ⅰb 期[②](＋ 患侧腹股沟淋巴结切除术)
根治性局部扩大切除	达筋膜(泌尿生殖膈)	切缘距肿瘤边缘＞2cm	外阴癌 Ⅰb、Ⅱ期(＋ 双侧腹股沟淋巴结切除术)
单纯外阴切除	达皮下脂肪 2cm,(妇科医生俗称"留点皮下")	包括部分阴蒂,双侧大小阴唇会阴后联合,切缘达大阴唇皱襞外缘。保留会阴部和阴道	高龄妇女,VIN 面积广,有可能为浸润者
外阴皮肤切除	保留皮下脂肪组织	外阴部分皮肤或全部皮肤切除,阴蒂、尿道口、肛门等部位完整	外阴 VIN 范围广,不能排除浸润癌存在,切除外阴皮肤行冰冻切片活检
根治性外阴切除	基底达耻骨筋膜(上部),皮片厚度＜0.8cm	上界自阴阜,下界至会阴后联合,两侧大阴唇皱襞皮肤切缘距肿瘤 3cm,内切口包括切除 1cm 的阴道壁。两侧达内收肌筋膜	外阴癌Ⅱ、Ⅲ期(＋ 双侧腹股沟淋巴结切除术)
改良根治性外阴切除	同上	同上,但"保留对侧"	外阴癌Ⅱ、Ⅲ期(＋ 双侧腹股沟淋巴结切除术)
盆腔廓清术		切除子宫、输卵管、卵巢、全宫旁、膀胱、直肠或部分直肠、阴道、尿道和部分肛提肌	外阴癌Ⅳ期、复发型外阴癌

①如累及毛囊等附属器，应扩大手术范围，行单纯外阴切除；
②不伴有弥漫、严重外阴萎缩，且临床患侧腹股沟淋巴结阴性。

4.外阴鳞癌放射治疗

(1)一般不作为外阴癌原发病灶的首选治疗。

(2)有淋巴结转移者，术后行腹股沟区及盆腔区放疗，有利于减少复发，改善生存.

(3)外阴巨大肿瘤或侵及尿道、肛门者，术前放疗可减少肿瘤体积，增加手术切除率，有利于保留尿道及肛门括约肌的功能。

(4)少数由于心、肝、肾功能不全，不宜接受手术治疗患者，或因肿瘤情况、肿瘤复发无法手术，可选择放疗。

外阴癌放疗方式列表

治疗方式	适应证	指征
手术＋术后放疗[①] (45～50Gy/5～6 周)	外阴鳞癌Ⅱ、Ⅲ期、Ⅳ期、复发型外阴癌	术后病检回报切缘＜8mm； 血管淋巴管间隙受累； 1 处大转移(直径＞5mm)或 2 处以上微转移(直径＜5mm)； 淋巴结阳性
根治性放/化疗 (54～65Gy/5～6 周)	外阴鳞癌Ⅰ$_b$、Ⅱ、Ⅲ期、Ⅳ期、复发型外阴癌	由于心、肝、肾功能不全，不宜接受手术治疗患者； 肿瘤情况无法手术者
术前放/化疗 (25～30Gy/2～3 周 ＋5FU)	外阴鳞癌Ⅲ期、Ⅳ期	外阴巨大肿瘤或侵及尿道、肛门者，减少肿瘤体积，增加手术切除率

①术后放疗开始时间与手术间隔不宜超过 6 周。

5.外阴鳞癌抗癌药物治疗

(1)化疗指征

- 作为手术或放疗前的新辅助治疗，缩小肿瘤；
- 与放疗联合应用于无法手术患者；
- 作为术后辅助治疗，可单独应用或与放疗联用；
- 复发患者治疗。

(2)化疗方案

外阴癌化疗方案列表

方案	治疗方法	间隔时间
顺铂周疗方案	DDP 30～40mg/m² iv gtt 放疗同期进行	1周
FP方案	5-FU 0.75～1g/m² iv gtt(24h) 第1～5日 DDP 70～80mg/m² iv gtt 第1日或第2日	3周
PMB方案	DDP 100mg/m² iv gtt 第1日 BLM 15mg im(双侧、深部) 第1日、第8日 MTX 300mg/m² iv gtt，第8日	3周
FM方案	5-FU 0.75～1g/m² iv gtt(24h) 第1～5日 丝裂霉素C 15g/m² iv gtt 第1日	2周

6. 外阴黑色素瘤

其发病率居外阴恶性肿瘤的第2位，恶性程度高，转移率高，复发率高。常见症状：出血、肿块、痣发生改变、瘙痒或刺激。分期(三种分期方法的对比)如下：

外阴黑色素瘤分期

肿瘤期别	Clark's	Chung's	Breslow's level
Ⅰ	表皮内	表皮内	<0.76 mm
Ⅱ	侵入乳头状真皮	距结节层≤1mm	0.76～1.50mm
Ⅲ	充满皮肤乳头	距结节层1～2 mm	1.51～2.25mm
Ⅳ	侵入网状真皮	距结节层>2 mm	2.26～3.0mm
Ⅴ	侵入皮下脂肪	侵入皮下脂肪	>3.0 mm

传统治疗方法为外阴根治性手术＋双侧腹股沟淋巴结＋盆腔淋巴结切除术。随着治疗的个体化、人性化，外阴黑色素瘤的手术治疗倾向于保守。

切缘 厚度<1mm的外阴黑色素瘤，切除1cm的正常皮肤切缘；厚1～4mm的肿瘤，切除2cm的皮肤切缘。

淋巴结 浸润深度>0.76mm(ClarkⅢ级)的外阴黑色素瘤患者,侧旁病灶者应考虑行同侧淋巴结切除术;中心病灶者行双侧淋巴结切除术。

免疫治疗在黑色素瘤的治疗中占有较重要的地位。术后辅助治疗首选免疫治疗。如卡介苗——冻干卡介苗(BCG)皮肤划痕法、α-干扰素、白介素2等。

黑色素瘤对化疗多不敏感,多用于晚期、姑息治疗患者。最有效的化疗药物为达卡巴嗪。

外阴局部和腹股沟区可采用体外照射,肿瘤累及阴道或阴道复发可采用阴道后装治疗。放疗剂量为4000～5000cGY,对高危患者主要是提高局部控制。对于远处转移采用放疗,起到缓解治疗作用。放疗仅可以缓解晚期患者的外阴黑色素瘤症状,不能达到痊愈该病。

7. 外阴佩吉特病(Paget's disease)

外阴佩吉特病好发于绝经后老年妇女,易与外阴慢性湿疹、皮炎等疾病相混淆,其临床表现为顽固性外阴瘙痒和局部疼痛或烧灼感。典型病灶为外阴局部隆起,边界清楚的红色湿疹状斑块,有白色痂皮覆盖。

外阴佩吉特病的确诊依靠病理活检,镜下可见到典型的Paget细胞。其潜在组织学改变常超过临床可见病变范围。

手术治疗是外阴佩吉特病的首选,但术后复发率高,病变浸润程度、病理分型、切缘是否阳性对外阴Paget病的复发和预后最为关键。对于手术失败或术后复发者,侵及尿道、肛门者、不能耐受手术者,可采用激光、冷冻、放射、二氧化碳浅层激光治疗 、局部药物等治疗(局部外涂5-Fu软膏或0.5‰～1‰盐酸氮芥倍氟米松软膏等)控制病情。

如果是潜在腺癌,对于浸润部分必须行根治性局部切除术,切缘至少距病灶边缘1cm。单侧病变至少行同侧腹股沟淋巴结切除术。术后是否辅助放疗目前仍有争议。

8. 外阴肿瘤随访

(1)随访间隔

- 术后前半年,每月1次;
- 术后后半年:每2月1次;
- 术后第2年:每3月1次;
- 术后第3～4年:每6月1次;

• 术后5年以后：每年1次。

(2)随访内容

• 询问症状、体格检查；
• 3～6月检测肿瘤标记物；
• 6～12月复查胸片、B超1次；
• 宫颈、阴道细胞学检查、HPV检查，每年1次；
• 有条件者，建议盆腹腔CT/MRI，每年1次。

阴道肿瘤

阴道上皮内瘤样病变

项目名称	项目内容
辅助检查	血细胞分析＋五分类 白带常规 醋酸试验 阴道镜检查(宫颈、外阴) 阴道镜下组织活检术 HPV-DNA 检测(分型、定量)
药物治疗	方案 A　1%西多福韦(广谱抗 DNA 病毒药物) us ent qd/tid 方案 B　5%咪喹莫特(免疫调节剂) us ent qd/tid 方案 C　5% 5-氟脲嘧啶软膏(化疗药物 us ent qd/tid 方案 D　干扰素凝胶 us ent qd/tid
物理治疗	激光汽化、激光切除、冷冻、电烧灼以及光动力学治疗
手术治疗①	局部或部分阴道切除术② 全阴道切除＋人工阴道重建术③
放射治疗④	
随访⑤	

① 手术治疗包括电环切除或手术切除。手术治疗医嘱同外阴恶性肿瘤。

② 适用于单个病灶患者,尤其位于穹窿部位患者。

③ 适用于病灶广泛、多发者。

④ 适用于年老、体弱、无性生活要求的 VAINⅢ患者,可采用腔内放射治疗。

⑤ 治疗后 3 月、6 月各检查一次,此后每 6 月检查一次,至少随访 5 年。

知识拓展

阴道上皮内瘤样病变(VAIN)治疗原则　VAINⅠ病灶常为多发,与活跃的 HPV 感染相关,大部分 VAINⅠ不治疗可自行退变;VAINⅡ、VAIN

Ⅲ则应尽早发现并给予及时、合理治疗，以降低发展为浸润癌的风险。

阴道恶性肿瘤

长期医嘱	临时医嘱
按妇科常规护理	血细胞分析＋五分类
Ⅱ级护理	尿液分析＋尿沉渣定量(流式法)
无渣半流食	大便常规
阴道灌洗上药 qd	肝功十一项、肾功两项、离子五项、血糖
诺氟沙星胶囊 0.2g po tid	血凝全套
甲硝唑片 200mg po tid	乙肝五项定量、丙肝定性
	血型检测
	RPR＋TPPA＋HIV 抗体检测
	妇科 B 超(经阴道)
	心电图
	胸部正侧位片
	心脏彩超①
	肺通气功能①
	宫颈细胞学检查(TCT)
	阴道镜检查
	宫颈、外阴病灶 HPV-DNA
	梅毒血清学检测
	盆腔/腹腔 CT/MRI②
	膀胱镜/直肠镜 /尿道镜②
	淋巴结穿刺活检术②
	肿瘤标记物③
术前、术后医嘱同外阴恶性肿瘤	

① 年龄大于 55 岁，建议完善检查，进一步评估患者身体状况，能否耐受手术。同时建议自入院给予心肌极化、营养心肌治疗。

② 视患者病情决定检查项目。

③ 首次治疗前查 SCC。疑为腺癌或需保留卵巢者查 CA125、CA199、AFP、NSE。

知识拓展

1. 阴道肿瘤患者手术病情告知书

(1)术中送冰冻,根据冰冻结果决定手术范围。

(2)术中大出血,致失血性休克。

(3)切口感染,皮肤坏死及皮肤切口裂开、延期愈合。

(4)术后外阴伤口瘢痕挛缩,性生活障碍、性功能丧失可能。

(5)术后外阴形态改变,瘢痕挛缩,活动受限,行走困难。

(6)术后患侧下肢蜂窝组织炎及淋巴管炎,长期水肿可能。

(7)术后尿道外口形态改变,小便困难,尿路感染,尿潴留,尿失禁,需长期留置尿管或膀胱造瘘。

(8)术中周围脏器损伤,如损伤肠管、膀胱、输尿管,致粪瘘、尿瘘等,必要时需二次手术。

(9)神经损伤,术后感觉异常性下肢痛可能。

(10)术后出现肠粘连、肠梗阻、包裹性积液、血肿等并发症,可能需二次手术。

(11)术后淋巴囊肿、淋巴漏形成,致外阴、下肢水肿。

(12)下肢静脉血栓形成,致血栓性静脉炎,血栓脱落引起猝死。

(13)术后根据病检结果可能需要补充治疗,如化疗、放疗、免疫治疗。

(14)术后低雌激素状态,需激素替代治疗。

(15)术后坠积性肺炎、肺部感染。

(16)术后阴道残端出血、感染、愈合不良。

(17)术后复发。

(18)因麻醉及手术刺激,术中、术后发生心脑血管意外,危及生命。

(19)输血、输液反应。

(20)其他。

2. 阴道癌化疗前病情告知书

同卵巢恶性肿瘤,见 P294。

3. 阴道癌治疗原则

(1)由于阴道膀胱间隔、阴道直肠间隔均很薄,手术均有一定困难。

(2)阴道癌治疗强调个性化,根据患者年龄、病变分期及阴道受累部位制订治疗方案。

(3)阴道上段癌参照宫颈癌治疗原则;阴道下段癌参照外阴癌治疗原则。

4.阴道癌手术方式的比较

阴道癌手术方式列表

术式	范围	适应证
根治性全子宫+阴道上段切除术+盆腔淋巴切除术	切缘距肿瘤边缘 1cm	病灶位于阴道上段阴道癌Ⅰ期
阴道大部分切除术+尿道、外阴切除术+阴道中下段成形术+腹股沟淋巴结切除术	切缘距肿瘤边缘 1cm	病灶位于阴道下段阴道癌Ⅰ期
全子宫、全阴道切除+腹股沟+盆腔淋巴结清除术		全阴道病变、多发病变①
前、后盆腔廓清术+腹股沟+盆腔淋巴结清除术		阴道癌Ⅳ期(直肠阴道瘘、膀胱阴道瘘)

①多选择放射治疗。

5.外阴鳞癌放射治疗

病灶表浅Ⅰ期 单用腔内放疗;

大病灶或Ⅲ期 盆腔外照射(50 Gy)+ 腔内放疗(≥20 Gy);

阴道下 1/3 病灶 组织间插植放疗 + 腹股沟淋巴结放疗或手术切除。术后切缘不净,脉管、淋巴结转移者,补充放疗。

6.阴道黑色素瘤

大多数发生在阴道远端前壁、多为深部浸润,易发生远处转移,预后极差,5 年生存率 5%～21%。常见症状为阴道出血、血性分泌物、肿块。主要治疗方法是肿瘤局部广泛切除术+区域淋巴结切除术;必要时完全切除阴道黏膜及其周围黏膜下结缔组织、腹股沟淋巴结切除术。放疗对部分病例有效;化疗作用有限;免疫治疗可能有效。围术期有发生 DIC 大出血倾向,建议术前多备血、查 DIC 全套检查,并请血液科会诊。

7.阴道葡萄状肉瘤

(1)阴道葡萄状肉瘤是来源于横纹肌母细胞的高度恶性肿瘤,常见于婴幼儿。

(2)病灶较小、能完整切除、并能保留器官者,首选手术治疗。

(3)病灶较大、应在术前给予放疗或化疗,化疗选用 VAC 方案,放疗范围不宜过大,避免放疗对骨盆发育的影响。

8. 阴道肿瘤随访

(1) 随访间隔

- 术后第 1～2 年:每 2～3 月 1 次;
- 术后第 3～5 年:每 4～6 月 1 次;
- 术后 5 年以后:每年 1 次。

(2) 随访内容

- 询问症状、体格检查;
- 3～6 月检测肿瘤标记物;
- 每 6 月阴道细胞学涂片;
- 6～12 月复查胸片、B 超 1 次;
- 宫颈、阴道细胞学检查、HPV 检查每年 1 次;
- 有条件者,建议盆腹腔 CT 或 MRI 检查每年 1 次。

宫颈肿瘤

宫颈上皮内瘤样病变

项目名称	项目内容
辅助检查	血细胞分析＋五分类
	白带常规
	宫颈细胞学检查①
	阴道镜检查②
	HPV-DNA 检测(分型、定量)③
	宫颈组织活检术(醋酸试验、碘试验)④
	宫颈管内搔刮术(ECC)⑤
	宫颈诊断性锥切⑥
药物治疗	干扰素凝胶 us ent qd/qod
	或保妇康凝胶 us ent qd/qod
物理治疗	激光汽化、激光切除、冷冻、电烧灼、微波、射频
手术治疗	宫颈锥切术
	宫颈冷刀锥切术
	宫颈电圈环切术(LEEP)
	子宫切除术(医嘱同子宫肌瘤)
	经腹全子宫切除术
	经阴道全子宫切除术
	腹腔镜全子宫切除术
随访⑦	

① 有3年以上性行为，或21岁以上有性行为的妇女均为筛查对象。

指征：符合筛查条件的妇女，1～3年未做过宫颈细胞学检查者；有接触性阴道出血、阴道排液等临床症状者；宫颈取样 HPV-DNA 检测阳性者；6月前宫颈细胞学检查为不典型鳞状细胞(ASC)者；CIN 治疗后随访。

方法：膜式薄层液基细胞学(TCT)或巴氏涂片。

注意事项:检查3日内无性生活、阴道冲洗、阴道上药、妇科检查;避免经期取样;取材部位覆盖整个转化区;取材时注意避免润滑剂的影响。

② 阴道镜检查

试剂的应用:2%～3% 醋酸(使柱状上皮呈葡萄状水肿突起);碘溶液(与正常鳞状上皮内糖原结合,呈深褐色);去甲肾上腺素(使正常血管收缩);3%～5% $AgNO_3$(使溃疡性肉芽组织表面形成白色薄膜)。

阴道镜下可疑宫颈癌的特征:碘着色试验不着色或着色极淡;结构不清,呈云雾状、脑回状、猪油状;局部血管异形增生;醋酸涂抹后血管反应差,收缩不明显;上皮表面高出健康组织或稍凹陷。

阴道镜图像的三要素:上皮颜色(移行带改变);表面轮廓(白色上皮);终末血管(异型血管)。

③ HPV-DNA检测(分型、定量)有助于全面了解病情,评估预后;协助筛选分流ASC-US、LSIL患者,监测、随访病情变化。

指征:与细胞学联合应用于30岁以上妇女的宫颈筛查(同时检查时先取细胞学采样,其次HPV-DNA采样);对宫颈细胞学检查为不典型鳞状细胞(ASC)者进行分流;CIN治疗前后的监测、随访。

④ 阴道镜指引下宫颈组织活检为诊断CIN的金标准。

指征:宫颈细胞学检查异常者;高危型HPV-DNA监测持续阳性者。

方法:任何肉眼可见病灶均应作单点或多点活检。如无明显病灶,可选择宫颈移行带区3、6、9、12点处活检,或阴道镜指引下在碘试验不染色区取材,提高确诊率。

⑤ ECC指征包括以下三种情况:细胞学异常包括AGC-NOS(未特别说明的不典型腺细胞)、AGC-favor neoplasia(不典型腺细胞倾向的肿瘤)、AIS(原位腺癌)或临床可疑癌的绝经前后妇女;病变延及颈管内;细胞学多次阳性或可疑,而阴道镜检查阴性、不满意或镜下活检阴性者。

⑥ 宫颈诊断性锥切指征:

阴道镜检查无法看到病变的边界或未见到鳞柱交界部位;主要病灶位于宫颈管内;宫颈细胞学检查为HSIL,而阴道镜下活检为阴性或CIN Ⅰ;ECC所得病理报告为异常或不能肯定;疑为宫颈腺癌。

⑦ 治疗后3个月、6个月各检查一次;2年内每6个月检查一次;2年以后每年复查一次,连续四次复查正常,回到常规筛查。

知识拓展

1.宫颈细胞学检查分类法对比

宫颈细胞学检查分类法列表

巴氏分类	WHO 标准分类	CIN 分类	TBS 分类
Ⅰ级	正常	正常	正常
Ⅱ级	轻度不典型增生(包括湿疣)	CIN1	ASC-US①,LSIL②
Ⅲ级	中度不典型增生	CIN2	ASC-H③,HSIL④
Ⅳ级	重度不典型增生(原位癌)	CIN3(CIS)	HSIL
Ⅴ级	浸润癌	浸润癌	浸润癌

①ASC-US:未明确诊断意义的不典型鳞状细胞。

②LSIL:低度鳞状上皮内病变。

③ASC-H:不除外高度鳞状上皮内病变的不典型鳞状细胞。

④HSIL:高度鳞状上皮内病变。

2.宫颈病变三阶梯诊断技术

第一阶梯 TCT 薄层液基细胞学检测(可同期进行 HPV 检测)。

第二阶梯 电子阴道镜检查。

第三阶梯 组织病理学检测。

3.异常宫颈细胞学病例处理流程

对于 ASC-US 病例,首选同时进行 HPV-DNA 检测,高危型 HPV-DNA 阳性行阴道镜检查,阴性病例可在 6~12 月后复查细胞学。直接阴道镜检查。6 月、12 月后复查细胞学,如果连续 2 次阴性可进入常规筛查,如任何 1 次≥ASC,行阴道镜检查。绝经妇女无雌激素使用禁忌证,可阴道局部雌激素 1 疗程,停药 1 周后复查细胞学检查。

对于 ASC-H 病例、LSIL、HSIL 病例,应进行阴道镜活检。

对于不典型腺细胞(AGC)病例,应做阴道镜和颈管检查;35 岁以上妇女、较年轻妇女伴有不能解释的阴道非正常出血者,应同时行宫腔镜下子宫内膜检查、活检术。

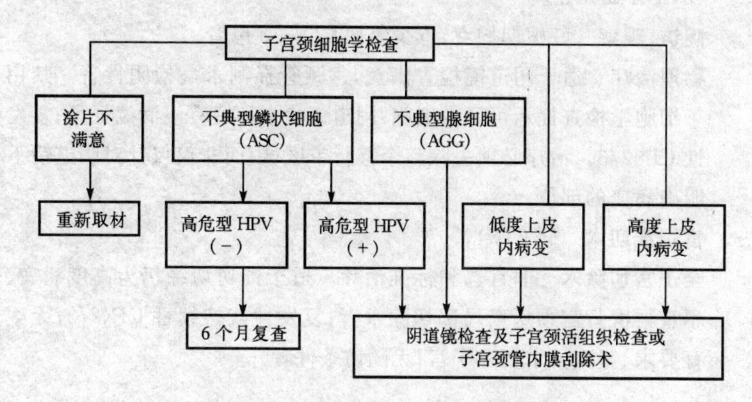

异常宫颈细胞学病例临床处理流程图

4. 宫颈上皮内瘤变(CIN)的处理流程

(1) CIN1 处理

随访、观察

组织学诊断为 CIN1,细胞学检查为 ASC-US、ASC-H、LSIL 者:每 6～12 月复查宫颈细胞学检查 1 次;或每 12 月复查 HPV-DNA 一次;若复查时 HPV-DNA 阳性或细胞学≥ASC-US,应行阴道镜检查;若复查时 HPV-DNA 阴性或连续 2 次细胞学阴性,进入常规筛查。

组织学诊断为 CIN1,细胞学检查为 HSIL、AGC-NOS 者:阴道镜检查满意且宫颈管搔刮检查阴性,可每 6 月行细胞学和阴道镜检查,至少 1 年;若任何一次复查再次提示 HSIL、AGC-NOS,建议行宫颈锥切术治疗,同时术后组织送病检进一步明确病变程度;连续 2 次细胞学阴性,进入常规筛查。

物理治疗 适于阴道镜检查满意,细胞学检查为 ASC-US、LSIL 者。

宫颈锥切术 适于阴道镜检查不满意;宫颈管搔刮病检提示存在病变;CIN1 治疗后复发;细胞学检查为 HSIL、AGC-NOS 者(妊娠期妇女、青少年除外)。

(2) CIN2/3 处理

随访、观察 妊娠期妇女、青少年期 CIN2/3 患者。

物理治疗 适于阴道镜检查满意，宫颈管搔刮术病检阴性者。禁用于细胞学检查提示可疑癌细胞；阴道镜检查怀疑有浸润癌征象；复发性 CIN2/3。治疗必须去除整个移行带区域，而非仅仅针对阴道镜下明确病变的部位。

宫颈锥切术 同 CIN1。

全子宫切除术 非首选和标准治疗。适于锥切切缘仍为高度病变、不宜再次行宫颈病变局部切除术者；复发性或持续性 CIN2/3；无生育要求、坚决要求切除子宫；无随访条件者。

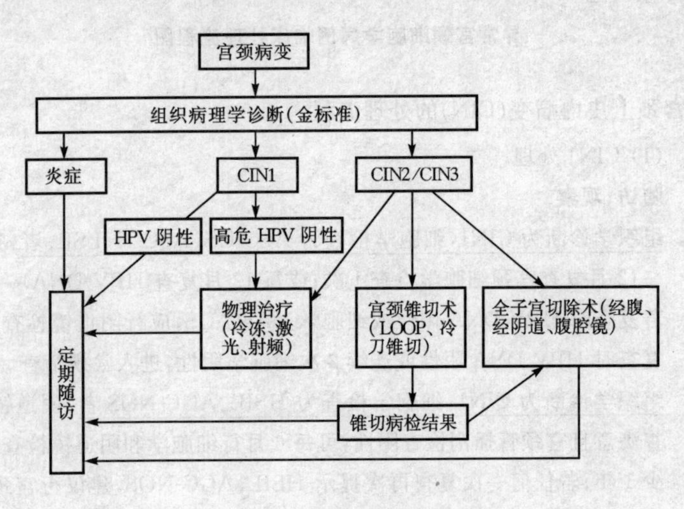

宫颈上皮内瘤变处理流程图

(3) CIN2/3 治疗后切缘阳性处理

密切随访：每 3～6 月宫颈细胞学检查、HPV-DNA、阴道镜、宫颈管搔刮检查等；再次行宫颈病变诊断性切除术；全子宫切除术。

(4) 宫颈原位腺癌(AIS)处理

AIS 诊断必须经宫颈锥切组织病理学检查证实。如患者无生育要求，在 AIS 确诊后可选择全子宫切除术；如患者有生育要求，可行宫颈锥切术保守性手术(冷刀、LEEP);锥切后切缘阳性者,应再次切除;锥切后患者需密切随访,每 3～6 月行宫颈细胞学检查、HPV-DNA、阴道镜、宫颈管搔刮检查等;建议对保留子宫患者行长期随访。

5. 妊娠期 CIN 处理

随访、观察为主,每 3 月进行 1 次阴道镜检查(产前)。采用细胞学检查＋阴道镜检查联合评价。产后 6 周再评价。当出现病变加重、细胞学提示浸润癌时应行活检或诊断性切除,以排除宫颈浸润癌。

6. 青少年(13～20 岁)CIN 处理

青少年 CIN1　推荐随访、观察,每 1 年细胞学检查 1 次。若第 1 年细胞学检查≥HSIL,或第 2 年细胞学检查≥ASC-US,应行阴道镜检查。连续两次细胞学检查正常,进入常规筛查。

青少年 CIN2/3　阴道镜检查满意,治疗或随访、观察均可,尤为 CIN2 宜随访。随访采用细胞学检查＋阴道镜检查联合评价,随访间隔 6 个月,至少持续 2 年。随访过程中阴道镜病变加重或高度病变持续存在 1 年,应再次行活检术。若再次宫颈活检病理仍为 CIN3 或 CIN2/3,持续 2 年者建议治疗。阴道镜检查不满意,建议治疗。

宫颈浸润癌

长期医嘱	临时医嘱
按妇科常规护理	血细胞分析＋五分类
Ⅱ级护理	尿液分析＋尿沉渣定量(流式法)
无渣半流食	大便常规
阴道灌洗上药 qd	肝功十一项、肾功两项、离子五项、血糖
诺氟沙星胶囊 0.2g po tid	血凝全套
甲硝唑片 200mg po tid	乙肝五项定量、丙肝定性
	血型检测
	RPR＋TPPA＋HIV 抗体检测

术后长期医嘱	临时医嘱
按全麻下 XX 术后常规护理	妇科 B 超(经阴道)
Ⅰ级护理	心电图
禁食水①	胸部正侧位片
留置导尿	心脏彩超②
一般专项护理(会阴护理) bid	肺通气功能②
氧气吸入(3L/min) 6h	空腹血糖、餐后血糖
心电监测 (10h)	宫颈细胞学检查(TCT)
测血压脉搏 10h qh	阴道镜下组织活检术
0.9% NS 100ml ⎫ iv gtt q12h	宫颈、外阴病灶 HPV-DNA
注射用头孢曲松钠 2g ⎭	肿瘤标记物③
10%GS 500ml ⎫	梅毒抗体检测
氨甲苯酸注射液④ 0.2g ⎬ iv gtt qd	盆腔/腹腔 CT/MRI①
酚磺乙胺注射液④ 2g ⎭	膀胱镜、直肠镜①
5% GS 500ml ⎫	淋巴结穿刺活检术①
三磷酸腺苷注射液 40mg ⎪	**术前临时医嘱**
维生素 C 注射液 2g ⎬ iv gtt qd	拟于 XX:XX 在全麻下行 XX 术治疗
辅酶 A 粉针 100U ⎭	术前 12h 禁食,6h 禁水
奥硝唑氯化钠注射液 0.5g iv gtt bid	注射用头孢曲松钠 0.05mg 皮试
转化糖电解质注射液 500ml iv gtt qd	复方聚乙二醇电解质 108.68g po
10% GS 500ml ⎫	一般专项护理(备皮)
氯化钾注射液 10ml ⎪	配血(浓红 8U、血浆 800ml)
硫酸镁注射液 10ml ⎬ iv gtt qd	标本送病理检查
维生素 C 注射液 3g ⎭	血细胞分析+五分类
复方氨基酸注射液 500ml iv gtt qd	腹部伤口换药(术后第 2 天)
阴道血浆引流管持续引流通畅	腹部伤口换药(术后第 5 天)

① 视患者病情决定检查项目。

② 年龄大于 55 岁,建议完善检查,进一步评估患者身体状况,能否耐受手术。同时建议自入院给予心肌极化、营养心肌治疗。

③ 宫颈鳞癌首次治疗前检测鳞癌抗原(SCC);诊断为腺癌或需保留卵巢者,检测 CA125、CA199、AFP、NSE。

④ 随着手术技术的提高,同时为防止下肢静脉血栓形成,已不常规使用止血药物。

知识拓展

1.腹腔镜下广泛性全子宫＋双附件切除＋盆腔淋巴结清扫术术前患者病情告知书

若为开腹手术,去除1～3条即可。

(1)手术如腹腔粘连重,气腹不能形成等原因,中途可能中转开腹。

(2)术中可能电灼伤、电烧伤。

(3)皮下、腹膜下气肿、血肿形成,如气栓形成导致患者死亡。

(4)术中周围脏器损伤,如损伤肠管、膀胱、输尿管,致粪瘘、尿瘘等,必要时需二次手术。

(5)中度以上贫血致术中弥漫性出血、DIC等,术后切口延期或不愈合、水肿等。

(6)术中术后大出血,致失血性休克。

(7)术后尿路感染,尿失禁,慢性尿潴留,需长期留置尿管或膀胱造瘘。

(8)术后出现肠粘连、肠梗阻、包裹性积液、血肿等并发症,可能需二次手术。

(9)术后伤口感染、脂肪液化、伤口延期愈合。

(10)术后淋巴囊肿、淋巴漏形成,致外阴、下肢水肿。

(11)下肢静脉血栓形成,致血栓性静脉炎,血栓脱落引起猝死。

(12)术后根据病检结果可能需要补充治疗,如化疗、放疗、免疫治疗。

(13)术后低雌激素状态,需激素替代治疗。

(14)术后坠积性肺炎、肺部感染。

(15)术后阴道残端出血、感染、愈合不良。

(16)术后复发。

(17)术后性生活障碍。

(18)因麻醉及手术刺激,术中、术后发生心脑血管意外,危及生命。

(19)输血、输液反应。

(20)其他。

2.化疗前患者病情告知书

同卵巢恶性肿瘤,见P294。

3.宫颈癌诊断临床路径

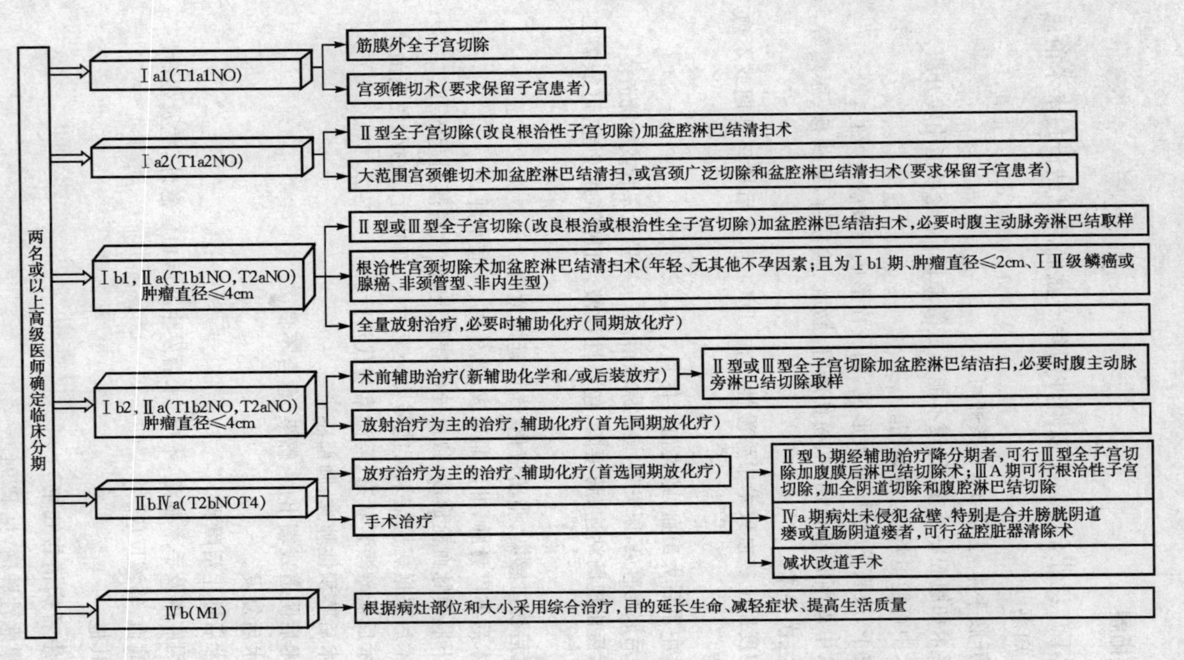
两名或以上高级医师确定临床分期
Ⅰa1(T1a1NO)
筋膜外全子宫切除
宫颈锥切术(要求保留子宫患者)
Ⅰa2(T1a2NO)
Ⅱ型全子宫切除(改良根治性子宫切除)加盆腔淋巴结清扫术
大范围宫颈锥切术加盆腔淋巴结清扫,或宫颈广泛切除和盆腔淋巴结清扫术(要求保留子宫患者)
Ⅰb1,Ⅱa(T1b1NO,T2aNO)肿瘤直径≤4cm
Ⅱ型或Ⅲ型全子宫切除(改良根治或根治性全子宫切除)加盆腔淋巴结洁扫术,必要时腹主动脉旁淋巴结取样
根治性宫颈切除术加盆腔淋巴结清扫术(年轻、无其他不孕因素;且为Ⅰb1期、肿瘤直径≤2cm、ⅠⅡ级鳞癌或腺癌、非颈管型、非内生型)
全量放射治疗,必要时辅助化疗(同期放化疗)
Ⅰb2,Ⅱa(T1b2NO,T2aNO)肿瘤直径≤4cm
术前辅助治疗(新辅助化学和/或后装放疗)
Ⅱ型或Ⅲ型全子宫切除加盆腔淋巴结洁扫,必要时腹主动脉旁淋巴结切除取样
放射治疗为主的治疗,辅助化疗(首先同期放化疗)
ⅡbⅣa(T2bNOT4)
放疗治疗为主的治疗、辅助化疗(首选同期放化疗)
手术治疗
Ⅱ型b期经辅助治疗降分期者,可行Ⅲ型全子宫切除加腹膜后淋巴结切除术;ⅢA期可行根治性子宫切除,加全阴道切除和腹腔淋巴结切除
Ⅳa期病灶未侵犯盆壁、特别是合并膀胱阴道瘘或直肠阴道瘘者,可行盆腔脏器清除术
减状改道手术
Ⅳb(M1)
根据病灶部位和大小采用综合治疗,目的延长生命、减轻症状、提高生活质量

宫颈癌诊断临床路径

4.宫颈癌手术方式的比较

分型	术式	范围	适应证
Ⅰ型	筋膜外子宫切除术		Ⅰa_1期
Ⅱ型	改良根治性子宫切除术	子宫动脉自跨越输尿管处切断结扎;切除1/2主韧带、近端骶韧带;切除1/3阴道组织	Ⅰa_2期、Ⅰb_1、Ⅰb_2期
Ⅲ型	根治性子宫切除术	子宫动脉自起始处切断结扎;切除全部主韧带、全部骶韧带;切除1/2阴道组织	Ⅰb_1、Ⅰb_2期、Ⅱa期
Ⅳ型	扩大根治性子宫切除术	输尿管自膀胱宫颈韧带完全游离;切除膀胱上动脉;切除3/4阴道组织	Ⅱa、Ⅱb期
Ⅴ型	部分盆腔脏器去除术	切除远端输尿管,行输尿管改道;结肠造口术	中央型复发;累及输尿管远端宫颈癌

5.宫颈癌手术中的几个特殊问题

(1) 保留生育功能手术(根治性宫颈切除+盆腔淋巴结清扫术)

指征 适用于年轻、有生育要求,并有生育可能的患者。

要求 不超过Ⅰb_1期、肿瘤直径≤2cm、组织类型为鳞癌或腺癌、细胞分化为Ⅰ～Ⅱ级,排除颈管型和内生型,术中先行盆腔淋巴结清扫术,所有淋巴结冰冻病理检查阴性才能保留子宫。

手术范围 切除阴道穹窿、近端部分主韧带和80%宫颈。

手术流程 腹腔镜下盆腔淋巴结清扫术,术中送病理快速冰冻检查。如淋巴结阴性,继续完成根治性宫颈切除术;如淋巴结阳性,改做放射治疗。若行根治性宫颈切除术,术中送病理快速冰冻检查。如切缘干净,行宫颈环扎术;如切缘不净,切除更多宫颈或改做全面根治性子宫切除术。最后,缝接残余宫颈和阴道黏膜。

治疗效果 2年内复发率5%,与根治性全子宫切除术相近。术后1年妊娠率37%～61%,流产、早产风险较高。

(2) 腹主动脉旁淋巴结清扫术手术指征

- 术前影像学检查发现腹主动脉旁淋巴结增大；
- 肿瘤细胞分化差(G_3)，且宫颈肿瘤直径>2cm；
- 特殊病理类型：透明细胞腺癌、小细胞内分泌癌、未分化癌等；
- 术中发现盆腔淋巴结转移，特别是髂总淋巴结转移；
- 术中扪及腹主动脉旁淋巴结增大。

(3) 术后辅助放疗

宫颈癌术后辅助放疗

放疗方式	指征	剂量
盆腔外放射①	盆腹腔淋巴结转移；宫旁组织受累；脉管受累；肿瘤侵犯宫颈间质(肌层)深部	46～50Gy(术中肉眼残留肿瘤，缩野照射至60Gy)
阴道后装放疗	手术切缘阳性；手术切缘阴性，但切缘距病灶<2cm	36～48Gy

①对腹膜后淋巴结明显增大、转移者，需局部加缩野照射；对盆腔淋巴结，特别是髂总淋巴结明显增大、转移者需加腹主动脉旁延伸野照射；手术后残余尿恢复放疗尽早开始。

宫颈肿瘤

(4) 术后辅助化疗

适于以下任何一种情况：腹膜后淋巴结转移；细胞分化差(G3)；脉管受累；术后病检发现肿瘤>4cm；病理类型为透明细胞腺癌、小细胞内分泌癌、未分化癌等。

同期放化疗(首选) 盆腔外放射同期给予 DDP 30～40mg/m^2，每周1次(不超过6次)。

放化疗序贯进行 化疗1～2疗程，放疗，放疗结束休息2周，再化疗2～3疗程。

单纯化疗 化疗3～4疗程。

(5) 巨块型Ⅰb2、Ⅱa期宫颈癌的手术治疗(肿瘤直径>4cm)

采用术前辅助治疗(缩小病灶)＋手术＋术后辅助放疗、化疗模式的综合治疗。对单纯腔内放疗12～18Gy，或单纯化疗1～2个疗程后病灶缩小不明显，或增大者，可考虑增加以下任何一种术前辅助治疗，或立即手术治疗。

腔内放疗 术前行腔内放疗18～30Gy，停放疗2～3周后手术。

化疗　术前化疗 2～3 疗程，化疗不良反应恢复后(通常2～3周后)手术。

腔内放疗＋化疗　术前化疗 2～3 疗程，同时行腔内放疗 18～30Gy。

6. 宫颈癌放射治疗

(1) 不同期别宫颈癌根治性放疗

宫颈癌根治性放疗列表

期别	放疗方式①	剂量(Gy)		辅助化疗②
		A 点	B 点	
Ⅰb_2/Ⅱ a 期(肿瘤直径≤4cm)	腔内放疗 ＋ 盆腔外照射	80～85	50～55	部分患者
Ⅰb_2/Ⅱ a 期(肿瘤直径＞4cm)	腔内放疗 ＋ 盆腔外照射	85～90	55～60	选用
Ⅱ b～Ⅳa 期	腔内放疗 ＋ 盆腔外照射	85～90	55～60	选用

①髂总、腹主动脉旁淋巴结阳性者：扩大放疗范围。
②辅助化疗：盆腔外放射同期给予 DDP 30～40mg/m^2，每周 1 次。

(2) 宫颈癌术后辅助放疗：同巨块型Ⅰb_2、Ⅱ$_a$期宫颈癌术前辅助治疗。

7. 宫颈癌的化学治疗

(1) 化疗指征：作为手术或放疗前的新辅助治疗，缩小肿瘤；与放疗联合应用于无法手术患者；作为术后辅助治疗，可单独应用或与放疗联用；复发患者。

(2) 化疗方案

宫颈癌化疗方案

方案	治疗方法		间隔时间	适用对象
BIP 方案	**BLM**	15mg＋ GNS% 1000ml iv gtt　第 1 日	3 周	鳞癌
	IFO①	1.0g/m^2＋平衡盐 500ml　iv gtt(＞30 min) qd 第 1～5 日		
	DDP②	50mg/m^2＋ 0.9% NS 500ml　iv gtt 第 1 日		

宫颈肿瘤

方案	治疗方法		间隔时间	适用对象
FP 方案	5-FU	1g/m² iv gtt 第1～4日(96h 持续静脉泵入)	3周	鳞癌
	DDP[②]	同 BIP 方案		
CPP 方案	CPT-11[③]	80mg/m²＋0.9% NS 250ml iv gtt(90min)第1、8日	3周	鳞癌 腺癌
	DDP	同 BIP 方案		
TP 方案 (推荐)	Paclitaxel[④]	135～175mg/m²＋5%GS (0.9% NS) 500ml iv gtt(＞3h) 第1日	3周	鳞癌 腺癌
	DDP	同 BIP 方案		
PVB 方案	DDP	同 BIP 方案 第1日	3周	鳞癌
	VCR	1mg ＋ 0.9% NS 10ml iv 第1日		
	BLM	20mg/(m²·d)＋ 0.9% NS 500ml iv gtt 第1～3日		

宫颈肿瘤

①IFO：异环磷酰胺，在用 IFO 后的第 0、4、8h 分别给予美司钠(剂量为 IFO 的 20%)入 0.9%NS，静脉注射。目的在于保护尿路、解毒。

②DDP：顺铂，具有肾毒性，使用时注意水化。对肾功受损者，可选用卡铂 AUG 5～6，分 2～3d，以 5%GS 稀释后静脉滴注、推注或盆腔动脉灌注。无盆腔动脉灌注条件可予静脉滴注给药 50mg/m²，注意水化、肾功能保护。

③CPT-11：伊立替康，滴注前使用阿托品 0.5mg，皮下注射，当天早晨禁食，出现腹泻者使用洛哌丁胺。

④Paclitaxel：紫杉醇，可用多西他赛代替，用法：75mg/m² ＋ 5% GS (0.9% NS) 500ml，iv gtt(＞3h) 第1日，同时此类药物使用前预防过敏反应即：地塞米松 20mg，口服，2 次(化疗当日晨 0:00、晨 6:00)；苯海拉明 40mg，im；西咪替丁 0.4g ＋ NS 100ml，iv gtt；心电监测 6h。

(3) 复发病例的化疗方案：选用患者以前未用过的、对宫颈癌有效的化疗药物；用药过程中注意骨髓抑制情况。

复发性宫颈肿瘤化疗方案

方案	治疗方法		间隔时间
CPT-11 ＋ nedaplatin 方案	CPT-11	80mg/m^2＋0.9% NS 250ml iv gtt(90 min) 第 1 日、第 8 日	3 周
	nedaplatin	80～100mg/m^2＋0.9%NS，500ml iv gtt 第 1 日	
Paclitaxel ＋ IFO ＋ DDP 方案	Paclitaxel	135～175mg/m^2＋5%GS（0.9% NS）500ml，iv gtt（＞3h）第 1 日	3 周
	IFO	1.5～2.0g/m^2 ＋5%GS 250ml iv gtt(＞30 min) qd 第 1～4 日	
	DDP	总量 60～75mg/m^2 ＋0.9%（3%）NS 分 2～3d iv gtt/盆腔动脉灌注	
IFO ＋ DDP ＋ PLM/BLM 方案	IFO	1.5～2.0g/m^2＋5%GS 250ml iv gtt(＞30 min)qd 第 1～4 日	3 周
	DDP	总量 60～75mg/m^2 ＋0.9%（3%）NS，分 2～3d iv gtt/盆腔动脉灌注	
	PLM	40mg 或 BLM 45mg 分 2～3 天 NS 稀释后静推	
Topotecan ＋ DDP 方案	Topotecan	0.75mg/m^2＋0.9% NS 100ml iv gtt(30min) 第 1～3 日	3 周
	DDP	50mg/m^2＋0.9% NS 250ml iv gtt 第 1 日	

8.特殊类型肿瘤的处理

(1)宫颈小细胞内分泌癌：根据病期可进行手术治疗或放疗，但各期均需辅以化疗。

宫颈小细胞内分泌癌化疗方案

方案	治疗方法		间隔时间
EP 方案	VP-16	足叶乙甙 40mg/(m^2·d) iv gtt 第 1～5 日	3 周
	DDP	25mg/(m^2·d) iv gtt 第 1～5 日	
CPP 方案	CPT-11①	120mg/m^2＋0.9% NS 250ml iv gtt(90 min) 第 1 日、第 8 日	2 周
	DDP	总量 70～75mg/m^2 ＋0.9%（3%）NS 分 2～3d iv gtt	

①CPT-11 滴注前使用阿托品 0.5mg，皮下注射，当天早晨禁食。出现腹泻者使用洛哌丁胺。

(2)宫颈黑色素瘤：手术治疗为主，辅助免疫治疗。其中，辅助免疫治疗可采用树突状细胞(DC)瘤苗治疗；大剂量干扰素治疗。不能手术者可选择以下含 DTIC 的联合化疗方案。

宫颈黑色素瘤化疗方案

方案	治疗方法	间隔时间
BOLD 方案	**BLM** 15mg iv 第 1 日、第 4 日	3 周
	VCR 1mg/m² iv 第 1 日、第 5 日	3 周
	CCNU 80mg/m² po 第 1 日	6 周
	DTIC 200mg/m² iv gtt 第 1～5 日	3 周
CBDT 方案	**DDP** 25mg/m² iv gtt 第 1～3 日	3 周
	BCNU 150mg/m² iv gtt 第 1 日	3 周
	DTIC 200mg/m² iv gtt 第 1～3 日	3 周
	Tamoxifen 10～20mg po bid 化疗开始前 1 周至化疗结束	
CVD 方案	**DDP** 20mg/m² iv gtt 第 1～4 日	3 周
	VCR 1.5mg/m² iv(分 2 天) 第 1～4 日	3 周
	DTIC 200mg/m² iv gtt 第 1～5 日	3 周

(3)宫颈淋巴瘤：能手术者，可行宫颈癌根治术，术后辅以化疗；不能手术者行根治性放疗、化疗；需保留生育功能者可考虑以化疗为主。根据病理类型，请肿瘤内科医生会诊，制定化疗方案和疗程。

9. 宫颈癌合并妊娠处理

结合患者妊娠时间、肿瘤分期、患者及家属意愿，综合考虑选择何种方式、是否终止妊娠等。

妊娠合并宫颈癌临床处理

妊娠时间	Ⅰa_1，Ⅰa_2期	Ⅰb，Ⅱa期	Ⅱb期，Ⅲ期
＜12周	全子宫切除术（同非妊娠期）	根治性全子宫切除术；或后装放疗 20Gy（2周），清空宫内组织，行盆腔外照射	行后装放疗，自发流产并已清空宫内残留组织后行盆腔外照射
12～24周	全子宫切除术（同非妊娠期）	根治性全子宫切除术；或后装放疗2周内剖宫取出死胎，行盆腔外照射	后装放疗2周内剖宫取出死胎，行盆腔外照射
24～32周	等待至32周，行羊水、类固醇检查胎儿肺成熟度；处理同＞32周	等待至32周，行羊水、类固醇检查胎儿肺成熟度；处理同＞32周	等待至32周，行羊水、类固醇检查胎儿肺成熟度；处理同＞32周
＞32周	剖宫产术＋全子宫切除术	剖宫产术＋根治性全子宫切除术；或剖宫产术，术后待子宫恢复后行全量放疗	剖宫产术，术后待子宫恢复后行全量放疗

10.复发性宫颈癌的处理

(1) 手术后复发性宫颈癌的治疗

一般选择放疗，并行同期化疗（DDP 每周 30～40mg/m^2）；如病灶局限在盆腔，未达盆壁，尤其对有瘘（直肠瘘、膀胱瘘等）存在者，可考虑行盆腔脏器廓清术。

(2) 放疗后复发性宫颈癌的治疗

根据复发或未控情况，可考虑选择全身或局部动脉灌注化疗；部分患者可行手术治疗，术后辅以化疗；能否行再次放射治疗，需经多学科讨论决定。

单纯全子宫切除术 适用于中央型复发，且双侧宫旁未及明显增厚者。

盆腔脏器廓清术 适用于估计可切除的浸润到膀胱或直肠的中央型复发；无腹腔或盆腔外扩散；在盆壁与肿瘤之间有可以切割的间隙。

11. 不规范治疗宫颈癌病例的补充治疗

(1) Ⅰa_2 期及以上浸润性癌仅行单纯全子宫切除术者,补救措施可选择:放射治疗(腔内放疗+盆腔外照射);广泛宫旁组织切除+阴道上段切除+盆腔淋巴结切除术+腹主动脉旁淋巴结切除术(指征存在时)。

(2) Ⅰa_2 期及以上浸润性癌仅行单纯全子宫切除+盆腔淋巴结清扫术者,补救措施可选择:盆腔淋巴结(+),腔内放疗+盆腔大野外照射;盆腔淋巴结(-),腔内放疗+盆腔小野(膀胱野)外照射。

(3)化疗参见化疗指征及方法。其他处理肿瘤科、放疗科、妇产科共同讨论后制订方案。

12. 随访

(1) 随访间隔

- 第 1 年:每 1～2 月 1 次;
- 第 2～3 年:每 3 月 1 次;
- 第 3 年后:每 6 月 1 次;
- 第 5 年后:每年 1 次。

(2) 随访内容

- 询问症状、体格检查、妇科检查;
- 每 3～6 月检测肿瘤标记物;
- 每 6 月行宫颈或阴道细胞学检查;
- 每 6 个～12 月复查胸片、B 超 1 次;
- 盆腹腔 CT /MRI 每年 1 次,直至 5 年;必要时行 PET/CT 检查;
- HPV-DNA 检查每年 1 次。

子宫肿瘤

子宫肌瘤

子宫肌瘤(门诊治疗)

项目名称	项目内容
辅助检查	血细胞分析＋五分类 肝功十一项＋肾功两项＋离子五项 宫颈细胞学检查[①] 妇科B超(子宫、双附件等)
药物治疗[②]	方案A　米非司酮 12.5mg po qd 方案B　促性腺激素释放激素类似物(GnRHa)注射用曲普瑞林 3.75mg im qm 方案C　复方醋酸棉酚片 20mg po qd(连服3月) 中药治疗　宫瘤宁、宫瘤清等按说明书服用
子宫动脉栓塞术[③]	
射频消融治疗	高频超声聚焦消融术(HIFU)
手术治疗[④]	子宫肌瘤切除术[⑤] 经腹子宫肌瘤切除术 经阴道子宫肌瘤切除术 腹腔镜子宫肌瘤切除术 宫腔镜子宫肌瘤(黏膜下)切除术 子宫切除术 经腹全子宫切除术 经阴道全子宫切除术 腹腔镜全子宫切除术
随访[⑥]	

① 保留子宫,行子宫肌瘤切除术患者均建议行宫颈细胞学检查,排除宫颈病变。

② 药物治疗适用于术前准备、围绝经期过度治疗。治疗前、治疗中均需定期复查肝肾功能，谨防药物引起肝损害。服用复方醋酸棉酚片者还需注意补钾，谨防低钾血症。治疗后瘤体缩小，但停药3月后可能瘤体再次增大。

③ 浆膜下有蒂子宫肌瘤不宜选择此种治疗。

④ 手术治疗适应证：

➤ 宫体大于孕10周大小如下；

➤ 有压迫症状；

➤ 月经量大、继发贫血；

➤ 怀疑恶变；

➤ 绝经前后发现或绝经后子宫仍增大者；

➤ 不能排除合并卵巢肿瘤者；

➤ 是患者不孕原因者；

➤ 特殊部位肌瘤，如宫颈肌瘤、黏膜下肌瘤、浆膜下肌瘤蒂扭转等。

⑤ 子宫肌瘤切除术最佳手术时机：早卵泡期。

⑥ 若病人已近绝经期、子宫肌瘤较小、子宫小于妊娠12周大小，无明显压迫症状，月经量无明显增多，子宫内膜无病变，可随访观察。

知识拓展

1. 子宫肌瘤异常出血原因

(1) 宫腔大、内膜面积大。

(2) 子宫收缩差。

(3) 合并内膜增生，或息肉样改变(17%)。

(4) 黏膜下肌瘤感染(10%～15%)。

(5) 围绝经期。

(6) 慢性盆腔炎、充血。

(7) 肌瘤压迫子宫内膜静脉，致内膜充血。

2. 子宫肌瘤生长方式的变异

(1) 弥漫性子宫平滑肌瘤病。

(2) 播散性腹腔内平滑肌瘤病。

(3) 脉管内平滑肌瘤病(静脉内/淋巴管内)。

(4) 转移性平滑肌瘤病(肺、淋巴结等)。

3.特殊类型子宫肌瘤的处理

(1) 交界性子宫平滑肌瘤:介于普通平滑肌瘤和平滑肌肉瘤之间的交界性肿瘤。病理表现为细胞丰满、异型、核分裂象增多,可分为以下三型。

富于细胞型(CL) 肿瘤细胞丰富、密集,也称生长活跃;无细胞异型;核分裂象少(1~5 /10HPF)。

奇异型(BL) 肿瘤细胞异型,奇形怪状,可见瘤巨细胞;核分裂象很少或无(0~3/10HPF)。

核分裂活跃型(mAL) 肿瘤细胞轻度异型或无异型或坏死;核分裂象较多(5~9/10HPF)。

子宫交界性平滑肌瘤与普通平滑肌瘤临床特征相同,预后良好,处理相同,有生育要求者可行肌瘤切除术,术后需严密随访。

(2) 恶性潜能不能肯定的平滑肌瘤(STUMP)

诊断标准 肿瘤细胞异型,核分裂象 2~4 /10HPF;核分裂象>15 /10HPF,但无细胞密集和异型性;核分裂较少,但有坏死瘤细胞。

鉴别诊断 平滑肌肉瘤核分裂象>10 /10HPF,细胞异型性显著,伴有凝固性坏死。

(3) 静脉内平滑肌瘤病:多见于 45 岁左右,表现为不规则出血,腹部不适,盆腔包块;可见于下腔静脉、肺内等的瘤栓等。

来源 血管平滑肌或子宫平滑肌瘤。

治疗 全子宫+双附件切除术+子宫外肿瘤切除术。

预后 好,复发不多见;复发后仍可再次手术。

注意 此类肿瘤为激素依赖性,保留卵巢可促进残余肿瘤浸润性生长,故绝经后不主张 HRT。

子宫肌瘤

子宫肌瘤(手术治疗)

长期医嘱	临时医嘱
按妇科常规护理	血细胞分析＋五分类
Ⅱ级护理	尿液分析＋尿沉渣定量(流式法)
无渣半流食	大便常规
阴道灌洗上药 qd	肝功十一项、肾功两项、离子五项、血糖
诺氟沙星胶囊 0.2g po tid	血凝全套
甲硝唑片 200mg po tid	乙肝五项定量、丙肝定性
术后长期医嘱	血型检测
按 XX 麻醉下 XX 术后常规护理	RPR＋TPPA＋HIV 抗体检测
Ⅰ级护理[3]	妇科 B 超(经阴道)
禁食水[3]	心电图
留置导尿[4]	胸部正侧位片
一般专项护理(会阴护理) bid	心脏彩超[1]
氧气吸入(3L/min) 6h	肺通气功能[1]
心电监测 (10h)	空腹血糖、餐后血糖[1]
测血压脉搏 10h (qh)	宫颈细胞学检查(TCT)
0.9% NS 100ml 注射用头孢曲松钠 2g iv gtt q12h	缩宫素[2] 0.01U 点左眼(皮试)
10%GS 500ml 氨甲苯酸注射液 0.2g 酚磺乙胺注射液 2g iv gtt qd	**术前临时医嘱** 拟于 XX:XX 在 XX 麻醉下行 XX 术治疗[6] 术前 12h 禁食，6h 禁水
10% GS 500ml 三磷酸腺苷注射液 40mg 维生素 C 注射液 2g 辅酶 A 粉针 100U iv gtt qd	注射用头孢曲松钠 0.05mg 皮试 复方聚乙二醇电解质 108.68g po(术前晚) 一般专项护理(备皮) 配血(浓红 6U、血浆 600ml)
奥硝唑氯化钠注射液 0.5g iv gtt bid	**术后临时医嘱**
转化糖电解质注射液 500ml iv gtt qd	标本送病理检查
5% GS 500ml 氯化钾注射液 10ml 硫酸镁注射液 10ml 维生素 C 注射液 3g iv gtt qd	腹部伤口置沙袋(6h) 血细胞分析＋五分类(术后第 2 日) 腹部伤口换药(术后第 2 日) 腹部伤口换药(术后第 5 日)
阴道血浆引流管持续引流通畅[5]	
5% GS 500ml 缩宫素[6] 20U iv gtt qd	

① 年龄大于55岁，建议完善检查，进一步评估患者身体状况，能否耐受手术。同时建议自入院给予心肌极化、营养心肌治疗。

② 子宫肌瘤切除术者选用。

③ 手术当日Ⅰ级护理、禁食水；术后第1日即可Ⅱ级护理、不胀气全流食；术后第2日即可半流食；术后第3日即可普食。

④ 术后一般留置导尿24h。

⑤ 腹腔镜手术、阴式手术建议留置阴道血浆引流管，观察腹腔内出血情况，若无引流液，可次日拔出。

⑥ 经腹子宫肌瘤切除术、经腹全子宫切除术、经阴道子宫肌瘤切除术、经阴道全子宫切除术、宫腔镜子宫肌瘤（黏膜下）切除术均可采用联合麻醉。腹腔镜子宫肌瘤切除术、腹腔镜全子宫切除术采用全麻。

⑦ 目前，止血合剂已不再常规使用。

知识拓展

1.（腹腔镜、经腹、经阴道）全子宫切除术术前患者病情告知书

除去1～3腹腔镜特有情况外，其余为经腹或经阴道全子宫切除术病情告知书。

（1）手术如腹腔粘连重，气腹不能形成等原因，中转开腹手术可能。

（2）腹腔镜手术可能导致高碳酸血症，皮下、腹膜下气肿、腹膜后等部位血肿、血气栓形成、如气栓形成导致患者死亡可能。

（3）术中可能电灼伤、电烧伤。

（4）术中周围脏器损伤，如肠管、膀胱、输尿管等，致尿瘘、粪瘘，可能需再次手术。

（5）贫血导致术中弥漫性出血、DIC、休克等。

（6）术中术后大出血，致失血性休克。

（7）术中探查如性质可疑需送快速冰冻，据冰冻结果决定手术范围。

（8）术后出现肠粘连、肠梗阻、包裹性积液、盆腔血肿等，必要时需行二次手术。

（9）术后伤口感染，脂肪液化，延期愈合。

（10）下肢静脉血栓形成，致血栓性静脉炎，血栓脱落而致猝死。

（11）术后病检如为恶性，可能需补充放疗，化疗等，或需补充手术。

(12)术后出现呼吸道感染,坠积性肺炎。

(13)因麻醉及手术刺激,术中、术后心脑血管意外,危及生命。

(14)输血、输液反应。

(15)术后泌尿系感染。

(16)术后阴道残端出血,感染,愈合不良可能。

(17)其他。

2.(腹腔镜经腹、经阴道)子宫肌瘤切除术术前患者病情告知书

除去1～3腹腔镜特有情况外,其余为经腹或经阴道全子宫切除术病情告知书。

(1)手术如腹腔粘连重,气腹不能形成等原因,中转开腹手术可能。

(2)腹腔镜手术可能导致高碳酸血症,皮下、腹膜下气肿、腹膜后等部位血肿、血气栓形成、如气栓形成导致患者死亡可能。

(3)术中可能电灼伤、电烧伤。

(4)术中周围脏器损伤,如肠管、膀胱、输尿管,形成粪瘘、尿瘘等,需二次手术。

(5)术中、术后大出血,致失血性休克。

(6)术后出现肠粘连、肠梗阻,包裹性积液,血肿需二次手术。

(7)术后伤口感染,脂肪液化、伤口延期愈合。

(8)术后尿路感染,尿失禁、慢性尿潴留,需长期留置尿管或膀胱造瘘。

(9)术中、术后心脑血管意外可能。

(10)切除肌瘤,保留子宫,可能不能改善月经情况。

(11)肌瘤切不净、肌瘤复发可能。

(12)术后瘤腔感染,血肿形成,必要时需二次手术。

(13)术后病理回报若为恶性肿瘤需要补充治疗,如再次手术、化疗、放疗等。

(14)术中如为肌腺瘤,则无法切净,仅缩小瘤体。

(15)输血、输液反应。

(16)术后避孕2年。

(17)不排除其他意外发生。

3.宫腔镜子宫黏膜下肌瘤切除术术前患者病情告知书

(1)损伤:宫颈撕裂,子宫穿孔,周围脏器如肠管、膀胱、输尿管等损伤,严

重时需开腹手术。

(2)出血:术中、术后出血,必要时压迫止血,严重时需开腹手术切除子宫。

(3)感染:发生弥漫性腹膜炎及败血症或宫腔粘连。

(4)人流综合征。

(5)宫腔镜不能解决子宫肌壁间肌瘤。

(6)术野暴露不佳,导致手术失败。

(7)膨宫液大量进入血循环,导致体液超负荷低钠血症和肺水肿,导致 TURE 综合征。

(8)宫腔镜下难以切除,中转开腹切除。

(9)意外电损伤可能:电灼伤,电击伤。

(10)术后宫颈管粘连、宫腔粘连、宫腔积血,致经血不畅,痛经,严重时致盆腔子宫内膜异位症,继发不孕。

(11)肌瘤切除不净或术后复发可能。

(12)术中、术后空气栓塞、死亡;术中、术后出现心衰、心脏骤停。

(13)术后不孕可能,若有月经来潮,需严格避孕。

(14)术后病理若为恶性病变需补充化疗或放疗等治疗。

(15)输血、输液反应。

(16)其他。

子宫内膜病变

子宫内膜增生

项目名称	项目内容
辅助检查	血细胞分析+五分类
	肝功十一项+肾功两项
	白带常规
	妇科经阴道 B 超
	盆腔 MRI
	分段诊刮术(宫腔、宫颈管内)
	宫腔镜检查+活检术
药物治疗	方案 A　氯米芬[①] 50～100mg po qd ×5d(月经第 5～10 日)

项目名称	项目内容
	方案 B　甲羟孕酮 10mg po qd ×10d(服第 15～25 日)
	方案 C　黄体酮胶囊 100mg po bid ×10d(服第 15～25 日)
	方案 D　甲地孕酮 160mg po qd 连续用药 3 个月
	方案 E　甲羟孕酮 200mg po qd 连续用药 3 个月
	方案 F　己酸孕酮 500mg po qw 连续用药 3 个月
	方案 G　复方醋酸棉酚片[2] 20mg po qd 连续用药 3 个月
手术治疗	子宫切除术(医嘱同子宫肌瘤,见 P264) 经腹全子宫切除术 经阴道全子宫切除术 腹腔镜全子宫切除术 子宫内膜切除术(宫腔镜)
随访[3]	

① 在使用孕激素同时应用促排卵药物,或在内膜病变转化后,再加用促排卵药物。

② 棉酚片可直接抑制卵巢,使内膜高度萎缩。

③ 主要为药物治疗的临床随访。应定期刮宫,以 3 个月为 1 个疗程,每疗程结束后经刮宫观察子宫内膜反应。子宫内膜腺体出现分泌反应或萎缩,无增生现象,说明子宫内膜转化好,可停药观察;治疗后子宫内膜增生虽好转,但未完全恢复正常者,应继续用药;治疗后病变无好转或反加重的顽固性病例及停药后复发者,应警惕癌变的可能,宜改行手术治疗。

知识拓展

1. 子宫内膜增生分类

单纯性增生　腺体、间质均增生;1%癌变率。

复合性增生　腺体增生明显,无间质增生;3%～8%癌变率。

不典型增生　腺上皮细胞出现异型性;29%～45%癌变率。根据增生腺体是否出现背靠背群集分为:简单性不典型增生、复杂性不典型增生;根据组织学病变程度不同又分为:轻度、中度、重度不典型增生。

2. 子宫内膜增生诊断

病因 子宫内膜增生与雌激素过度刺激密切相关。主要包括：无排卵、肥胖、多囊卵巢综合征、内分泌功能性肿瘤、外源性雌激素应用等。

症状 月经异常。表现为不规则阴道出血、月经稀少或闭经，一段时间后继发长期不规则出血。

辅助检查 经阴道超声、分段诊刮、子宫内膜或宫颈内膜活组织检查、宫腔镜检查。

3. 子宫内膜不典型增生的治疗

子宫内膜不典型增生的治疗原则是阻止病变向内膜癌发展，控制出血，纠正不育，可通过药物和手术治疗。

(1) 药物治疗：适用于年轻而期盼生育者；不适于手术者，如特别肥胖、合并内外科疾病致使手术耐受性差者。

选药 主要为孕激素，如甲羟孕酮、氯地孕酮、己酸孕酮、甲地孕酮等；促排卵药物；GnRHα 类；复方醋酸棉酚片。

方法（与子宫内膜不典型增生的类型密切相关）

轻度子宫内膜不典型增生：选用周期性小剂量孕激素，如方案 B，同时应用促排卵药物（方案 A）；或在内膜病变转化后再加用促排卵药物；围绝经期患者可选用方案 G。

中度、重度子宫内膜不典型增生：选用大剂量孕激素持续性治疗，如方案 D、E、F。

预后

病变消退或好转：药物治疗后 94% 的子宫内膜不典型增生好转或消退。

病变无好转或加重：是否坚持治疗与该结局存在明显的相关性。

受孕：25% 患者可妊娠，足月分娩。

复发：复发率约为 20%，与体内雌激素长期持续高水平，未能彻底纠正有关。

癌变：多数出现在中、重度子宫内膜不典型增生患者。

影响疗效的因素 是否坚持用药。轻度子宫内膜不典型增生一般对药物反应好且快，妊娠率高。中、重度子宫内膜不典型增生，特别是重度对药物反应较差，停药后易再发。内膜组织中 PR 含量高，对药物反应好;PR 阴性者可用药物提高 PR 含量以提高疗效,如加用三苯氧胺。

(2) 手术治疗指征

无生育要求者,特别是围绝经期妇女;药物治疗无效或停药后复发者;与子宫内膜癌鉴别困难者;患者知情选择手术者。

4.子宫内膜增生治疗原则

首先要明确诊断,查清内膜增生原因:有无多囊卵巢、卵巢功能性肿瘤或其他内分泌功能紊乱等。有上述任何情况者应作针对性的治疗。同时对子宫内膜增生开始对症治疗,包括药物治疗或手术治疗。治疗方案选择应根据患者年龄、内膜增生类型、对生育要求等而有不同的处理方案。

(1) 不同年龄,不同考虑

年轻期盼生育者 要防止过分诊断,过分处理,建议妇科内分泌治疗。

围绝经或已绝经妇女 要警惕子宫内膜不典型增生合并子宫内膜癌同时存在的可能,应多考虑行子宫切除术。

(2) 不同的内膜增生类型,不同处理原则

子宫内膜单纯性增生及复合性增生

年轻患者:多为不排卵性功血,应测基础体温,确诊为单相不排卵者,可采用促排卵治疗。

生殖期患者:一般诊刮一次即可控制出血,如刮宫后仍有出血,应行经阴道 B 超、宫腔镜检查,以排除黏膜下肌瘤、内膜息肉等其他器质性病变。生殖期伴发不育,临床表现为不排卵的多囊卵巢综合征者,则按 P-COS 方案治疗。

绝经过渡期患者:常属不排卵功血,若刮宫止血后月经稀发且血量多或流血时间长,则每两个月周期性孕激素治疗 1 次(方案 B、C),3 个治疗周期后随访观察。

绝经后患者:应询问是否用单纯雌激素替代疗法。刮宫后可暂停替代疗法或加用孕激素。

内膜不典型增生

年轻或生殖期有生育要求者:药物治疗为主。不典型增生是潜在恶性的癌前病变,如果不治疗,20%将发展为癌。但癌变发生在年轻患者较少见,年轻及生殖期患者药物治疗效果佳,故可选择药物治疗,以保留生

育功能。

绝经过渡期或绝经后期:子宫切除术。年龄是内膜增生恶变的主要高危因素,因此对于这一年龄组患者以切除子宫为宜。

5. 子宫内膜增生的转归

子宫内膜增生发展为癌的演变过程,每一步约需3～5年,不同病理分级发展为癌概率不同。单纯性增生为1%;复合性增生为3%～8%;轻度不典型增生为15%,中度不典型增生为24%,重度不典型增生为45%。同时,是否接受孕激素治疗、对孕激素治疗的反应,以及年龄因素(绝经前3%;绝经后25%。),均对转归有影响。多数子宫内膜增生保持稳定(18%)或退化(74%)。个体存在高危因素也将会加速癌变过程。

子宫内膜病变

子宫内膜癌

长期医嘱	临时医嘱
按妇科常规护理	血细胞分析+五分类
Ⅱ级护理	尿液分析+尿沉渣定量(流式法)
无渣半流食	大便常规
阴道灌洗上药 qd	肝功十一项、肾功两项、离子五项、血糖
诺氟沙星胶囊 0.2g po tid	血凝全套
甲硝唑片 200mg po tid	乙肝五项定量,丙肝定性
术后长期医嘱	血型检测
按全麻下XX术后常规护理	RPR+TPPA HIV
Ⅰ级护理	妇科B超(经阴道)①
禁食水	心电图
留置导尿	胸部正侧位片
一般专项护理(会阴护理) bid	心脏彩超②
氧气吸入(3L/min) 6h	肺通气功能②
心电监测 (10h)	空腹血糖、餐后血糖
测血压脉搏 10h(qh)	肿瘤标记物③

长期医嘱		临时医嘱
0.9% NS 100ml	iv gtt q12h	盆腔/腹腔 CT 或 MRI 或 PET④
注射用头孢曲松钠 2g		分段诊刮术⑤
10%GS 500ml	iv gtt qd	血清雌、孕激素检测
氨甲苯酸注射液⑦ 0.2g		**术前临时医嘱**
酚磺乙胺注射液⑦ 2g		拟于 XX:XX 在全麻下行 XX 术治疗
奥硝唑氯化钠注射液 0.5g iv gtt bid		术前 12h 禁食,6h 禁水
转化糖电解质注射液 500ml iv gtt qd		注射用头孢曲松钠 0.05mg 皮试
5% GS 500ml	iv gtt qd	复方聚乙二醇电解质 108.68g po(术前晚)
三磷酸腺苷注射液 40mg		一般专项护理(备皮)
维生素 C 注射液 2g		配血(浓红 8U、血浆 800ml)
辅酶 A 粉针 100U		**术后临时医嘱**
10% GS 500ml	iv gtt qd	标本送病理检查
维生素 B_6 注射液 200mg		标本免疫组化查雌孕激素受体(ER、PR)⑥
甲氧氯普胺注射液 20mg		腹部伤口置沙袋 6h
维生素 C 注射液 3g		血细胞分析+五分类(术后第 2 日)
复方氨基酸注射液 500ml iv gtt qd		腹部伤口换药(术后第 2 日)
		腹部伤口换药(术后第 5 日)

① 经阴道 B 超观察绝经后子宫内膜以 6mm 作为“警戒线”,敏感性和特异性分别为 97%和 48%;阳性预测值和阴性预测值分别为 41%和 98%。

② 年龄大于 55 岁,建议完善检查,进一步评估患者身体状况,能否耐受手术。同时建议自入院给予心肌极化、营养心肌治疗。

③ 检测 CA125,CA199,CA153。

④ 视患者病情决定检查项目。

⑤ 术前分段诊刮尽量明确子宫内膜癌病理组织学类型、病理分级。病理分级目前多采用 2003 年 WHO 三级分法,主要针对腺体成分、结构分级划分。G_1(高分化)以腺体结构为主,实性区≤5%;G_2(中分化)实性区 6%~50%;G_3(低分化)实性区>50%。

⑥ 初步评估术后孕激素治疗疗效。

⑦ 视术中情况而定，一般可不使用，以避免下肢静脉血栓形成。

知识拓展

1. 腹腔镜下子宫内膜癌术前患者病情告知书

若为开腹手术，去除 1～3 条即可。

(1)手术如腹腔粘连重，气腹不能形成等原因，中转开腹手术可能。

(2)术中可能电灼伤、电烧伤。

(3)皮下、腹膜下气肿、血肿形成，如气栓形成导致患者死亡。

(4)术中周围脏器损伤，如损伤肠管、膀胱、输尿管，致粪瘘、尿瘘等，必要时需二次手术。

(5)中度贫血致术中弥漫性出血、DIC 等，术后切口延期或不愈合、水肿等。

(6)术中术后大出血，致失血性休克。

(7)术后尿路感染，尿失禁，慢性尿潴留，需长期留置尿管或膀胱造瘘。

(8)术后出现肠粘连、肠梗阻、包裹性积液、血肿等并发症，可能需二次手术。

(9)术后伤口感染、脂肪液化、伤口延期愈合。

(10)术后淋巴囊肿、淋巴漏形成，致外阴、下肢水肿。

(11)下肢静脉血栓形成，致血栓性静脉炎，血栓脱落引起猝死。

(12)术后根据病检结果可能需要补充治疗，如化疗、放疗、免疫治疗。

(13)术后低雌激素状态，需激素替代治疗。

(14)术后坠积性肺炎、肺部感染。

(15)术后阴道残端出血、感染、愈合不良。

(16)术后肿瘤复发、远处转移可能。

(17)术后性生活障碍。

(18)因麻醉及手术刺激，术中、术后发生心脑血管意外，危及生命。

(19)输血、输液反应。

(20)其他。

2. 化疗前病情告知书

同卵巢恶性肿瘤，见P295。

3. 子宫内膜癌诊断临床路径

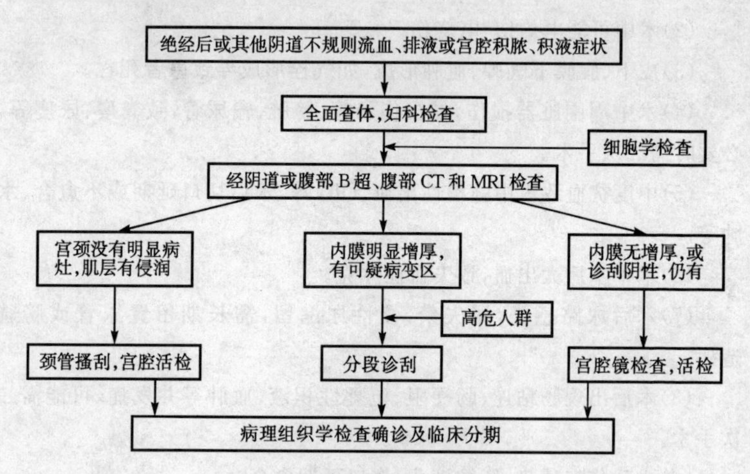

子宫内膜癌诊断临床路径图

4. 子宫内膜癌的分型

子宫内膜癌分型

	Ⅰ型	Ⅱ型
组织学类型	子宫内膜样腺癌	子宫内膜浆液性乳头状癌、透明细胞癌、腺鳞癌、黏液腺癌
发生率	80%	10%
临床特征	多发于围绝经期，常先发生或同时存在局灶增生	多发于绝经后妇女

	Ⅰ型	Ⅱ型
与激素的关系	雌激素依赖型	非雌激素依赖型
ER	+	-
与子宫内膜癌三联征相关性	有	无
子宫内膜病变基础	增生明显	萎缩、轻度增生
生物学行为	子宫内膜癌自身行为	与卵巢上皮癌极其类似
预后	好	差
浸润(肌肉、血管)	少	多
淋巴结转移	少	多
远处转移	少	多
手术范围	筋膜外全子宫+双附件切除术+盆腔、腹主动脉旁淋巴结切除术	筋膜外全子宫+双附件+大网膜+阑尾切除术+盆腔、腹主动脉旁淋巴结切除术

5. 子宫内膜癌治疗原则

治疗前根据临床症状、体征、实验室、影像学检查、肿瘤组织学类型、分化程度等进行初步临床分期,选择治疗方法;手术治疗是子宫内膜癌治疗的根本,为首选治疗手段;术后行手术-病理分期,进一步指导术后治疗。

6. 子宫内膜癌手术治疗

(1) 手术治疗目的:进行手术-病理分期、确定病变真实范围、确定预后相关因素;切除癌变子宫及其他可能存在的转移病灶。

(2) 术式选择依据

术前临床分期 包括妇科检查、分段诊刮病理结果、影像学检查及其他辅助检查;

术中探查 包括腹腔冲洗液细胞学检查;可疑病变部位活检及冰冻组织学检查;剖视子宫肉眼检查癌灶大小、部位、肌层浸润深度、宫颈管有无受累及癌灶冰冻组织学检查；

其他　患者年龄，全身健康状况、有无内科合并症等，综合考虑决定手术范围。

（3）各期手术治疗

临床拟诊Ⅰ期

手术方式：经腹/腹腔镜下筋膜外全子宫＋双附件切除术＋选择性盆腔淋巴结及腹主动脉旁淋巴结切除术或腹主动脉旁淋巴结取样术。

盆腔淋巴结清扫术指征：高危特殊病理类型：如浆液性乳头状癌、透明细胞癌、鳞癌及腺鳞癌；组织病理学分级为 G_3；术前影像学检查或术中探查发现盆腔淋巴结、腹膜后淋巴结增大；术中见肿瘤浸润子宫深肌层和/或宫颈；术中见病灶呈弥漫型；癌肿累及宫腔50％以上或血清CA125值有显著升高者。

腹主动脉旁淋巴结切除术指征：组织病理学分级为 G_3；并且侵犯子宫全层；高危特殊病理类型：如浆液性乳头状癌、透明细胞癌、鳞癌及腺鳞癌；术前影像学检查或术中探查发现腹主动脉旁或髂总淋巴结增大者；术中见明显盆腔淋巴结转移者；术中见附件有明显大块转移癌组织。

临床拟诊Ⅱ期　对高龄、过度肥胖有严重内科合并症Ⅱ期患者可选用化疗、放疗或激素治疗。宫颈/宫体病灶较大或宫旁明显受累者，可先行放疗、新辅助化疗，缩小病灶后再行手术治疗。

手术方式：经腹/腹腔镜下广泛性全子宫＋双附件切除术＋盆腔淋巴结及腹主动脉旁淋巴结切除术。

腹主动脉旁淋巴结切除术指征：同临床拟诊Ⅰ期。

临床拟诊Ⅲ期　盆腹腔内有病灶，行肿瘤细胞减灭术（含大网膜、阑尾），盆腔淋巴结、腹主动脉旁淋巴结切除术。有阴道及宫旁浸润者，最好先行放疗或新辅助化疗；缩小病灶后再行手术治疗。术后应用化疗、放疗、激素治疗等综合治疗，防止远处转移、消除残余病灶、预防复发。

临床拟诊Ⅳ期　个体化治疗。

有手术机会者：主张尽可能行肿瘤细胞减灭术，若缩瘤后残留癌灶＜1cm，术后加用紫杉类与铂类联合化疗可获较好疗效。

不能手术者：盆腔外转移者应选用全身化疗或激素治疗、局部放射治疗，特别对脑、骨转移疗效好。盆腔放射治疗有助于控制复发及局部癌灶所引起的并发症。肝、肺等单个脏器远处转移，可酌情进行介入治疗。

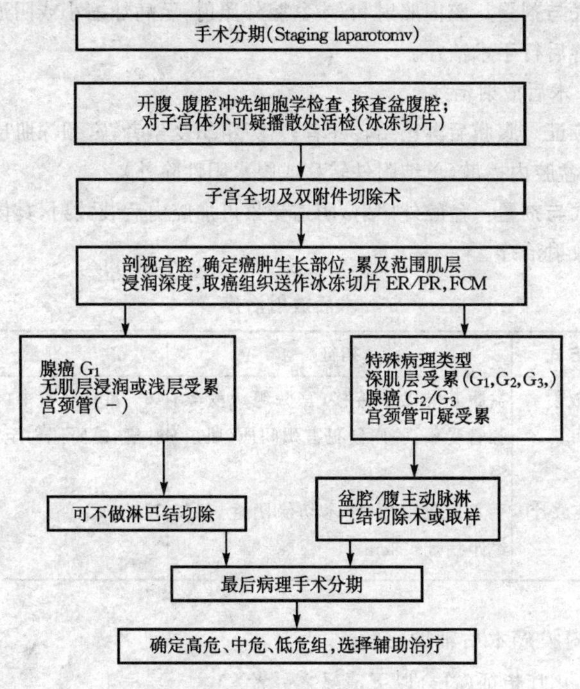

子宫内膜癌手术治疗流程图

7. 子宫内膜癌的放射治疗

(1) 全量放射治疗

适应证　有手术禁忌证者(如高血压、心脏病、严重糖尿病等各期患者)；晚期不能手术切除的病例。

方式与剂量　病情不同，放射治疗采用的方式和剂量也不同。腔内放疗＋盆腔外照射中 A 点 80～85Gy，B 点 50～55Gy。对盆腔淋巴结增大考虑转移者，需局部加缩野照射。有盆腔外转移者，可根据具体情况加用延伸野放射治疗。

(2) 术前放射治疗

适应证　宫颈或宫体病灶大，不宜手术切除者；阴道和/或宫旁浸润者。

方式与剂量　腔内照射和/或盆腔外照射，至病灶缩小或阴道旁浸润情况改善后行手术治疗。

(3) 术后放射治疗

适应证　腹膜后淋巴结转移者；宫旁组织受累者；宫颈深肌层或阴道受累者；盆腔内播散(单纯附件转移或腹水阳性除外)。

方式与剂量　盆腔外照射，阴道受累可加腔内后装放射，具体剂量同宫颈癌放射治疗。

术后放射治疗

放疗方式	指征	剂量
盆腔外放射	盆腹腔淋巴结转移；宫旁组织受累；脉管受累；肿瘤侵犯宫颈间质(肌层)深部	46～50Gy(术中肉眼残留肿瘤，缩野照射至60Gy)
阴道后装放疗	手术切缘阳性；手术切缘阴性、但切缘距病灶<2cm	36～48Gy

8. 子宫内膜癌术后辅助化疗

(1) 化疗指征(符合以下情况之一者)

- 肿瘤细胞分化差(G3)(Ⅰa期、Ⅰb期小病灶除外)；
- 脉管受累；
- 高危特殊病理类型：如浆液性乳头状癌、透明细胞癌；
- Ⅲ期、Ⅳ期患者；
- 术后复发者。

(2) 化疗方案：对曾接受过盆腔放疗患者，建议用顺铂代替卡铂。所有方案均为每3周重复1次，4～6个疗程。如患者同时存在放疗指征，可先行化疗2～4个疗程后放疗，放疗结束后再化疗2个疗程。

子宫内膜癌术后辅助化疗方案

方案	治疗方法
PA方案	**Doxorubicin** 50mg/m² iv 第1日 或 **THP** 60mg/m² iv 第1日 **DDP** 50～60mg/m²＋0.9%（3%）NS iv gtt 第1日
TP方案	**Paclitaxel**① 135～175mg/m²＋5%GS（0.9% NS）500ml iv gtt(＞3h) 第1日 **CDDP** AUC 5～6mg/(L·h)＋0.9% NS iv gtt 第1日
TAP方案	**Paclitaxel** 135～175mg/m²＋5%GS（0.9% NS）500ml iv gtt(＞3h) 第1日 **Doxorubicin** 45mg/m² iv 第1日 **DDP** 50～60mg/m²＋0.9%（3%）NS iv gtt 第1日

①Paclitaxel 可用 Docetaxel 代替，用法：75mg/m²＋5%GS（0.9% NS）500ml，iv gtt(＞3h) 第1日，同时此类药物使用前注意预防过敏反应，方法为：地塞米松化疗当日晨0:00、晨6:00口服20mg，一日2次；苯海拉明40mg im；西咪替丁0.4g＋NS 100ml iv gtt；心电监测6h。

9.子宫内膜癌激素治疗

(1) 孕激素治疗

适应证 对晚期或复发癌患者、不能手术切除者；腺癌分化好、早期、年轻、需要保留生育功能的患者；用于手术后或放疗后的辅助治疗。

作用机制 孕激素作用机制为“二步机理”。即孕激素先进入胞浆与受体结合形成复合物；然后进入胞核。孕激素与受体形成复合物进入细胞核，影响癌细胞DNA转录反应，延缓DNA、RNA复制，抑制肿瘤细胞生长。孕激素治疗后组织病理像为腺体与间质发生逆转改变，使癌细胞分化趋于成熟。

药物选择 以高效、大剂量、长期应用为宜(一般连续用药1～2年)。

方案A：甲地孕酮160mg po qd。

方案B：甲羟孕酮200～400mg po qd。

方案C：己酸孕酮500mg im qd；12周后改为500mg im 每周2次；共6月。

副反应 水钠潴留、消化道反应、水肿、药物性肝炎等，停药后可恢复。

(2) 抗雌激素药物治疗

适应证 同孕激素治疗。

作用机制 他莫昔芬(TAM)与雌激素竞争受体,抑制雌激素对子宫内膜增生作用;TAM 可提高体内孕激素受体水平(PR 水平低患者可先用 TAM 使 PR 水平升高后再用孕激素,或 TAM 与孕激素同时应用);TAM 大剂量可抑制癌细胞有丝分裂。

用法 TAM 10～20mg,po, bid,长期或分疗程应用。

副反应 潮热、急躁等类围绝经期综合征表现;骨髓抑制(白细胞、血小板计数下降);头晕、恶心、呕吐、不规则阴道少量流血、闭经、高血钙等其他副反应。

10. 复发性子宫内膜癌治疗原则

首次治疗为手术治疗,仅为阴道残端复发者可首选手术切除。首次治疗为放疗、次广泛或广泛性全子宫切除术后中心复发者,若全身情况允许,经严格选择及术前准备后,可行盆腔脏器廓清术。盆腔内孤立的复发灶可考虑手术切除。放射治疗是经常选择的手段,术后局部复发,不宜手术,可选择化疗、放射治疗。术后、放疗后远处转移,可行化疗、激素治疗、介入治疗等。

11. 子宫切除术后意外诊断子宫内膜癌的处理原则

肿瘤分化为 G_1 或 G_3 级、浅肌层浸润、无淋巴、血管间隙受累者,观察随访。肿瘤细胞分化 G_3 级,且病灶较大者;高危特殊病理类型,如浆液性乳头状癌、透明细胞癌;子宫深肌层浸润;脉管受累。有以上情况之一者,需补充行双附件切除+盆腹腔淋巴结切除术;或直接行盆腔外照射。侵犯宫颈肌层者,需补充行宫旁组织广泛切除+盆腔淋巴结切除术;或直接补充盆腔外照射。

12. 随访

(1) 随访间隔

- 第 1～2 年:每 2～3 月 1 次;
- 第 3～5 年:每 4～6 月 1 次;
- 第 5 年后:每年 1 次。

(2) 随访内容

- 询问症状、体格检查、妇科检查;

- 每3～6月检测肿瘤标记物；
- 每6～12月复查胸片、B超1次；
- 每6～12月复查阴道残端细胞学检查；
- 盆腹腔CT/MRI每年1次，直至5年；必要时行PET/CT检查。

子宫肉瘤

长期医嘱	临时医嘱
按妇科常规护理	血细胞分析＋五分类
Ⅱ级护理	尿液分析＋尿沉渣定量(流式法)
无渣半流食	大便常规
阴道灌洗上药 qd	肝功十一项、肾功两项、离子五项、血糖
诺氟沙星胶囊 0.2g po tid	血凝全套
甲硝唑片 200mg po tid	乙肝五项定量、丙肝定性
术后长期医嘱	血型检测
按全麻下XX术后常规护理	RPR＋TPPA HIV
Ⅰ级护理	妇科B超(经阴道)
禁食水	心电图
留置导尿	胸部正侧位片
一般专项护理(会阴护理) bid	心脏彩超①
氧气吸入(3L/min) 6h	肺通气功能①
心电监测 (10h)	空腹血糖、餐后血糖①
测血压脉搏 10h (qh)	肿瘤标记物②
0.9% NS 100ml 注射用头孢曲松钠 2g iv gtt q12h	盆腔/腹腔CT/MRI/PET③ 分段诊刮术③
10%GS 500ml④ 氨甲苯酸注射液 0.2g 酚磺乙胺注射液 2g iv gtt qd	**术前临时医嘱** 拟于XX:XX在全麻下行XX术治疗 术前12h禁食，6h禁水
奥硝唑氯化钠注射液 0.5g iv gtt bid	注射用头孢曲松钠 0.05mg 皮试
转化糖电解质注射液 500ml iv gtt qd	

术后长期医嘱	临时医嘱
5% GS 500ml ┐	**术前临时医嘱**
三磷酸腺苷注射液 40mg │ iv gtt qd	复方聚乙二醇电解质 108.68g po(术前晚)
维生素 C 注射液 2g │	一般专项护理(备皮)
辅酶 A 粉针 100U ┘	配血(浓红 8U、血浆 800ml)
10% GS 500ml ┐	**术后临时医嘱**
维生素 B_6 注射液 200mg │ iv gtt qd	标本送病理检查
甲氧氯普胺注射液 20mg │	腹部伤口置沙袋 6h
维生素 C 注射液 3g ┘	血细胞分析＋五分类(术后第 2 日)
复方氨基酸注射液 500ml iv gtt qd	腹部伤口换药(术后第 2 日)
	腹部伤口换药(术后第 5 日)

① 年龄大于 55 岁，建议完善检查，进一步评估患者身体状况，能否耐受手术。同时建议自入院给予心肌极化、营养心肌治疗。

② 无特异肿瘤标记物，部分病例可有 CA125、CA199、CA153、NSE、TSGF增高。

③ 视患者病情决定检查项目。诊刮对子宫肉瘤的诊断价值有限，大多数病例由术后组织病理学确诊。

④ 视术中情况而定，一般可不使用，以避免下肢静脉血栓形成。

子宫肿瘤

知识拓展

1. 经腹子宫肉瘤术前患者病情告知书

(1)术中周围脏器损伤，如损伤肠管、膀胱、输尿管，致粪瘘、尿瘘等，必要时需二次手术。

(2)中度贫血致术中弥漫性出血、DIC 等，术后切口延期或不愈合、水肿等。

(3)术中术后大出血，致失血性休克。

(4)术后尿潴留，尿路感染，尿失禁，需长期留置尿管或膀胱造瘘。

(5)术后出现肠粘连、肠梗阻、包裹性积液、血肿等并发症，可能需二次手术。

(6)术后伤口感染、脂肪液化、伤口延期愈合。

(7)术后淋巴囊肿、淋巴漏形成，致外阴、下肢水肿。

(8)下肢静脉血栓形成，致血栓性静脉炎，血栓脱落引起猝死。

(9)术后根据病检结果可能需要补充治疗，如化疗、放疗、免疫治疗。

(10)术后低雌激素状态，需激素替代治疗。

(11)术后坠积性肺炎、肺部感染。

(12)术后阴道残端出血、感染、愈合不良。

(13)术后病情控制不佳、术后复发可能。

(14)术后性生活障碍。

(15)因麻醉及手术刺激，术中、术后发生心脑血管意外，危及生命。

(16)输血、输液反应。

(17)其他。

2. 化疗前患者病情告知书

同卵巢恶性肿瘤，见 P295。

3. 子宫肉瘤病理分型

(1)子宫平滑肌肉瘤

来自子宫肌层或子宫血管壁平滑肌纤维，或子宫肌瘤肉瘤变。易发生血管、淋巴结、肺转移。巨检见肉瘤呈弥漫性生长，与子宫肌层无明显界限。剖面失去漩涡状结构，常呈均匀一片或鱼肉状。色灰黄或黄红相间，半数以上见出血坏死。镜下见平滑肌细胞增生，细胞大小不一，排列紊乱，核异型性，染色质多、深染且分布不均，核仁明显，有多核巨细胞，核分裂象＞5/10HPF，且核分裂象越多者预后越差。对放疗不敏感，确诊后应行全子宫＋双附件切除术＋盆腔淋巴洁清除术；化疗方案首选：PE(顺铂＋表柔比星)。预后良好的特征：绝经前；肉瘤局限肿瘤内；低分裂象(＜4/10HPF)；肌瘤无坏死及周围组织有玻璃样变。

(2)子宫内膜间质肉瘤

来自子宫内膜间质细胞，分两类。

低度恶性子宫内膜间质肉瘤　少见。有宫旁组织转移倾向，较少发生淋巴、肺转移。巨检见子宫球状增大，有多发性颗粒样、小团状突起，质如橡皮富弹性。

高度恶性子宫内膜间质肉瘤　恶性程度较高；巨检见肿瘤起源于子宫内膜功能层，向腔内突起呈息肉状，质软，切面灰黄色，鱼肉状，局部有出血坏死，向肌层浸润；镜下见内膜间质细胞高度增生，腺体减少、消失。瘤细胞致密，圆形或纺锤状，核大，分裂相多(＞10/10HP)，细胞异型程度不一。

(3)子宫恶性中胚叶混合瘤

肿瘤含肉瘤和癌两种成分，又称癌肉瘤。巨检见肿瘤从子宫内膜长出，向宫腔突出呈息肉样，多发性或分叶状，底部较宽或形成蒂状。镜下见癌和肉瘤两种成分，并可见过渡形态。

(4)横纹肌肉瘤

常见于头颈、四肢；泌尿生殖系发病率 30%～40%；腹膜后 11%～14%；女性生殖系统横纹肌肉瘤可发生于阴道、外阴、宫颈、子宫。病理类型包括以下三种类型。

胚胎型：又称葡萄簇状肉瘤，多见于小儿，预后好。

腺泡型：多见于 11～19 岁少年，预后差。

多形性：多见于成人，预后好。采用保守治疗、化疗、局部放疗。

4. 子宫肉瘤的治疗原则

(1)以手术治疗为主，辅以化疗、放疗、激素治疗。

(2)手术时在探查前常规取腹水或生理盐水腹腔冲洗液，送病理细胞学检查，以便术后肿瘤分期。

(3)不能手术者，在取得病理学诊断后，可考虑行化疗或放疗。

(4)对子宫内膜间质肉瘤可考虑激素治疗。

5. 子宫肉瘤的手术治疗

(1) 临床拟诊Ⅰ期、Ⅱ期

手术方式

Ⅰ期：筋膜外全子宫＋双附件切除术(闭合式离断阴道)。

Ⅱ期：可考虑行根治性子宫切除术。

盆腔和/或腹主动脉旁淋巴结清扫术指征　子宫平滑肌肉瘤具有肿瘤直径＞5cm；核分裂象＞10/10HPF；脉管受累预后不良因素；子宫高级别未分化肉瘤；术前影像学检查或术中探查发现盆腔淋巴结和(或)腹主动脉旁淋巴结增大；术中见肿瘤浸润子宫深肌层和/或宫颈肌层；术中见病灶呈弥漫型。

对子宫高级别未分化肉瘤(高度恶性子宫内膜间质肉瘤、恶性苗勒管混合瘤和其他罕见肉瘤),应考虑切除大网膜。

(2) 临床拟诊Ⅲ期

手术方式 筋膜外全子宫+双附件切除术+肿瘤细胞减灭术、切除相应长度的阴道。

腹主动脉旁淋巴结切除术指征 同临床拟诊Ⅰ期、Ⅱ期。

(3) 临床拟诊Ⅳ期

个体化治疗。尽可能手术切除肿瘤,对可切除的转移病灶尽可能切除,不能手术者酌情选用化疗、放疗、激素治疗等综合治疗。建议经全科或多学科会诊,制定个体化治疗方案。

6. 子宫肉瘤的术后辅助治疗

对有高危因素患者,应行术后辅助治疗。其中,Ⅰ期、Ⅱ期以放疗为主;Ⅲ期、Ⅳ期以化疗为主。

(1) 术后辅助化疗

化疗指征(符合以下情况之一者)

- 有预后不良因素的Ⅰ期、Ⅱ期子宫平滑肌肉瘤。
- Ⅲ期、Ⅳ期子宫平滑肌肉瘤。
- 高危特殊病理类型:所有期别的子宫高级别未分化肉瘤(高度恶性子宫内膜间质肉瘤、恶性苗勒管混合瘤和其他罕见肉瘤)。
- 术后复发者。

化疗方案 子宫肉瘤术后辅助化疗方案如下表。对曾接受过盆腔放疗患者,建议用顺铂代替卡铂。所有方案均为每3周重复1次,4～6个疗程。如患者同时存在放疗指征,可先行化疗2～4个疗程后放疗,放疗结束后再化疗2疗程。

子宫肉瘤术后辅助化疗方案

方案	治疗方法	间隔时间
IAP方案	**IFO** 1.6～2.0g/m² +5% GS 250ml iv gtt(>30 min) qd 第1～3日 **或IFO** 1.5g/m²+5%GS 250ml iv gtt qd 第1～4日 **EADM** 60mg/m²+0.9% NS 250ml iv qd 第1日 **DDP** 20mg/m²+0.9%(3%)NS iv gtt qd 第1～4日	3周

方案	治疗方法	间隔时间
IA＋DTIC方案	IFO　1.6～2.0g/m² ＋5％GS 250ml iv gtt(＞30 min)qd 第1～3日 或 IFO　1.5g/m² ＋5％GS 250ml iv gtt qd 第1～4日； EADM　60mg/m² ＋0.9％ NS 250ml iv qd 第1日 DTIC　200～300mg /m² ＋0.9％ NS 250ml iv qd 第1～4日	3周
Gemcitabine ＋ Docetaxel方案	Gemcitabine　900mg /m² ＋0.9％ NS 250ml iv gtt 第1日、第8日 Docetaxel①　60～75mg/m² ＋5％GS (0.9％ NS) 500ml iv gtt (＞3h) 第8日	3周

①Docetaxel 使用前应预防过敏反应，方法如下：地塞米松 20mg po 2次（化疗当日晨0:00、晨6:00）；苯海拉明 40mg im；西咪替丁 0.4g ＋ NS 100ml，iv gtt；心电监测 6h。

(2) 术后辅助放疗

适应证　有预后不良因素的子宫平滑肌肉瘤；子宫高级别未分化肉瘤；Ⅲ期、Ⅳ期子宫内膜间质肉瘤也可选择术后放疗。

放疗方案　具体剂量同宫颈癌放射治疗。

(3) 激素治疗

适应证　激素治疗适用于Ⅲ期以上子宫平滑肌肉瘤患者；不能手术的子宫平滑肌肉瘤患者。

药物选择　连续用药1～2年。

方案A：甲地孕酮 160mg，po，qd。

方案B：甲羟孕酮 200～400mg，po，qd。

方案C：戈舍瑞林(GnRHa)3.6mg，皮下注射，每28天1次。

7.复发性子宫肉瘤的治疗原则

复发后仍以手术治疗为主，强调综合治疗；经全科或多学科会诊，制定个体化治疗方案。

8.术后意外诊断子宫肉瘤的处理原则

(1) 已行子宫切除者

- 对无预后不良因素的早期子宫平滑肌肉瘤患者，可考虑观察随访；

- 对子宫内膜间质肉瘤需补充切除双侧附件；
- 对子宫高级别未分化肉瘤(高度恶性子宫内膜间质肉瘤、恶性苗勒管混合瘤和其他罕见肉瘤)，应考虑切除大网膜。

符合以下情况之一者，还应行腹膜后淋巴结切除或直接补充外照射放疗。

- 子宫平滑肌肉瘤具有肿瘤直径＞5cm，核分裂象＞10/10HPF；脉管受累的预后不良因素；
- 子宫高级别未分化肉瘤；
- 术前影像学检查或术中探查发现盆腔淋巴结、腹主动脉旁淋巴结增大；
- 术中见肿瘤浸润子宫深肌层和/或宫颈肌层；
- 术中见病灶呈弥漫型；
- 有脉管受累者。

(2) 已行次全子宫切除者

- 应再次手术切除宫颈；
- 其余治疗指征同全子宫切除术者。

(3) 仅行肿瘤剔除者

- 应再次手术切除全子宫；
- 其余治疗指征同全子宫切除术者。

再次手术治疗后，根据手术病理分期、肿瘤病理类型给予相应辅助治疗。

9.随访

(1) 随访间隔

- 第1～2年：每2～3月1次；
- 第3～5年：每4～6月1次；
- 第5年后：每年1次。

(2) 随访内容

- 询问症状、体格检查、妇科检查；
- 每3～6月检测肿瘤标记物；
- 每3～6月复查胸片、盆腹腔B超1次；
- 每6～12月复查阴道残端细胞学检查；
- 盆腹腔CT/MRI每年1次，直至5年；必要时行PET/CT检查。

卵巢肿瘤

卵巢良性肿瘤

长期医嘱

按妇科常规护理
Ⅱ级护理
无渣半流食
阴道灌洗上药 qd
诺氟沙星胶囊 0.2g po tid
甲硝唑片 200mg po tid

术后长期医嘱

按 XX 麻醉下 XX 术后常规护理
Ⅰ级护理
禁食水
留置导尿
一般专项护理(会阴护理) bid
氧气吸入(3L/min) 6h
心电监测 (10h)
测血压脉搏 10h(qh)

药物	剂量	用法
0.9% NS	100ml	iv gtt q12h
注射用头孢曲松钠	2g	

奥硝唑氯化钠注射液 0.5g iv gtt bid
转化糖电解质注射液 500ml iv gtt qd

药物	剂量	用法
5% GS	500ml	iv gtt qd
三磷酸腺苷注射液	40mg	
维生素 C 注射液	2g	
辅酶 A 粉针	100U	

药物	剂量	用法
10% GS	500ml	iv gtt qd
维生素 B_6 注射液	200mg	
甲氧氯普胺注射液	20mg	
维生素 C 注射液	3g	

临时医嘱

血细胞分析＋五分类
尿液分析＋尿沉渣定量(流式法)
大便常规
肝功十一项、肾功两项、离子五项、血糖
血凝全套
乙肝五项定量、丙肝定性
血型检测
RPR＋TPPA HIV
妇科 B 超(经阴道)
心电图
胸部正侧位片
腹部 B 超(肝、胆、胰、脾、双肾、输尿管)
空腹血糖、餐后血糖
肿瘤标记物①
盆腔/腹腔 CT/MRI/PET②
血清性激素六项检测③

术前临时医嘱

拟于 XX:XX 在 XX 麻醉下行 XX 术治疗
术前 12h 禁食,6h 禁水
注射用头孢曲松钠 0.05mg 皮试
复方聚乙二醇电解质 108.68g po
一般专项护理(备皮)
配血(浓红 4U、血浆 400ml)

术后临时医嘱

标本送病理检查
腹部伤口置沙袋 6h
血细胞分析＋五分类(术后第 2 日)
腹部伤口换药(术后第 2 日)
腹部伤口换药(术后第 5 日)

① 肿瘤标记物检测包括：CEA，CA125，CA199，AFP，CA153，β-hCG，E_2，PROG，SCC，NSE 等。

② 视患者病情决定检查项目。

③ 适用于卵巢性索间质肿瘤。颗粒-卵泡膜细胞瘤患者，血、尿雌激素可升高；支持间质细胞瘤患者血睾酮、尿 17-酮类固醇升高。

知识拓展

1.腹腔镜下卵巢良性肿瘤手术术前患者病情告知书

若为开腹手术，去除 1～3 条即可，第 13 条特指双侧卵巢肿瘤。

(1)手术如腹腔粘连重，气腹不能形成，中转开腹手术可能。

(2)术中可能电灼伤、电烧伤。

(3)皮下、腹膜下气肿、血肿形成，如气栓形成导致患者死亡。

(4)术中周围脏器损伤，如肠管、膀胱、输尿管等，致尿瘘、粪瘘，可能需再次手术。

(5)术中术后大出血，致失血性休克。

(6)术中探查如卵巢肿瘤性质可疑，需送快速冰冻，根据冰冻结果决定手术范围。

(7)肿瘤切不净的可能。

(8)术后肿瘤有复发可能。

(9)术后出现肠粘连、肠梗阻、包裹性积液、盆腔血肿等，必要时需行二次手术。

(10)术后伤口感染，脂肪液化，延期愈合。

(11)下肢静脉血栓形成，致血栓性静脉炎，血栓脱落而致猝死。

(12)术后病检如为恶性，可能需补充放疗、化疗等，或需补充手术。

(13)若双侧卵巢病变，术后可能出现低雌激素状态，必要时需激素替代治疗。

(14)术后出现呼吸道感染，坠积性肺炎。

(15)因麻醉及手术刺激，术中、术后心脑血管意外，危及生命。

(16)输血、输液反应。

(17)术后泌尿系感染。

(18)其他。

2. 卵巢肿瘤的组织学分类

针对卵巢组织发生学上的差异，世界卫生组织（WHO，1973）制定了卵巢肿瘤的组织学分类法。

上皮性肿瘤　占原发性卵巢肿瘤的50%～70%，其恶性类型占卵巢恶性肿瘤的85%～90%。肿瘤来源于卵巢表面的生发上皮，具有分化为各种苗勒上皮的潜能。

- 向输卵管上皮分化，形成浆液性肿瘤；
- 向宫颈黏膜分化，形成黏液性肿瘤；
- 向子宫内膜分化，则形成子宫内膜样肿瘤。

生殖细胞肿瘤　占卵巢肿瘤的20%～40%。生殖细胞来源于生殖腺以外的内胚叶组织，有发生多种组织的功能。

- 未分化者为无性细胞瘤；
- 胚胎多能者为胚胎癌；
- 向胚胎结构分化，为畸胎瘤；
- 向胚外结构分化，为内胚窦瘤、绒毛膜癌。

性索间质肿瘤　约占卵巢肿瘤的5%。性索间质来源于原始体腔的间叶组织，可向男女两性分化。此类肿瘤常有内分泌功能，又称功能性卵巢肿瘤。

- 向上皮分化形成颗粒细胞瘤或支持细胞瘤；
- 向间质分化形成卵泡膜细胞瘤或间质细胞瘤。

转移性肿瘤　占卵巢肿瘤的5%～10%，其原发部位多为胃肠道、乳腺及生殖器官。

3. 卵巢肿瘤手术探查指征

（1）绝经后妇女发现盆腔附件区包块。

（2）附件区肿块直径≤5cm，观察3～6月以上，持续存在者。

（3）附件区实性包块。

（4）附件区肿块直径>5cm者。

（5）盆腔肿块诊断不明者。

（6）出现急腹症症状者。

（7）不能排除阑尾炎、异位妊娠、真性卵巢肿瘤者。

4. 卵巢良性肿瘤的手术方式

卵巢良性肿瘤一经发现应严密随访，达到手术指征，建议采取手术治疗。

手术范围 需根据患者年龄、生育要求、对侧卵巢情况决定手术范围。

- 年轻患者，可采取卵巢肿瘤剥除术，保留正常卵巢组织；
- 45 岁以上患者，可采取患侧附件切除术；
- 50 岁以上或绝经后患者，可采取全子宫＋双附件切除术。

手术途径 腹腔镜、开腹、阴式手术。

5. 卵巢良性肿瘤手术注意事项

(1)切除的肿瘤标本需即刻剖视，有疑问或有条件者即行快速冰冻切片病理检查。

(2)尽量完整切除肿瘤，防止污染腹腔。

(3)巨大卵巢囊肿可行穿刺抽吸液体，缩小肿瘤体积后取出，但需注意保护周围组织，防止囊内物流出引起腹腔种植。

(4)囊肿抽吸液体的速度宜缓慢，以免腹压骤降影响心脏负荷而致休克。

6. 卵巢交界性肿瘤手术注意事项

(1)原则上行全子宫＋双附件切除术。

(2)年轻患者，要求保留生育功能者，除外对侧卵巢病变及其他部位转移情况后，可行患侧附件切除术。但术后必须严密、定期随访。

(3)若肿瘤破裂，术毕应仔细冲洗腹腔。若为黏液性肿瘤，可用 5%葡萄糖液或高分子右旋糖酐冲洗。

(4)术后是否化疗，根据肿瘤病理结果、分期，以及患者具体情况而定(各型交界性肿瘤化疗方案同各自恶性肿瘤)。

7. 特殊卵巢良性肿瘤的注意事项

卵巢冠囊肿 是指位于卵巢与输卵管系膜之间的阔韧带囊肿，是输卵管系膜部位的囊肿。一般由单层上皮细胞或间皮细胞组成，被包裹在一层很薄的纤维组织内，周围有输卵管系膜血管环绕，但不穿透包裹囊肿的纤维结缔组织层。注意与卵巢肿瘤扩展到输卵管系膜内进行鉴别。腹腔镜下卵巢冠囊肿剥除术是目前处理本病的首选方法。

卵巢成熟性畸胎瘤 双侧卵巢成熟性畸胎瘤占 10%左右，部分卵巢畸胎瘤呈多房性。术中应注意患侧卵巢的仔细探查、对侧卵巢必要时剖视，避免肿瘤残留。

卵巢恶性肿瘤

长期医嘱	临时医嘱
按妇科常规护理	血细胞分析＋五分类
Ⅱ级护理	尿液分析＋尿沉渣定量(流式法)
无渣半流食	大便常规
阴道灌洗上药 qd	肝功十一项、肾功两项、离子五项、血糖
诺氟沙星胶囊 0.2g po tid	血凝全套
甲硝唑片 200mg po tid	乙肝五项定量、丙肝定性
5% GS 500ml 氯化钾注射液 10ml 25%硫酸镁注射液 10ml 胰岛素注射液 6U iv gtt qd⑤	血型检测 RPR＋TPPA HIV 妇科 B 超(经阴道) 腹部 B 超(肝、胆、胰、脾、双肾、输尿管)
注射用果糖二磷酸钠⑤ 10g iv gtt qd	心电图
术后长期医嘱	胸部正侧位片
按全麻下 XX 术后常规护理	心脏彩超①
Ⅰ级护理	肺通气功能①
禁食水	空腹血糖、餐后血糖①
留置导尿	肿瘤标记物②
一般专项护理(会阴护理) bid	盆腔/腹腔 CT/MRI/PET③
胃肠减压⑥	消化道钡餐、胃镜、结肠镜③
氧气吸入(3L/min) 6h	膀胱镜检查③
心电监测 (10h)	静脉肾盂造影③
测血压脉搏 10h(qh)	腹水细胞学检查③
0.9% NS 100ml 注射用头孢曲松钠 2g iv gtt q12h	胸腔积液细胞学检查③ 血清性激素六项检测④
10%GS 500ml 氨甲苯酸注射液⑦ 0.2g 酚磺乙胺注射液⑦ 2g iv gtt qd	**术前临时医嘱** 拟于 XX:XX 在全麻下行 XX 术治疗 术前 12h 禁食，6h 禁水
奥硝唑氯化钠注射液 0.5g iv gtt bid	注射用头孢曲松钠 0.05mg 皮试
转化糖电解质注射液 500ml iv gtt qd	

术后长期医嘱	临时医嘱
5% GS 500ml 三磷腺苷注射液 40mg 维生素 C 注射液 2g 辅酶 A 粉针 100U iv gtt qd	**术前临时医嘱** 复方聚乙二醇电解质 108.68g po(术前晚) 一般专项护理(备皮) 配血(浓红 8U、血浆 800ml)
10% GS 500ml 维生素 B_6 注射液 200mg 甲氧氯普胺注射液 20mg 维生素 C 注射液 3g iv gtt qd	**术后临时医嘱** 标本送病理检查 腹部伤口置沙袋 6 小时 血细胞分析＋五分类(术后第 2 天) 腹部伤口换药(术后第 2 天)
复方氨基酸注射液 500ml iv gtt qd	
化疗医嘱	
按妇科常规护理 Ⅱ级护理 普食 口腔护理 bid 复方醋酸钠注射液 500ml iv gtt qd	血细胞分析＋五分类（化疗结束后第 3 日） 肝功十一项、肾功两项（化疗结束后第 7 日）
葡萄糖氯化钠注射液 500ml 维生素 B_6 注射液 200mg 甲氧氯普胺注射液 20mg 维生素 C 注射液 2g iv gtt qd	
10% GS 500ml 三磷酸腺苷注射液 40mg 维生素 C 注射液 2g 辅酶 A 粉针 100U iv gtt qd	
钠钾镁钙葡萄糖注射液 500ml iv gtt qd	
血细胞分析＋五分类 q3d	
10% GS 100ml 西咪替丁注射液 300mg iv gtt qd（化疗前）	

① 年龄＞50 岁，建议完善检查，进一步评估患者身体状况，能否耐受手术。同时建议自入院给予心肌极化、营养心肌治疗。

② 肿瘤标记物检测包括:CEA,CA125,CA199,AFP,CA153,β-hCG,E_2,PROG,SCC,NSE 等。

CA125:对诊断卵巢上皮性癌有重要参考价值,特别是浆液性囊腺癌,其次是子宫内膜样癌。浆液性囊腺癌的检测阳性率在80%以上,90%以上 CA125 水平随病情缓解或恶化而消长,因此还可以作为治疗后的监测。晚期卵巢癌阳性率高,但Ⅰ期卵巢恶性肿瘤阳性率仅 50%。临床上 CA125≥35U/ml 为阳性标准。CA125 并非特异性,部分妇科非恶性疾病如急性盆腔炎,子宫内膜异位症,盆腹腔结核,卵巢囊肿,子宫肌瘤及一些非妇科疾病 CA125 值也时有升高。

AFP:对卵巢内胚窦瘤有特异性价值。含内胚窦瘤成分的混合瘤、无性细胞瘤和胚胎瘤,部分未成熟畸胎瘤也可升高。AFP 可以作为生殖细胞瘤治疗前后及随访的重要标记物(正常值为 0～25ug/L)。

HCG:原发性卵巢绒癌成分的生殖细胞瘤患者血中 HCG 异常升高,正常非妊娠妇女血清 β 亚单位 HCG 值阴性。

CEA:有些卵巢恶性肿瘤晚期,特别是黏液性囊腺癌 CEA 异常升高,但并非卵巢肿瘤的特异性抗原。

LDH:部分卵巢恶性肿瘤血清中 LDH 升高,特别是无性细胞瘤常常升高。

③ 视患者病情决定检查项目,进一步评估肿瘤来源,有无周围组织受侵等。

④ 适用于卵巢性索间质肿瘤。颗粒-卵泡膜细胞瘤患者,血、尿雌激素都可升高;支持间质细胞瘤患者血睾酮、尿 17-酮类固醇升高。

⑤ 术前营养心肌,改善心脏功能。

⑥ 根据术中探查情况及手术范围决定是否使用。

⑦ 视术中情况而定,一般可不使用,以避免下肢静脉血栓形成。

知识拓展

1. 卵巢癌术前患者病情告知书

(1)术中送冰冻,据冰冻结果决定手术范围。

(2)肿瘤广泛转移,无法切除,关腹。

(3)术中周围脏器损伤,如损伤肠管、膀胱、输尿管,致粪瘘、尿瘘等,必要时需二次手术。

(4)术中术后大出血，致失血性休克。

(5)术后出现肠粘连、肠梗阻、包裹性积液、血肿等并发症，可能需二次手术。

(6)术后伤口感染、脂肪液化、伤口延期愈合。

(7)术后淋巴囊肿、淋巴瘘形成，外阴水肿，下肢水肿。

(8)术后尿潴留，尿路感染，尿失禁，需长期留置尿管或膀胱造瘘。

(9)下肢静脉血栓形成，致血栓性静脉炎，血栓脱落引起猝死。

(10)术后根据病检结果可能需要补充治疗，如化疗、放疗、免疫治疗。

(11)术后低雌激素状态，必要时激素替代治疗。

(12)术后坠积性肺炎、肺部感染。

(13)术后阴道残端出血、感染、愈合不良。

(14)术后复发。

(15)输血、输液反应。

(16)术中、术后心、脑血管意外可能、

(17)其他。

2.化疗前患者病情告知书

(1)骨髓抑制，三系细胞减少，贫血、出血，继发感染。

(2)发热、皮疹、过敏反应等。过敏性休克危及生命。

(3)恶心、呕吐、腹痛、腹泻、便秘，口腔溃疡，伪膜性肠炎，肠坏死等。

(4)肝脏毒性，肝功异常。

(5)心肌损害，心动过速，心衰，静脉炎。

(6)化疗反应重，停止化疗。

(7)肾毒性，出现肾功异常，尿频、尿急，出血性膀胱炎。

(8)皮肤黏膜毒性，脱发、色素沉着或减退。

(9)神经系统损害，如手足麻木、疼痛。

(10)肺毒性，干咳，发绀，呼吸困难，肺纤维化。

(11)电解质紊乱。

(12)化疗失败。

(13)其他。

3.卵巢癌的治疗原则

以手术为主的综合治疗包括手术、化疗、放疗、免疫治疗。强调“手术为主”，无论期别早晚，都应考虑手术；转移和扩散不构成手术的禁忌证；尽可能切除肉眼所见的一切肿瘤和转移灶。只有明确手术分期为Ⅰa/Ⅰb 的 G1 低危病例（非透明细胞癌）不需术后辅助化疗。

4. 卵巢癌的手术治疗

(1) 全面分期手术

适应证 适用于临床拟诊为Ⅲb 期以下的卵巢恶性肿瘤患者。

手术步骤

- 腹部纵切口（选择耻骨上至脐上三横指纵切口）；
- 全面探查盆腹腔，包括横隔、双侧结肠沟、盆腹腔；
- 沿横结肠下缘切除大网膜，小网膜可以不切；
- 全子宫、双附件切除（卵巢动静脉高位结扎）；
- 切除和（或）活检任何可疑病变、包块和粘连部位；
- 盆腔淋巴结切除术、腹主动脉旁淋巴结切除或活检术；
- 黏液腺癌行阑尾切除术。

(2) 肿瘤细胞减灭术

适应证 适用于临床拟诊为中晚期及部分Ⅱ期、Ⅲ期、Ⅳ期的卵巢恶性肿瘤患者。

手术原则 最大限度地切除肿瘤，尽量达到将肿瘤切净，如果无法切净，也应该尽量将残留肿瘤的最大直径＜1cm。

手术步骤

- 足够长的腹部纵切口（选择耻骨上至脐上三横指纵切口，必要时可延长至剑下或向肋缘下延伸）；
- 取腹水或腹腔冲洗液送细胞学检查；
- 全面探查盆腹腔，包括横隔、双侧结肠沟、盆腹腔；
- 沿横结肠下缘切除大网膜；
- 全子宫、双附件切除（卵巢动静脉高位结扎）；
- 阑尾切除；
- 盆腔淋巴结切除术、腹主动脉旁淋巴结切除或活检术；
- 腹、盆腔肿块、转移病灶切除术；

以下情况应考虑腹膜后淋巴结切除术：临床拟诊为Ⅲb 期以上的病例，以准确分期；腹膜后淋巴结明显增大者，以缩减肿瘤负荷。

手术满意度 FIGO 标准必须在手术记录中说明。满意肿瘤细胞减灭术，单个残留肿瘤的最大直径≤1cm；不满意肿瘤细胞减灭术，单个残留肿瘤的最大直径>1cm。

(3) 中间性肿瘤细胞减灭术

新辅助化疗后肿瘤缩小可切除的病例；首次手术时残留肿瘤数量多、体积大的病例，经2～3个疗程化疗后，再行中间性肿瘤细胞减灭术。其原则、手术内容、步骤，同肿瘤细胞减灭术。

(4) 再次肿瘤细胞减灭术

复发病灶可切除的病例，行再次肿瘤细胞减灭术。其手术原则、手术内容、步骤，同肿瘤细胞减灭术。

(5) 再次全面分期手术

因各种原因在首次手术时未能行全面分期手术，术后尚未行抗肿瘤治疗，应酌情补充施行全面探查和完成分期的手术。其手术原则、手术内容、步骤，同全面分期手术。

(6) 保留生育功能的全面分期手术

适用于有生育要求，并且子宫和一侧卵巢外观无肿瘤的卵巢生殖细胞肿瘤患者；及有生育要求，同时严格满足相应条件的患者。

卵巢生殖细胞肿瘤 其保留生育功能的可行性体现在以下几个方面：90%以上为单侧，很少累及对侧卵巢，即使累及也多为表面种植；即使盆腔复发，子宫及对侧卵巢受累也非常少见；对化疗敏感；有较敏感的监测指标和手段。

不论期别早晚，标准的手术方式是保守性手术，包括仔细全面的探查、所有可疑部位的活检，局部的肿瘤细胞减灭术。手术方法和经典肿瘤细胞减灭术的步骤基本相同；仔细探查双侧附件和子宫，若不是双侧卵巢肿瘤，可保留一侧卵巢和子宫(即使子宫表面有肿瘤浸润)，保留卵巢不受期别、类型和分化的限制；其他手术步骤不能省略；恶性生殖细胞肿瘤患者，阑尾一般可以不切除。

卵巢上皮性恶性肿瘤 一般不主张保留生育功能，但对于有非常强烈生育愿望，严格满足下列条件的患者可考虑行保留生育功能的手术：

- 患者年轻，渴望生育，无不孕不育因素；
- 病理活检证实子宫、对侧卵巢正常；
- 病理证实Ia期，即腹腔细胞学阴性；盆腹腔(大网膜、阑尾、结肠侧沟、肠系膜、子宫直肠窝、盆腔及腹主动脉旁淋巴结、横膈及盆腹腔腹膜多点活检)均为阴性；

- 肿瘤细胞分化好(G1)或交界性肿瘤；
- 非黏液性癌和透明细胞癌；
- 具备非常好的随访条件。

保留子宫和正常一侧附件，行包括患侧腹膜后淋巴结切除的全面分期手术。完成生育后应视情况将子宫和保留的卵巢一并切除。

(7) 二次探查术

适用于经过满意的肿瘤细胞减灭术，并施行至少6个疗程化疗，临床物理学检查、实验室辅助检查(肿瘤标记物、影像学)均无肿瘤复发征象，而实施的二次探查术，目的在于了解肿瘤有无复发，作为后续治疗的依据。二探对化疗方案的评价有益，对患者预后无影响。

CA125＜20U/ml，二探阳性率为12%；CA125 20～35U/ml，二探阳性率为80%。即使二探阴性，仍有7%～54%复发率，与肿瘤临床分期、病理分级、首次手术的彻底性相关。

交界性肿瘤、Ⅰ期上皮性肿瘤、恶性生殖细胞肿瘤、性索间质肿瘤患者不需做二探术。

(8) 卵巢癌手术疗效的评价

手术切净　指临床各项观察指标(肿瘤标记物、影像学、组织活检)均阴性。

临床缓解：上述各项观察指标均无复发。

复发：上述任何一项观察指标异常。

手术未切净

完全缓解(CR)：所有病变完全消失超过4周。

部分缓解(PR)：肿瘤体积缩小超过50%，达4周以上。

稳定(SD)：肿瘤体积缩小不足50%，或增大不足25%。

未控(PD)：肿瘤体积增大超过25%，或出现新病灶。

5. 卵巢癌的辅助化疗

(1) 辅助化疗适应证

有明确的组织病理学诊断；腹水细胞学检查找到癌细胞，临床高度怀疑卵巢恶性肿瘤者；体检、影像学检查或剖腹探查时，估计难以切除肿瘤，一般给予2～3个疗程的新辅助化疗，然后行中间性肿瘤细胞减灭术。

(2) 术后辅助化疗原则、疗程

上皮性卵巢癌和性索间质恶性肿瘤　Ⅰa期、Ⅰb期，肿瘤细胞分化好(G1)，非黏液性和透明细胞癌，全面手术分期后，无需补充化疗；其他Ⅰ期，全面手术分期后，化疗3～4个疗程；Ⅱ～Ⅳ期，卵巢肿瘤细胞减灭术后，视手术满意度决定化疗疗程、是否行再次肿瘤细胞减灭术；满意肿瘤细胞减灭术术后化疗至少6个疗程，并在肿瘤标记物正常后至少化疗2个疗程；首选PT方案。Ⅰ期成年型颗粒细胞瘤可不化疗，但Ⅰa期以上幼稚型颗粒细胞瘤应予化疗。

恶性生殖细胞肿瘤　Ⅰa期无性细胞瘤和Ⅰa期肿瘤细胞分化好的未成熟畸胎瘤，全面手术分期后，无需补充化疗，但须密切随访观察。所有其他临床期别者：满意肿瘤细胞减灭术后化疗至少4个疗程，或在肿瘤标记物正常后至少化疗2个疗程。首选PVB/BEP方案。

交界性肿瘤　所有期别的患者，在行满意肿瘤细胞减灭术后，如果转移灶也是交界性肿瘤，术后不做化疗。盆腹腔转移灶为浸润性种植或有间质浸润时，术后应行化疗。短期腹腔内复发患者，应行化疗。方案、疗程参见相应恶性肿瘤。

(3)术后化疗开始时间

一般认为术后排气标志着胃肠功能的恢复，即可开始化疗。

一般在术后1周开始化疗。

个别情况下如肠道手术，应该在恢复饮食后开始化疗。

(4)化疗方案

上皮性卵巢癌一线化疗方案

方案	治疗方法 给药方法	时间
TP[①]方案	**Taxol**　135～175mg/m² ＋5％GS (0.9％ NS) 500ml iv gtt(＞3h)	第1日
	CDDP　AUC 5～6mg/(L・h)＋ 5％GS 500ml iv gtt	第2日
PAC方案	**CDDP**　AUC 5～6mg/(L・h)＋ 5％GS 500ml iv gtt	第1日
	CTX　750mg/m² ＋ 0.9％ NS 20ml iv	第2日
	ADM　THP 50mg/m2＋ 5％GS 20ml iv	第3日
PAC方案(1日)	**CDDP**　AUC 5～6mg/(L・h)＋ 5％GS 500ml iv gtt	第1日
	CTX　500mg/m² ＋ 0.9％ NS 20ml iv	第1日
	ADM　THP 50mg/m2＋ 5％GS 20ml iv	第1日

卵巢肿瘤

方案	治疗方法	
	给药方法	时间
PC方案（2日）	CDDP AUC 5～6mg/(L·h)＋5%GS 500ml iv gtt	第1日
	CTX 750mg/m^2＋0.9% NS 20ml iv	第2日
PC方案（1日）	CDDP AUC 5～6mg/(L·h)＋5%GS 500ml iv gtt	第1日
	CTX 500mg/m^2＋0.9% NS 20ml iv	第1日

①TP为上皮性卵巢癌首选方案。此提供方案均为每3周重复一次，以上方案卡铂(CDDP)均可以用顺铂替代，顺铂(DDP)：75mg/m^2＋3% NS 500ml腹腔灌注第1日或iv gtt第1～2日。

上皮性卵巢癌二线化疗方案

方案	治疗方法	
	给药方法	时间
DTP方案	Docetaxel 75mg/m^2＋5%GS (0.9% NS) 500ml iv gtt(>3h)	第1日
	CDDP AUC 5～6mg/(L·h)＋5%GS 500ml iv gtt	第2日
PV方案	CDDP AUC 5～6mg/(L·h)＋5%GS 500ml iv gtt	第1日
	VP-16 100mg/m^2＋0.9% NS 250ml iv gtt qd	第1～5日
Topotecan/铂类方案	CDDP AUC 5～6mg/(L·h)＋5%GS 500ml iv gtt	第1日
	TPT 1.0～1.5mg/m^2＋0.9% NS 200ml iv gtt qd	第1～5日
Gemcitabine/铂类方案	CDDP AUC 5～6mg/(L·h)＋5%GS 500ml iv gtt	第1日
	Gemeitabine 1250mg/m^2＋0.9% NS 100ml iv gtt(30min滴完)	第1日 第8日
IFO＋BLM＋铂类方案	IFO 2g /d iv gtt qd	第1～3日
	美司钠 400mg＋0.9% NS 4ml iv用IFO后0,4,8h	第1～3日
	BLM 15mg＋0.9% NS 6ml im（双侧臀部、深部）qd	第1～3日
	CDDP AUC 5～6mg/(L·h)＋5%GS 500ml iv gtt	第1日
Liposomal doxorubicin＋铂类方案	脂质体多柔比星 30mg/m^2＋5%GS 250ml iv gtt	第1日
	CDDP AUC 5～6mg/(L·h)＋5%GS 500ml iv gtt	第1日

注：此方案每3周重复一次。以上方案卡铂(CDDP)均可用顺铂替代，方

法：顺铂(DDP)75mg/m^2＋3％NS 500ml 腹腔灌注第1日或iv gtt第1～2日；注意提前1日水化，保护肾功。

卵巢恶性生殖细胞肿瘤化疗方案

方案	治疗方法	
	给药方法	时间
PEB方案	DDP　20mg/m^2＋3％ NS 500ml　iv gtt　qd	第1～5日
	VP-16　100mg/m^2＋0.9％ NS 250ml　iv gtt　qd	第1～5日
	BLM　20mg/(m^2·d)＋0.9％ NS 500ml　iv gtt	第1～3日
PVB方案(5日)	DDP　20mg/m^2＋3％ NS 500ml　iv gtt qd	第1～5日
	VCR　2mg (1～1.5mg/m^2)＋0.9％ NS 20ml　iv qd	第1～2日
	BLM　20mg/(m^2·d)＋0.9％ NS 500ml　iv gtt	第1～3日
PVB方案(3日)	DDP　75mg/m^2＋3％ NS 500ml　iv gtt　qd	第3日
	VCR　2mg (1～1.5mg/m^2)＋0.9％ NS 20ml　iv qd	第1～2日
	BLM　20mg/(m^2·d)＋0.9％ NS 500ml　iv gtt	第1～3日
VAC方案	VCR　2mg (1～1.5mg/m^2)＋0.9％ NS 20ml　iv qd	第1日
	KSM　6～8 μg/m^2＋0.9％ NS 500ml　iv gtt qd	第1～5日
	CTX　200mg /m^2＋0.9％ NS 20ml　iv qd	第1～5日
VIP方案	VP-16　75mg/m^2＋0.9％ NS 250ml　iv gtt qd	第1～5日
	DDP　20mg/m^2＋3％ NS 500ml　iv gtt qd	第1～5日
	IFC　2g iv gtt qd	第1～5日
	美司钠　400mg＋0.9％ NS 4ml iv 用IFO后0,4,8h	第1～5日

注：PEB、PVB均为首选方案，每3周重复一次；VAC为次选方案，每4周重复一次。

卵巢性索间质细胞肿瘤化疗方案

方案	治疗方法	
	给药方法	时间
PEB方案	DDP　20mg/m^2＋3％ NS 500ml iv gtt qd	第1～5日
	VP-16　100mg/m^2＋0.9％ NS 250ml iv gtt qd	第1～5日
	BLM　20mg/(m^2·d)＋0.9％ NS 500ml iv gtt	第1～3日

方案	治疗方法	
	给药方法	时间
PVB 方案（5 日）	**DDP** 20mg/m² + 3 % NS 500ml iv gtt qd	第 1～5 日
	VCK 2mg（1～1.5mg/m²）+ 0.9% NS 20ml iv qd	第 1～2 日
	BLM 20mg/(m² · d) + 0.9% NS 500ml iv gtt	第 1～3 日
PVB 方案（3 日）	**DDP** 75mg/m² + 3% NS 500ml iv gtt qd	第 3 日
	VCK 2mg（1～1.5mg/m²）+0.9% NS 20ml iv qd	第 1～2 日
	BLM 20mg/(m² · d) +0.9% NS 500ml iv gtt	第 1～3 日
PAC 方案（1 日）	**CDDP** AUC 5～6mg/(L · h) + 5%GS 500ml iv gtt	第 1 日
	CTX 500mg/m² + 0.9 % NS 20ml iv	第 1 日
	ADM 吡柔比星 50mg/m² + 5%GS 20ml iv	第 1 日

注：PEB、PVB 均为首选方案，每 3 周重复一次。

卵巢肿瘤

6. 复发性卵巢癌的治疗

（1）卵巢癌患者术后随访项目

CA125 CA125＞35U/ml 的卵巢癌患者中，55%可能出现肿瘤复发；CA125＞20U/ml 的卵巢癌患者中，45%可能出现肿瘤复发。卵巢癌的随访中，一旦 CA125 轻度增高，就应警惕卵巢癌复发；CA125 第 1 次升高与出现明显病灶之间可能间隔 3～9 月，甚至 1～2 年，目前尚无证据表明一旦 CA125 升高即给予干预治疗对病程有益的证据。

妇科检查 简便、价廉、无创。十分重要，可早期发现残端病灶复发。注意三合诊对于残端上方、直肠前复发病灶的检出。其局限性是无法发现盆腹腔内，弥漫性病变。

影像学检查 经阴道超声、腹腔超声、CT、PET、MRI。

卵巢癌患者复发的证据和迹象：CA125 升高；检（包括妇科检查）发现肿物；影像学检查发现肿物；出现胸水、腹水；不明原因的肠梗阻。

（2）复发性卵巢癌的临床类型

化疗敏感型卵巢癌 是指治疗对以铂类药物为基础的治疗有明确反应，且已经达到临床缓解，停用化疗 6 个月以上，病灶复发。

化疗耐药型卵巢癌 对首程化疗有反应，但在完成化疗 6 个月内的复发，应考虑为铂类药物耐药。

顽固性卵巢癌　是指在首程化疗时对化疗有反应，取得部分缓解、但仍存在残存病灶的病人。例如：CA125 升高、二探病理存在镜下肿瘤病灶、CT 检查异常、体检(包括妇科检查)存在阳性体征等。

难治性卵巢癌　是指对初始化疗没有产生最小有效反应、未达到肿瘤部分缓解的患者，包括在初始化疗期间病情不稳定，甚至不断进展的病人，大约发生于 20%患者。此类患者对于二线化疗的有效率亦最低。

(3) 复发性卵巢癌的治疗原则

鉴于复发性卵巢癌的生物学特征，即多发性病灶的出现和对化疗药物耐药，其治疗总原则是姑息而不是治愈。患者生活质量的改善是再次治疗时最应该考虑的因素。

应根据患者始发病灶的期别、组织类型、分化程度、既往治疗的反应性、完全缓解持续时间和治疗方案本身的毒副反应等因素综合考虑，制定个体化治疗方案。重视患者的生活质量及个人意愿。

复发性卵巢癌不选择腹腔镜手术。有较好的二线化疗方案选择余地时，才考虑能否再次手术。一般先行再次肿瘤细胞减灭术；术后按复发类型、肿瘤药敏实验选择二线化疗方案，根据减灭术满意程度决定化疗疗程。持续性卵巢癌的治疗重点是最大限度的延长无进展时间间隔。终末期患者，影响功能的情况下才考虑手术(一般为姑息性手术)。

(4) 复发性卵巢癌的治疗时机

无论 CA125 是否升高，出现症状或临床、影像学检查有肿瘤复发证据。无症状，CA125 升高，临床或影像学检查提示复发灶＞2～3cm。出现症状，CA125 升高，但影像学检查无复发证据。

(5) 复发性卵巢癌的化疗

化疗原则　在毒副作用尽可能轻的前提下，缓解症状，延缓病情进展，提高生活质量，延长无铂类治疗间隔期。

化疗时机　出现影像学可见病灶时，给予化疗是合理的；单纯出现 CA125 增高行早期姑息化疗，有肿瘤复发症状或出现肿瘤病灶时，再给予治疗不能给病人带来更多的生存益处。提早给予化疗并不能提高疗效，反而会加重各种毒副作用，降低患者生活质量，干扰后续化疗用药。

化疗方案　根据不同类型，选择不同的化疗方案。

化疗敏感型卵巢癌：同“二线化疗方案”。

化疗耐药型卵巢癌：建议选择非铂类单药，如多西他赛、吉西他滨、拓

卵巢肿瘤

扑替康、异环磷酰胺、脂质体多柔比星等。

复发性生殖细胞肿瘤：复发性生殖细胞肿瘤仍存在治愈可能，建议在有条件做骨髓移植的医疗机构进行大剂量化疗，优化疗效。建议方案：依托泊苷＋顺铂、多西他赛＋铂类、吉西他滨＋紫杉醇、VP-16 ＋铂类＋IFO 等。

(6) 复发性卵巢癌的手术治疗

手术原则 最大限度切除癌瘤，从而提高残余灶对后续放化疗的敏感性；手术范围的制定则取决于复发部位、复发病灶的多少和手术者技巧；不能再次手术切除病灶者，可根据复发类型选择二线化疗 1～2 疗程，化疗后肿瘤缩小或局限，可争取行再次肿瘤细胞减灭术。

手术指征

- 初次治疗后缓解期≥6 个月的患者；
- 孤立的可切除病灶，可以做到满意切除，最好无肉眼残留；
- 血清 CA 125 升高和（或）体检和影像学检查有阳性发现提示复发；
- 无肝实质转移或腹、盆腔外有不可切除的转移灶；
- 无临床手术禁忌证；
- 身体状况可耐受手术者；
- 患者同意且个人经济上允许，在手术恢复后应用化疗或放射治疗。

临床价值及对预后的影响 二次肿瘤细胞减灭术后残余灶的大小。手术能够实现理想“切除所有肉眼可见病灶”，或至少残余灶最大直径＜1cm 者预后较好。复发缓解期的长短，即完成由初次肿瘤细胞减灭术和以铂类为基础的联合化疗所组成的首次系统治疗后，患者达到临床完全缓解至肿瘤复发时间的长短。复发灶的大小。二次肿瘤细胞减灭术前后是否行补救化疗。

终止再次肿瘤细胞减灭术的指征

- 肝实质内多发、大块转移灶；
- 肝门部位大块病灶；
- 腹主动脉旁肿大淋巴结紧包肾静脉；
- 肠系膜根部及周围多发转移灶；
- 大块横隔转移病灶（＞5cm）。

(7) 卵巢癌患者预后

即使初治有效，卵巢癌患者最终还是会有70%～80%复发率，部分患者产生化疗耐药。

7. 单纯CA125升高卵巢癌的处理

临床完全缓解患者在常规随访、监测中发现CA125升高，但无其他肿瘤复发的症状、体征，影像学检查为阴性。可选择以下方法处理：

- 密切观察、随访，至临床复发时开始治疗；
- 立即按复发肿瘤治疗；
- 使用他莫昔芬或其他激素活性药物；
- 选用新型化疗药物或化疗方案。

8. 卵巢癌患者的随访

(1) 随访间隔

- 第1～2年：每2～3月1次；
- 第3～5年：每4～6月1次；
- 第5年后：每年1次。

(2) 随访内容

- 询问症状、体格检查、妇科检查；
- 每2～3月检测肿瘤标记物；
- 每3～6月复查胸片、B超1次；
- 盆腹腔CT/MRI每年1次，直至5年，必要时行PET/CT检查。

恶性肿瘤化学治疗相关事项

长期医嘱	临时医嘱
按妇科常规护理	血细胞分析＋五分类
Ⅱ级护理	尿液分析＋尿沉渣定量(流式法)
普食	大便常规
口腔护理 bid	肝功十一项、肾功两项、离子五项、血糖

卵巢肿瘤

长期医嘱	临时医嘱
葡萄糖氯化钠注射液 500ml 维生素 B_6 注射液 200mg 甲氧氯普胺注射液 20mg 维生素 C 注射液 2g iv gtt qd	妇科 B 超(经阴道) 心电图 胸部正侧位片 腹部 B 超(肝、胆、胰、脾、双肾、输尿管)
复方醋酸钠注射液 500ml iv gtt qd	肿瘤标记物①
10% GS 500ml 三磷酸腺苷注射液 40mg 维生素 C 注射液 2g 辅酶 A 粉针 100U iv gtt qd	盆腔/腹腔 CT/MRI/PET② 血清性激素六项检测③ 盐酸托烷司琼注射液 4mg iv (化疗前 30min)
5% GS 500ml 氯化钾注射液 10ml 25%硫酸镁注射液 10 胰岛素注射液 6U iv gtt qd	
钠钾镁钙葡萄糖注射液 500ml iv gtt qd	
血细胞分析+五分类 q2d	
10% GS 100ml 西咪替丁注射液 300mg iv gtt qd	

① 肿瘤标记物检测包括:CEA,CA125,CA199,AFP,CA153,β-hCG,E_2,PROG,SCC,NSE 等。

② 视患者病情决定检查项目。

③ 适用于卵巢性索间质肿瘤。颗粒-卵泡膜细胞瘤患者血、尿雌激素升高;支持间质细胞瘤患者血睾酮、尿 17-酮类固醇升高。

知识拓展

1. 化疗的基本原则

(1)正规

- 化疗方案正规;
- 化疗方法正规;
- 化疗剂量正规;
- 化疗疗程正规。

(2)足量

• 化疗剂量足量；

• 化疗疗程足量。

(3)及时

• 化疗开始时间及时；

• 化疗方案变化及时；

• 化疗副反应的处理及时；

• 化疗停止及时；

• 化疗的监测及时。

(4)有效

• 选用最有效的化疗药物；

• 选择最有效的化疗方案；

• 采取最有效的化疗方法；

• 争取最有效的化疗时机。

2.联合化疗药物配伍的原则

(1)每一药物单独应用时均有效(单一有效)。

(2)各药应具有不同的抗癌机制，分别作用于肿瘤细胞代谢的不同环节(作用机制和环节不同)。

(3)各药之间疗效至少是应该相加，或者协同作用(疗效相加或协同)。

(4)各药对主要器官的毒性有所不同(毒性不同)。

(5)联合用药所引起的毒性反应不超过可以耐受的范围，且可在短期内消退，以保证疗程的反复进行(毒性可耐受)。

3.化疗注意事项

(1)化疗前应查血常规、肝肾功，定期复测 CA125、CA199，AFP、CEA、HCG 等肿瘤标志物最大值。

(2)化疗前应告之谈话、签署同意书。

(3)复习前次入院病历，了解前次化疗方案及剂量。

(4)应与上级医生一同确认化疗方案、核实调整药物剂量。

(5)化疗期间应注意观察不良反应及并发症。隔日复查血常规，重危化疗需每日复查。

(6)将化疗期间的药物用量、化疗反应、血常规结果等记录在化疗观察表上。注意不要将总量算错。

(7)常用剂量为 g、mg、μg,注意不要混淆 mg 和 μg。

(8)定期做盆腔检查(尤其三合诊检查)及有关的辅助检查、肿瘤标记物检测等。避免遗漏复发体征。

(9)化疗期间患者均应按Ⅰ级护理。

(10)医嘱必须开出一般专项护理(口腔护理),并督促护士发漱口药。

(11)化疗禁止开长期医嘱,必须每日开临时医嘱。

(12)预防性化疗时化疗药物剂量不能减量,应与治疗剂量同样计算,体重小于 40kg 不减量,大于 70kg 不增量。

(13)紫杉、多西他赛类药物均应在预防过敏治疗后,行初始剂量单独输入,无过敏反应后再续输其余全部剂量。

(14)卡铂量计算按 ACU=5(曲线 F 面积)算出使用总量。

(15)化疗过程中一旦出现不良反应,立即停药,对症处理,封留输液瓶及输液器,填写药物不良反应上报药剂科。

4.常见化疗药物主要副反应

常见化疗药物副反应

药物名称	主要副反应
环磷酰胺	骨髓抑制、出血性膀胱炎
异环磷酰胺	出血性膀胱炎、骨髓抑制
博来霉素	肺纤维化
平阳霉素	肺纤维化
顺铂	肾脏毒性、消化道反应、耳毒性、神经毒性
紫杉醇	过敏、心脏传导障碍、末梢神经炎
卡铂	骨髓抑制
长春新碱	末梢神经炎、外渗皮肤损害
米托蒽醌	心脏毒性、骨髓抑制
5-氟尿嘧啶	腹泻(胃肠道菌群失调)
氨甲蝶呤	肾毒性、肺纤维化、口腔溃疡
鬼臼素(足叶乙甙)	骨髓抑制
阿糖胞苷	肝损害(腹腔给药会减轻)
和美新	骨髓抑制

5. 常见化疗副反应处理

(1) 骨髓抑制

白细胞抑制 白细胞下降多开始于停药后1周左右，至10d左右达到最低点，在低水平维持2～3d，即开始回升，历时7～10d后可恢复至正常。

一般Ⅰ度和Ⅱ度的白细胞抑制不需处理，多可以自然恢复，且不影响下一疗程的化疗。Ⅲ度和Ⅳ度的白细胞抑制，需要积极的处理。重组人粒细胞集落刺激素因子100～200μg，皮下注射。少量多次输新鲜血，建议新鲜全血/血浆200ml，隔日一次；建议广谱抗生素：二代、三代头孢或广谱抗生素。Ⅲ度时，如果没有发热，不需要应用抗生素；Ⅲ度时，如果伴有发热，应该预防应用抗生素；Ⅳ度时，无论是否伴有发烧，均应使用抗生素。

血小板抑制 注射用重组人白介素-11.5mg/3.0mg，ih：H qd。

红细胞抑制 重组人促红细胞生成素注射液2万U，ih：H qd。

(2) 消化道反应

常用止吐药物

- 甲氧氯普胺20mg im/iv gtt；
- 盐酸托烷司醇注射液5mg iv；
- 盐酸格拉司醇注射液3mg iv。

抑酸、保护胃黏膜药物 10%GS 100ml＋西咪替丁300mg iv gtt。

治疗消化不良药物 多潘立酮每次20mg，po，tid，ac；乳酶生每次1g，po，tid(常用于绒癌患者)。

(3) 肝功损害

- 肌苷片每次0.2g，po，tid；
- 葡醛内酯每次0.2g，po，tid；
- 宁肝丸每次1丸，po，bid；
- 10%葡萄糖注射液500ml＋门冬氨酸钾镁20ml iv gtt qd。

(4) 治疗非细菌感染性的严重腹泻：洛哌丁胺片，2片，ht。

(5) 化疗药渗漏皮下的处理：2%利多卡因2ml ＋ 生理盐水8ml局部封闭加理疗。

(6) 伪膜性肠炎

- 乳酶生10片po tid或地衣芽孢杆菌胶囊50mg po tid；

• 酸奶；

• 万古霉素 0.25g po tid(若用去甲万古霉素，则为 0.2 g po tid)；

• 甲硝唑 0.2～0.6g po tid 或甲硝唑 500mg＋5% GS 100ml iv gtt bid；

• 积极补液，注意维持酸碱及水电解质平衡。

(7) 紫杉醇过敏反应：可表现为血压下降，心率加快、呼吸困难等，立即停药，抗过敏对症处理。

6. 几种严重的化疗毒性反应

(1) 肾毒性

DDP 对肾脏影响最大，主要是对肾小管损伤，无休止应用顺铂化疗可能会导致肾衰。目前对于 DDP 的肾毒性没有更好的检测方法。常用的检测手段按参考价值排列分别为：肾血流图、肌酐清除率、血肌酐(常用)。目前保护肾功能、减轻肾毒性的最有效的措施是阿米福丁，但价格昂贵是其主要的缺点。相对目前应用较多的措施为：水化、高张盐水提高血液循环中氯水平。为了更好的检测肾功能，应该每 3 个月检查 1 次肾血流图，每 1 月在化疗前均应检查血肌酐或肌酐清除率。肌酐清除率＜60%时，化疗需要慎重。

IFO 出血性膀胱炎是其引起的最严重副反应，为停止化疗指征。化疗期间必须每天检查尿常规有无血尿。美司钠对于防止发生出血性膀胱炎方面非常有效。美司钠用法：IFO 使用后 0,4,8h，每日 3 次。

(2) 心脏毒性

蒽环类药物(ADM,E-ADM) 阿霉素和表阿霉素对于心肌有影响，为剂量限制性毒性反应。阿霉素国际上一般认为其终身剂量为 $400mg/m^2$；表阿霉素国际上一般认为其终身剂量为 $900～1000mg/m^2$。

超声心动图检查左室射血分数不应该低于 60%——绝对标准；和上次化疗相比左室射血分数下降不超过 20%——相对标准。自我检测非常重要，方法是观察活动后有无憋气、心悸，如有此现象，应及时行超声心动图检查。

紫杉醇类药物 对心脏的传导系统有影响，主要表现为房室传导阻滞、心律失常等。心电图检查，非常重要。药物使用期间应常规行心电监测。

(3) 肺纤维化

BLM 和 PLM 肺纤维化是其最严重的化疗副反应，为剂量限制性毒性反应。终身剂量：国际上规定为 360～400mg/m^2。我国没有进行该毒性研究，暂定为 360mg（总量），按照一般人的体重来推算为 250mg/m^2。

肺功能测定（主要是 CO_2 弥散功能）是检测肺纤维化最敏感、有效的方法。一般 CO_2 弥散功能不能低于 70%，或者和上次相比较下降不超过 20%。胸片检测肺纤维化不敏感，通常在肺纤维化导致 CO_2 弥散功能下降后 2 个月以上才能表现出来。自我检测方法是观察化疗间歇时活动后有无憋气、发绀现象，如有此现象应立即停药，检测肺功能。

7. 各化疗药物使用注意事项

紫杉醇类

预处理：用紫杉醇前 12h、6h，地塞米松 20mg ht

用紫杉醇前 30min，苯海拉明 50mg iv

用紫杉醇前 30min，10% GS 100ml＋西咪替丁注射液 300mg iv gtt

用药方法：紫杉醇 30mg ＋ NS 100ml iv gtt 0.5h

无不良反应，则继续　紫杉醇 余量＋ NS 500ml iv gtt 2.5h

监测：心电监测；吸氧；化疗开始每 15min 测血压、脉搏 1 次，至用药结束 2h。

注意事项：注意有无末梢神经炎出现（皮肤蚁行感等）；注意心电图变化。

铂类 常规水化 2500～3000ml。尤其顺铂，建议提前 1 日水化；当尿量＞100ml/h，方可使用 DDP。记出入量，化疗期间尿量应该至少超过 1500ml/d。铂类静滴前半小时地塞米松 10mg iv。铂类完全静滴后，呋塞米 20mg iv。3%NaCL 配方 20% NaCl 54ml ＋ NS 466ml。

Topotecan 类 是最常用的二线化疗药物。对于铂类药物和紫杉醇耐药病例有效率达 20%左右。本药的主要副反应是骨髓抑制：约 75%的患者会出现白细胞Ⅳ度抑制；约 50%的患者会出现血小板Ⅳ度抑制。本药的骨髓抑制现象没有蓄积。应用时通常第 1 疗程骨髓抑制较重，以后渐轻。疗效出现较晚，通常需 4 个疗程方能看出疗效。因此，为明确判断疗效，通常需要 4 个疗程才能决定是否继续应用。本药有皮肤刺激，外渗时需要及时处理。

博来霉素类　每次化疗前后均需仔细核对博莱霉素、平阳霉素累计使用剂量。用药同时给予吲哚美辛 25mg po tid。

注意肺功能变化，尤其是弥散功能变化。弥散功能不正常，应排查有无贫血，若贫血，应该予以校正。停用博莱霉素、平阳霉素指征(以下任一标准)：贫血纠正后，肺弥散功能仍然不正常(如<70%)；对比前次，肺弥散功能下降超过原来的 20%。化疗间隔期间，若患者活动后有憋气现象，应及时来医院检查肺功能。

卵巢肿瘤

滋养细胞疾病

葡萄胎

长期医嘱	临时医嘱
按妇科常规护理	血细胞分析＋五分类
Ⅱ级护理	尿液分析＋尿沉渣定量(流式法)
普食	大便常规
密切观察腹痛、阴道流血情况	肝功十一项、肾功两项、离子五项、血糖
术后长期医嘱	血凝全套
按清宫术后常规护理	乙肝五项定量、丙肝定性
Ⅱ级护理	血型检测
普食	RPR＋TPPA HIV
密切观察腹痛、阴道流血情况	妇科 B 超[1](经阴道)
罗红霉素 0.15g po bid	心电图
新生化冲剂 2 包 po tid	胸部正侧位片
	腹部 B 超(肝、胆、胰、脾、双肾、输尿管)
	血 β-hCG 最大值检测[2]
	血气分析[3]
	肺部 CT[3]
	盆腔/腹腔 CT/MRI/PET[4]
	头颅 CT[4]
	术前临时医嘱
	拟于 XX:XX 在 B 超监测下行清宫术[5]
	术前暂禁食水
	一般专项护理(备皮)
	配血(浓红 4U、血浆 400ml)
	缩宫素 0.01U 点右眼
	术后临时医嘱
	10% GS 500 ml 缩宫素 20U　iv gtt[6]
	标本送病理检查
	血清 β-hCG 最大值检测 (术后第 5 日)
	妇科 B 超(经阴道)(术后第 5 日)

① 妇科B超需检测病灶血流信号是否丰富、病灶是否侵蚀子宫肌层、测量子宫肌层厚度。
② 监测葡萄胎病情转归。
③ 鉴于胸部X线检查对肺部转移病灶检测的局限性，目前多建议以肺部CT取代。当怀疑有肺转移、肺栓塞时，建议做血气分析、血氧测定等。
④ 用于诊断有无肝转移、脑转移。
⑤ 葡萄胎一经确诊应立即清宫，建议吸刮术。子宫小于妊娠12周可1次刮净；子宫大于妊娠12周、或术中感1次刮净有困难者可于1周后行2次清宫术。每次清宫后组织标本均需送病理检查。
⑥ 在清宫术中，为减少出血、预防子宫穿孔，可在术中应用缩宫素。需要注意的是应在充分扩张宫颈、大部分葡萄胎组织排出后，应用缩宫素，从而避免滋养细胞压入子宫壁血窦，导致转移和肺栓塞。

知识拓展

1. 葡萄胎清宫术患者病情告知书

(1)术中大出血、子宫穿孔、出血性休克，必要时切除子宫，丧失生育功能。

(2)病灶入血，术中、术后急性肺栓塞、急性呼吸窘迫、急性右心衰可能。抢救无效，危及生命。

(3)凝血功能障碍、DIC、死亡。

(4)继发感染、感染性休克。

(5)清宫不全、宫腔残留、病灶复发需行二次清宫术。

(6)宫腔粘连可能。

(7)术后月经紊乱、月经稀发可能。

(8)术后继发不孕、宫外孕等。

(9)输血、输液反应。

(10)病变恶性不排除，根据术后病检结果可能行化疗、放疗、手术治疗可能。

(11)其他。

2. 化疗前病情告知书

同卵巢恶性肿瘤，见P295。

3. 血 β-hCG 回降至正常的时限

(1)自然流产 1～3 周；

(2)人工流产 1～3 周；

(3)葡萄胎清宫术后 8～12 周；

(4)足月分娩 1～2 周；

(5)异位妊娠 1～4 周。

4. 葡萄胎的发生率

(1)大多 500～1000 次妊娠中 1 例。

(2)40 岁以上高龄孕妇中，其发生率是 40 岁以下年龄组的 4 倍。

(3)45 岁以后，危险提高 40 倍。

5. 葡萄胎的预后、转归

(1)预后：清宫术后，80％以上可获得痊愈；恶性率约为 10％～25％。

(2)再发倾向：发生葡萄胎的次数不同，再次发生葡萄胎的风险也不同。

- 1 次葡萄胎后，再次发生葡萄胎风险不足 1/50；
- 2 次葡萄胎后，再次发生葡萄胎风险为 1/6；
- 3 次葡萄胎后，再次发生葡萄胎风险为 1/2；
- 黄素囊肿发生率为 30％～50％。

6. 葡萄胎恶变"高危"型临床特征

(1)发病年龄＞40 岁；

(2)子宫明显大于妊娠月份者(大于相应孕周 4 周以上)；

(3)血清 β-hCG＞100000U/L；

(4)卵巢黄素化囊肿直径≥6cm 或双侧卵巢黄素化囊肿；

(5)病变组织以"小葡萄"(直径 3～5mm)为主者；

(6)重复葡萄胎史；

(7)有妊娠剧吐、甲状腺功能亢进等妊娠并发症者。

7. 葡萄胎预防性化疗

指征　具有葡萄胎恶变高危因素的患者。

时间　清宫前 3 日开始或清宫时开始。

化疗方案　以单药为宜，如：5-FU、KSM、MTX 等，化疗至血 β-hCG

正常为止。

医嘱、具体方案参见妊娠滋养细胞肿瘤章节，P316。

注意 预防性化疗不能替代随访；部分性葡萄胎一般不做预防性化疗。

8.葡萄胎清宫后的处理

每周测定血清β-hCG1次，直至连续3次正常。此后，每月1次，持续半年；最后，半年1次，共2年。注意月经是否规律、有无阴道异常流血、咳嗽、咯血及其他转移症状。定期行妇科检查、妇科B超、胸部X线或胸部CT。避孕6～12月，建议采用避孕套避孕。下次妊娠应早期B超检查、检测血清HCG水平。

滋养细胞肿瘤

长期医嘱	临时医嘱
按妇科常规护理	血细胞分析＋五分类
Ⅱ级护理	尿液分析＋尿沉渣定量(流式法)
普食	大便常规
口腔护理 bid	肝功十一项、肾功两项、离子五项、血糖
乳酶生 1g po tid	妇科B超①(经阴道)
复方醋酸钠注射液 500ml iv gtt qd	心电图
葡萄糖氯化钠注射液 500ml 维生素 B_6 注射液 200mg 甲氧氯普胺注射液 20mg 维生素C注射液 2g （以上 iv gtt qd）	胸部正侧位片 腹部B超(肝、胆、胰、脾、双肾、输尿管) 血β-hCG最大值检测② 血气分析③
10% GS 500ml 三磷酸腺苷注射液 40mg 维生素C注射液 2g 辅酶A粉针 100U （以上 iv gtt qd）	肺部CT③ 盆腔/腹腔CT/MRI/PET④ 头颅CT④
钠钾镁钙葡萄糖注射液 500ml iv gtt qd	
血细胞分析＋五分类 q3d	

长期医嘱		临时医嘱
10% GS 100ml 西咪替丁注射液 300mg	iv gtt qd （化疗前）	

① 妇科 B 超需检测病灶血流信号是否丰富、病灶是否侵蚀子宫肌层、测量子宫肌层厚度。

② 监测滋养细胞肿瘤病情转归。

③ 鉴于胸部 X 线检查对肺部转移病灶检测的局限性，目前多建议以肺部 CT 取代，当怀疑后肺转移、肺栓塞时，建议做血气分析、血氧测定等。

④ 用于诊断有无肝转移、脑转移。

知识拓展

1. 化疗前患者病情告知书

同卵巢恶性肿瘤，见 P295。

2. 妊娠滋养细胞肿瘤诊断依据

（1）葡萄胎后诊断滋养细胞肿瘤：应符合以下任一情况（FIGO，2000）：

- 葡萄胎排空后，4 次测定血清 HCG 成平台（±10%），至少维持 3 周。
- 葡萄胎排空后，连续 3 次测定血清 HCG 上升（>10%），并维持 2 周或 2 周以上。
- 葡萄胎排空后血清 HCG 水平持续异常达 6 月或更长。

（2）非葡萄胎妊娠后滋养细胞肿瘤的诊断：应符合下列中的任一情况：

- 流产、足月产、异位妊娠后 4 周以上血清 HCG 持续在高水平，或曾经一度下降后有上升，并已排除妊娠物残留和再次妊娠；
- 组织病理学诊断为滋养细胞肿瘤。

3. 改良的滋养细胞肿瘤 WHO 评分系统

FIGO 滋养细胞肿瘤高危评分标准

FIGO 高危因素评分	0	1	2	4
年龄(岁)	＜40	≥40		
前次妊娠	葡萄胎	流产	足月产	
与前次妊娠间隔时间(m)	＜4	4～7	7～13	≥13
治疗前血清 HCG(U/L)	＜10^3	10^3～10^4	10^4～10^5	≥10^5
最大病灶大小(直径 cm)	＜3	3～5	≥5	
转移部位	肺	脾、肾	胃肠道	脑、肝
转移灶数目		1～4	5～8	≥8
既往化疗失败			单药	≥两药

注:FIGO 评分总分≤6 分,为低危;≥7 分,为高危。

4. 滋养细胞肿瘤治疗原则

(1)滋养细胞肿瘤治疗以化疗为主,辅以手术及放疗。

(2)治疗前经 FIGO 滋养细胞肿瘤高危评分系统评估,低危患者可单药化疗;高危者需联合化疗,首选 EMA/CO 方案。

(3)EMA/EP 可用于 EMA/CO 或其他联合方案化疗后复发患者。

(4)EMA/EP 耐药者可用 TP 方案。

5. 滋养细胞肿瘤的化疗方案

单药化疗方案

方案	治疗方法	
	给药方法	间隔
5-FU 方案①	**氟尿嘧啶(5-FU)** 28～30mg/(kg・d)＋5%GS 500ml iv gtt qd ×8d	2 周
Act-D 方案②	**新福菌素(Act-D)** 8～10μg/(kg・d)＋5%GS 500ml iv gtt qd ×8d	2 周
MTX 方案③	**甲氨蝶呤(MTX)** 1.0～2.0mg /(kg・d)＋ NS 4ml im q2d (化疗第 1、3、5、7 日用) **甲酰四氢叶酸(CF)** 1/10 MTX 量＋ NS 4ml im q2d (用 MTX 量后 24h 开始,即化疗第 2、4、6、8 日用)	2 周

①5-FU 应缓慢静脉滴注，持续 8～10h。

②Act-D 局疗渗漏可造成皮肤坏死，务必单独使用一条静脉通路，一旦发生外渗，应以 100mg 可的松和 2ml 的 1%利多卡因局部皮肤注射；

③MTX 方案化疗期间应注意：碱化尿液，碳酸氢钠 1g po qid；记尿量（尿量＞2500ml/24h）；测尿 pH 值 bid（＞6.5）。

5-FU＋Act-D 联合化疗方案①

用药时间	治疗方法	
	给药方法	给药时间
第 1～8 日	**氟尿嘧啶**（5-FU） 26～28mg/（kg・d）＋5%GS 500ml iv gtt qd	8～10h/d
第 1～8 日	**新福菌素**（Act-D） 6～8μg/（kg・d）＋5%GS 500ml iv gtt qd	2～4h/d

①8d 为 1 个疗程；疗程间隔 3 周。

EMA/CO 联合化疗方案①

方案	用药时间	给药方法
EMA 部分②	第 1 日	新福菌素（Act-D）500μg ＋ 5%GS 200ml iv gtt（1h） 依托泊苷（VP-16）100mg/m² ＋ NS 300ml iv gtt（1h） 甲氨蝶呤（MTX）100mg/m² ＋ NS 30ml iv 甲氨蝶呤（MTX）200mg/m² ＋ NS 1000ml iv gtt（12h）
	第 2 日	新福菌素（Act-D）500μg ＋ 5%GS 200ml iv gtt（1h）
		依托泊苷（VP-16）100mg/m² ＋ NS 300ml iv gtt（1h）
		甲酰四氢叶酸（CF）15mg＋NS 4ml im （自静推 MTX 24h 后开始，每 12h 1 次，共 4 次，今日 2 次）
	第 3 日	甲酰四氢叶酸（CF）15mg ＋ NS 4ml im（每 12h 1 次，今日 2 次）
CO 部分③	第 8 日	长春新碱（VCR）1.0mg/m² ＋ NS 30ml iv
		环磷酰胺（CTX）600mg/m² ＋ NS 500ml iv gtt（2h）

①8d 为 1 个疗程；疗程间隔 1 周。

②每天补液 2500～3000ml；保持尿量＞2500ml/d；化疗当日给予碳酸氢

钠，1g，po qid、记尿量、测尿 pH 值，共 4d；若尿 pH 值<6.5，应加大碳酸氢钠剂量，脑转移患者用 10% GS。

③补液每日 1500～2000ml；第 15 日开始下 1 个疗程。

PVB 联合化方案①

用药时间	给药方法
第 1～2 日	长春新碱(VCR)1.0mg/m^2 + NS 30ml iv qd
第 1～3 日	博来霉素(BLM) 15mg + NS 30ml iv qd
第 1～5 日	顺铂(DDP)② 20mg/m^2 + 3% NS 300ml iv gtt qd

①5d 为 1 个疗程；疗程间隔 3 周。

②用 DDP 时每天补液 2500～3000ml；保持尿量>2500ml/d。

EMA/EP 联合化疗方案①

方案	用药时间	给药方法
EMA 部分②	第 1 日	新福菌素(Act-D)500μg + 5%GS 200ml iv gtt (1h) 依托泊苷(VP-16)100mg/m^2 + NS 300ml iv gtt (1h) 甲氨蝶呤(MTX)100mg/m^2 + NS 30ml iv 甲氨蝶呤(MTX)200mg/m^2 + NS 1000ml iv gtt (12h)
	第 2 日	新福菌素(Act-D)500μg + 5%GS 200ml iv gtt (1h)
		依托泊苷(VP-16)100mg/m^2 + NS 300ml iv gtt (1h)
		甲酰四氢叶酸(CF)15mg + NS 4ml im (自静推 MTX 24h 后开始，每 12h 1 次，共 4 次，今日 2 次)
	第 3 日	甲酰四氢叶酸(CF)15mg + NS 4ml，im (每 12h 1 次，今日 2 次)
EP 部分	第 8 日	依托泊苷(VP-16)100mg/m^2 + NS 250ml iv gtt (1h)
		顺铂(DDP)80mg/m^2 + NS 1000ml iv gtt (12h)

①8d 为 1 个疗程；疗程间隔 1 周。

②每天补液 2 500～3000ml；保持尿量>2 500ml/d；化疗当日给予碳酸氢钠，1g，po qid；记尿量、测尿 pH 值，共 4d；若尿 pH 值<6.5，应加大碳酸氢钠剂量，脑转移患者用 10% GS。

PT 联合化疗方案①

用药时间	给药方法
D1	**紫杉醇(Taxol)** 135～175mg/m² +5%GS (0.9% NS) 500ml, iv gtt(>3h)
D2②	**顺铂(DDP)** 80mg/m² + NS 1000ml, iv gtt (12h)

①2d 为 1 个疗程;疗程间隔 3 周。

②用 DDP 时每日补液 2500～3000ml; 保持尿量>2500ml/d。

6. 滋养细胞肿瘤化疗停止指征

(1) 低危患者

- 血清 β-hCG 正常后,至少给予 1 个疗程的化疗;
- 对于化疗过程中 HCG 下降缓慢和已有远处转移患者,给予 2～3 个疗程化疗;
- 仅参考血清 β-hCG,不再考虑影像学结果。

(2) 高危患者

- 血清 β-hCG 正常后,给予 3 个疗程化疗;
- 第 1 个巩固疗程必须为联合化疗;
- 仅参考血清 β-hCG,不再考虑影像学结果。

7. 化疗疗效判定

定期行血清 β-hCG、妇科 B 超、胸部/盆腔 CT 检测,判定疗效并监测病情。

- 完全缓解:血清 HCG 降至正常检测值以下。
- 部分缓解:血清 HCG 下降>50%,且转移灶缩小。
- 治疗无效:血清 HCG 下降出现平台或上升,或肿瘤病灶增大。

8. 耐药性滋养细胞肿瘤的诊断标准

即更换化疗方案指征:至少接受过 2 个疗程的正规化疗,在化疗期间或停止化疗后的 3 月内,每周监测血清 HCG 水平未成对数下降,至少连续 3 周出现平台(±10%),或连续 2 周出现升高(>10%)。转移灶增大或出现新发转移灶。

9. 复发型滋养细胞肿瘤诊断标准

滋养细胞肿瘤经治疗获得完全缓解后，停止化疗 3 个月以上，出现 2 次血清 HCG 水平逐渐升高，并排除再次妊娠者。

10. 滋养细胞肿瘤治愈标准

（1）血清 HCG 每周检查 1 次，连续 3 次正常；

（2）临床症状消失；

（3）转移灶消失。

11. 滋养细胞肿瘤的手术治疗

手术指征 原发病灶或转移灶大出血，如子宫破裂，肝、脾转移瘤破裂)，需立即手术止血，抢救生命；子宫或肺部病灶过大，经化疗后血清 HCG 下降，但出现低值平台期，病灶缩小但持续存在，手术可缩短治疗时间。耐药病例和病变局限的情况，可采用：子宫内 1～2 个病灶，要求保留生育功能，行病灶切除术；无生育要求，行全子宫切除术。肺部出现病灶的，局部病灶清除或肺叶切除。

手术时机 病情基本控制后(病灶缩小、血清 HCG 正常或处于较低水平)；术前 2～3d 即开始化疗，以防术中肿瘤细胞扩散，术后再继续完成此疗程化疗。

术前检查 肺部手术前，应行肺功能检测、肺部 CT/MRI、预防性腰穿排除脑转移。

手术范围 即"次广泛子宫切除术"要点：

- 若切除卵巢可行高位结扎并切除卵巢动静脉，以消除血管内残留瘤细胞；
- 游离输尿管至膀胱水平，然后在主韧带中间切断、缝扎，切除宫旁静脉丛；
- 建议阴道切除约 1～2cm；
- 年龄在 40 岁以下者，应保留一侧卵巢。为防止卵巢静脉内瘤细胞残留，可予静脉内 5-FU，250mg 注入；
- 由于很少淋巴转移，无须淋巴清扫。

12. 滋养细胞肿瘤常见部位转移的治疗

外阴及阴道转移 5-FU 静滴或局部治疗效果较好，如有活动性出血，可考虑局部切除、缝合不能手术者，可用纱条填塞压迫止血。

肺转移　可全身化疗。如有孤立转移瘤对化疗反应不满意者，可考虑手术切除。

肝转移　可全身化疗或经肝动脉插管注射5-FU。如出现肿瘤破裂出血，可剖腹探查止血，肝脏局限性转移瘤可行手术切除。

脑转移　采取"全身(化疗)-局部(鞘内)-应急(脱水、镇静、防治并发症)"三联方案。

- 脱水治疗，改善脑水肿症状。
- 全身性化疗，采用5-FU+Act-D方案。
- 鞘内化疗，甲氨蝶呤，10～15mg鞘内注射，每1～3d鞘内注射1次，视患者病情而定，4～5次为1疗程。
- 颈动脉插管：主要用5-FU等经颞浅动脉插管持续灌注。
- 手术切除：单个脑转移瘤，定位明确，化疗效果不好者，可考虑手术切除。
- 头部放疗。

14. 滋养细胞肿瘤(GTN)的放射介入治疗

(1) 介入治疗的分类(动脉导管末端所在位置)

- 亚选择性动脉造影：腹主动脉内2cm。
- 选择性动脉造影：腹主动脉的一级分支。
- 超选择性动脉造影：腹主动脉的二级分支。

(2) GTN动脉造影表现

- 子宫动脉扩张、扭曲、子宫肌壁血管丰富，尤其病灶区。
- 子宫肌层可见A-V瘘。
- "肿瘤湖"征象。
- 造影剂滞留，呈头发团样充盈。
- 卵巢静脉扩张。

(3) GTN介入治疗常用药物：5-FU、MTX、DDP、MMC、ADM、BLM等。

(4) GTN介入化疗的形式

- 一次性动脉灌注化疗。
- 持续动脉灌注化疗法。
- 动脉栓塞疗法：常用栓塞剂有明胶海绵、碘油乳剂、微囊/球、无水乙醇等。适用于肿瘤大出血；A-V瘘；盆腔肿瘤或转移性肝癌的姑息疗法。

(5) GTN 介入治疗并发症

- 血肿。需要注意的是术前应完善血常规、血凝系列检查；术后加压包扎；卧床 24h。
- 血管内膜下通道形成。
- 血栓形成、栓塞。要注意观察足背动脉搏动。
- 造影剂过敏反应等，如荨麻疹、皮肤潮红、水肿、呼吸困难、肺水肿等。

15. 随访

- 第 1 个月，血清 β-hCG 每周监测 1 次。
- 第 2～3 月，血清 β-hCG 每 2 周监测 1 次。
- 第 4～9 月，血清 β-hCG 每 1 月监测 1 次。
- 第 10～15 个月，血清 β-hCG 每 3 月监测 1 次。
- 此后，血清 β-hCG 每半年监测 1 次；共 3 年。
- 3 年后，血清 β-hCG 每 1 年监测 1 次。

胎盘部位滋养细胞肿瘤

胎盘部位滋养细胞肿瘤(PSTT)指来源于胎盘种植部位的一种特殊类型的滋养细胞肿瘤。临床罕见，多数为良性临床经过，一般不发生转移，预后较好。但一旦转移，预后不良。常发生于足月产、流产及葡萄胎以后，多为育龄妇女。

临床表现 停经后不规则阴道流血及月经过多，子宫均匀性增大。

诊断 确诊需病理诊断；必要时需行诊断性刮宫；血清 HCG 不反映病情严重程度。

治疗 对放、化疗均不敏感，首选手术治疗，手术范围为全子宫切除术。PSTT 的高危因素：核分裂象＞5/10HPF、距前次妊娠＞2 年、有子宫外病灶转移。对于高危 PSTT 患者应予以化疗，首选 EMA/CO。若排除高危因素，对年轻要求保留生育功能者，可行锐性反复刮宫或局部病灶切除术，但需密切随访。手术医嘱参见子宫肌瘤章节，见 P264，化疗医嘱参见滋养细胞肿瘤章节，见 P316。

女性生殖内分泌疾病

闭经

原发性闭经

项目名称	项目内容
辅助检查	妇科 B 超(子宫、双附件) 性激素六项(E,P,FSH, LH, PRL,T) 甲状腺功能检查 染色体检测[①] 腹部 B 超[②] 静脉肾盂造影[②] 测基础体温
治疗	方案 A (雌孕激素人工周期疗法)[③] 结合雌激素 0.625mg po qd ×25d(月经第 1～25 日) 戊酸雌二醇 1mg po qd ×25d(月经第 1～25 日) 黄体酮胶囊 100mg po bid ×10d(月经第 16～25 日加服) 方案 B 手术治疗[④]

① 对于鉴别性腺发育不全,了解病因具有指导意义。

② 生殖道畸形多伴发泌尿系畸形,注意排查。

③ 维持女性全身健康、生殖健康;促进第二性征发育。

④ 适用于先天性无阴道或处女膜闭锁者,可采取手术治疗。男性假两性畸形患者应切除男性性腺并予雌激素替代治疗。

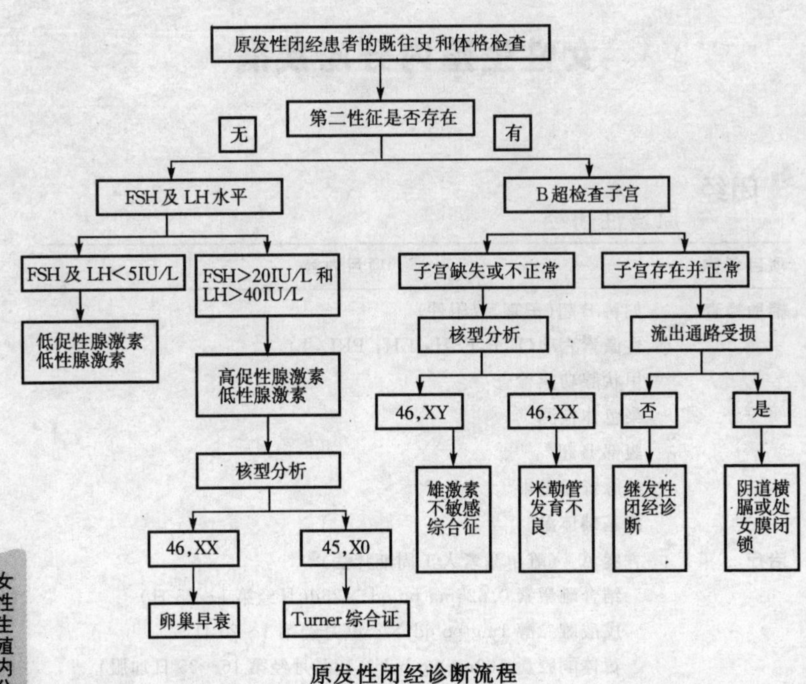

原发性闭经诊断流程

闭经

继发性闭经

项目名称	项目内容
辅助检查	妇科B超(子宫、双附件) 性激素六项(E,P,FSH, LH, PRL,T)① 甲状腺功能检查② 头颅MRI③ 诊刮术或宫腔镜检查④ 测基础体温 孕激素试验⑤ 雌、孕激素试验⑥ 垂体兴奋试验⑦

项目名称	项目内容
治疗	方案 A(孕激素治疗)任选其一 黄体酮注射液 20～40mg im qd ×5d 地屈孕酮 10mg po bid ×10d 口服微粒化孕酮 200～300mg po qd ×10d 醋酸甲羟孕酮 6～10mg po qd ×10d 方案 B(短效避孕药疗法)任选其一 去氧孕烯炔雌醇片、复方孕二烯酮、炔雌醇环丙孕酮、屈螺酮炔雌醇片：1 片 po qd ×21d 方案 C(雌、孕激素序贯治疗) 结合雌激素 0.625mg po qd ×25d；戊酸雌二醇 1mg/2mg po qd ×25d（任选其一） 地屈孕酮 10mg po bid ×10d(月经第 16～25 日加服)；黄体酮胶囊 100mg po bid ×10d (月经第 16～25 日加服)（任选其一）

① 性激素六项检测结果分析

促卵泡素(FSH)、黄体生成素(LH)：监测卵泡早期的 FSH、LH 水平，可初步判断性腺轴功能。FSH 在判断卵巢潜能方面比 LH 更有价值。基础 FSH＞40IU/L、LH 升高或＞40IU/L，为高促性腺激素(Gn)闭经，即卵巢功能衰竭；如发生于 40 岁以前，称为卵巢早衰(POF)，检查 2 次基础 FSH＞20IU/L，可认为是卵巢早衰隐匿期，提示 1 年后可能闭经。基础 FSH 和 LH 均＜5IU/L 为低 Gn 闭经，提示下丘脑或垂体功能减退，而二者的区别需借助促性腺激素释放激素(GnRH)试验。

基础 FSH/LH＞2～3.6 提示卵巢储备功能不良(DOR)，是卵巢功能不良的早期表现，提示患者对超排卵(COH)反应不佳，应及时调整 COH 方案和 Gn 剂量以提高卵巢反应性，获得理想的妊娠率。基础 FSH＞12 IU/L，下周期复查，连续＞12 IU/L 提示 DOR。

基础 LH/FSH＞2～3 之间，可作为诊断多囊卵巢综合征(PCOS)的主要指标(基础 LH 水平＞10IU/L 即为升高，或 LH 维持正常水平，而基础 FSH 相对低水平，形成 LH 与 FSH 比值升高)。

雌二醇(E_2)：正常月经周期中，卵泡早期 E_2 约 50pg/ml，排卵前达第一个高峰，可达 250～500pg/ml，排卵后迅速下降，黄体期形成第二个高峰，约 124.80pg/ml，维持一段时间后，黄体萎缩时下降至早卵泡期水平，即来月经第 3 日应该为 25～50pg/ml。基础 E_2＞45～80pg/ml，无论年龄与 FSH 如何，均提示生育力下降。基础 E_2≥100pg/ml 时，卵巢反应更差，即使 FSH＜ 15IU/L，也无妊娠可能。监测卵泡成熟和卵巢过度刺激综合征(OHSS)的指标(见 OHSS 章节，P353)。

孕酮(P)：

判断排卵：黄体中期血清中孕酮＞5ng/ml 为排卵标准。

诊断黄体功能不全(LPD)：黄体中期 P＜10ng/ml 或排卵后第 5、7、9 日 3 次测 P，总和＜30ng/ml 为 LPD；或孕 10 周前 P＜15ng/ml 为诊断 LPD 的标准。

了解妊娠状态：血清 P≥25ng/ml，提示宫内妊娠存活。若血清 P ≤5ng/ml，可能与不良妊娠结局有关(例如自然流产、异位妊娠)；若血清 P ≤10ng/ml，提示先兆流产中 83%胎儿已死亡；血清孕激素连续监测持续下降，预示妊娠预后不良。

泌乳素(PRL)：非哺乳期，PRL 正常值＜25ng/ml。血清 PRL＞25ng/ml，且排除有 PCOS 或甲状腺功能异常患者，可诊断为高泌乳素血症。血清 PRL＞100ng/ml 者，应做头颅断层扫描(CT)或磁共振(MRI)，以除外下丘脑、垂体肿瘤。

睾酮(T)：多囊卵巢综合征时，血清睾酮轻度或中度增高。卵巢颗粒细胞瘤等肿瘤时，血清睾酮异常增高。

促甲状腺素(TSH)：注意排除甲状腺功能异常(甲亢、甲减等)的影响。TSH 正常值为 2～16 mIU/L，增高表明甲状腺功能减退。

② 排除甲状腺功能低下等疾病。

③ 排除垂体肿瘤、空蝶鞍综合征等。

④ 排除有无宫腔粘连、子宫内膜结核等病变。

⑤ 孕激素试验

阳性：停药 3～7d 内有撤退性出血为阳性。说明生殖道通畅，子宫内膜有充分的内源性雌激素准备，为Ⅰ度闭经，呈无排卵型，可排除子宫性闭经和妊娠，但下丘脑-垂体-卵巢功能减退。

阴性：停药后子宫不出血，为试验阴性。首先再排除妊娠可能，如未妊娠，说明子宫内膜反应不良或无反应，或内源性雌激素过低，不足以促使内膜增生。

⑥ 雌孕激素试验，使用雌孕激素序贯周期用药。

阳性：停药3～7d内有撤退性出血为阳性。说明卵巢雌激素水平低落，子宫内膜反应良好，闭经源于卵巢水平以上，称为Ⅱ度闭经。需进一步做内分泌检查分析。

阴性：停药后无撤退性出血，提示为子宫性闭经。

⑦ 垂体兴奋试验：先测定FSH、LH基础值，然后静息状态下快速静脉推入GnRHa(戈那瑞林25μg+0.9%NS 2ml)，30、90min后分别采血测定FSH、LH。

LH正常反应型：注入后30min LH峰值上升2～4倍，提示垂体功能正常，为下丘脑性闭经。

LH无反应或低反应型：注入后30min LH峰值无变化或上升不足2倍，提示垂体功能减退，为垂体性闭经，如希恩综合征、手术、放疗所致垂体破坏。

LH反应亢进型：注入后30min LH峰值上升4倍以上，提示多囊卵巢综合征或卵巢储备功能降低可能。多囊卵巢综合征：LH反应亢进、FSH反应低下，30min、90min后FSH＜10IU/L；卵巢储备功能降低：LH、FSH均反应亢进，30min、90min后FSH＞20 IU/L。

知识拓展

1. 闭经的分区

按照月经的生理性调节机制，将闭经的病因划分为四个区域，以有利于诊断和处理。

(1)第Ⅰ区：子宫和下生殖道病变引起的闭经

- Asherman综合征：宫颈-宫腔粘连症；
- 子宫内膜结核；

- 生殖道畸形综合征(MRKH 综合征);
- 睾丸女性化综合征。

(2)第Ⅱ区:卵巢病变引起的闭经

- Turner 综合征;
- 单纯性腺发育不全;
- XY 性腺发育不全:染色体核型为 46,XY,正常女性睾酮水平,但缺乏正常性发育的女性患者;
- 卵巢抵抗综合征;
- 卵巢早衰;
- 多囊卵巢综合征等。

(3)第Ⅲ区:垂体前叶病变引起的闭经

- Sheehan 综合征 ;
- 垂体肿瘤;
- 空蝶鞍综合征;
- 原发性垂体促性腺激素缺乏症;
- 高泌乳素血症。

(4)第Ⅳ区:中枢神经系统和下丘脑病变引起的闭经

- 下丘脑性闭经;
- 神经性厌食;
- 药物性闭经;
- 颅咽管瘤;
- 性幼稚无嗅觉综合征(Kallmann 综合征)。

(5)其他,如全身疾病、肾上腺、甲状腺疾病引起的闭经。常见有 Addison 病、库欣综合征、糖尿病、甲状腺功能低下等。

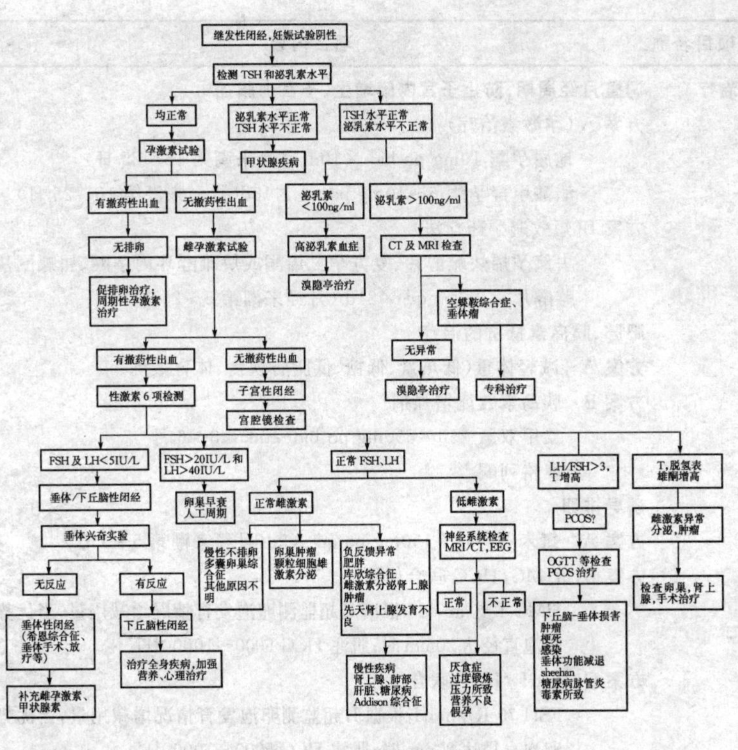

继发性闭经诊断流程

多囊卵巢综合征

项目名称	项目内容
辅助检查	妇科 B 超[1]
	B 超监测卵泡发育、排卵
	性激素六项(E、P、FSH、LH、PRL、T)(月经第 3 日)[2]
	测基础体温[3]
	诊刮术[4]
	腹腔镜检查
	尿 17-酮类固醇测定
	空腹血糖、口服葡萄糖耐量试验[5]

项目名称	项目内容
治疗	**调整月经周期,防止子宫内膜增生、子宫内膜癌** 方案 A(孕激素治疗) 地屈孕酮 10mg po bid ×10d(月经来潮第 16～25 日) 醋酸甲羟孕酮 6～10mg po qd ×10d(月经来潮第 16～25 日) 方案 B(短效避孕药疗法) 去氧孕烯炔雌醇片、复方孕二烯酮或炔雌醇环丙孕酮、屈螺酮炔雌醇片:1 片 po qd ×21d (月经来潮第 5～25 日) **肥胖、胰岛素抵抗的治疗** 方案 A 减轻体重(低热量、低糖、低脂肪饮食、体育锻炼) 方案 B 胰岛素效能增强剂 二甲双胍 250～500mg po bid～tid ×3～6 月 罗格列酮[12] **诱导排卵** 方案 A 氯米芬[6] 50～150mg po qd ×5d(月经来潮第 5～9 日) 方案 B HMG/HCG 联合使用[7] HMG 1 支 im qd ,根据 B 超监测卵泡发育情况增减用量,当优势卵泡直径达 20mm 时;肌注 HCG 5000～10000IU 方案 C FSH /HCG 联合使用[8] FSH 75 IU im qd,根据 B 超监测卵泡发育情况增减用量,当优势卵泡直径达 20mm 时;肌注 HCG 5000～10000IU 方案 D 氯米芬[6] 50～150mg po qd ×5d(月经来潮第 5～9 日) 当优势卵泡直径达 16mm 时;肌注 HCG 5000～10000IU 方案 E 手术治疗 卵巢楔形切除术 腹腔镜下行多囊卵巢打孔术 阴道 B 超下卵泡穿刺 **多毛与痤疮的治疗(对抗雄激素治疗)** 方案 A 短效避孕药 炔雌醇环丙孕酮[9] 1 片 po qd ×21d (月经来潮第 5～25d) 方案 B 螺内酯[10] 20～100mg po qd/bid ×3～6 月 方案 C 糖皮质激素治疗 地塞米松片[11] 0.25～0.50mg po qd

① 多囊卵巢综合征(PCOS)患者B超监测无优势卵泡,卵巢体积增大,直径2～7cm的小卵泡,呈“项链征”排列,每切面大于10个未发育卵泡。

② PCOS患者性激素六项检测:血浆中睾酮增高;LH、FSH分泌失常,血清FSH正常或偏低,LH升高,无周期性排卵前峰值出现,LH/FSH ≥2～3,肥胖患者由于瘦素等对中枢LH有抑制作用,LH/FSH比值也可在正常范围;垂体兴奋试验表现为LH反应亢进、FSH反应低下。

③ 基础体温呈持续单相型。

④ 月经前数日或月经来潮6h内行诊刮,子宫内膜无分泌现象,呈持续增生或增殖状态。

⑤ 50% PCOS患者存在不同程度胰岛素抵抗及代偿性高胰岛素血症。过量胰岛素作用于垂体胰岛素受体,增强LH释放并促进卵巢、肾上腺分泌雄激素;抑制肝脏性激素结合球蛋白合成,使游离睾酮增加。

⑥ 氯米芬

<u>机理</u>:为弱雌激素,治疗PCOS的首选药物,排卵率为60%～80%,妊娠率30%～50%。其与下丘脑-垂体水平的内源性雌激素竞争受体,抑制雌激素负反馈,增加GnRH分泌的脉冲频率,从而调整LH与FSH的分泌比率。氯米芬也直接促使卵巢合成和分泌雌激素。

<u>用法</u>:自月经周期第5日开始应用,50～100mg/d,共5日。用药期B超监测卵泡直径达20mm直径时,肌注HCG,以诱发排卵,更有益于获得妊娠机会。

<u>指征</u>:无排卵或稀发排卵不育患者,要求妊娠,血清PRL水平正常,夫妻双方无其余不孕不育因素。

<u>禁忌证</u>:妊娠、肝脏疾患、不明原因的异常子宫出血、卵巢增大或囊肿。

⑦ 尿促性素(绝经期促性腺激素HMG)

<u>机理</u>:主要用于内源性垂体促性腺激素、雌激素分泌减少患者,HMG为从绝经期妇女尿中纯化提取物,内含FSH、LH,两者比例为1∶1,每安瓿含FSH、LH各75 IU。HMG为治疗无排卵性不孕的备选诱发排卵药物。

<u>用法</u>:月经来潮或黄体酮撤退出血第5日,HMG im 1～2支/日,根据

B超监测卵泡发育情况增减用量，直至卵泡成熟，停用HMG，予HCG 5000～10000IU im诱发排卵。

副作用：发生卵巢过度刺激综合征(OHSS)。

适应证：氯米芬无效的PCOS无排卵不育患者、雌激素水平低落的垂体或下丘脑性无排卵不育患者。必须先除外夫妻双方其余不孕不育因素，且在本周期要求妊娠者。

禁忌证：卵巢早衰，高PRL血症未经溴隐亭治疗者、不具备卵泡监测条件或病人不合作者。

⑧ 纯化FSH：对PCOS患者诱发排卵提供条件。利用卵泡发育FSH阈值的理论，采用低剂量促性腺激素诱导排卵，小剂量FSH缓慢渐增方案(step-up)以达到单卵泡发育，减少多卵泡发育以及OHSS发生。

⑨ 炔雌醇环丙孕酮(diane-35)口服避孕药，每片含醋酸环丙孕酮(CPA) 2mg，炔雌醇(EE)35μg。通过反馈作用降低LH的高频、高幅度分泌，降低卵巢源性雄激素分泌；同时，CPA可有效对抗雄激素，抑制内源性雄激素与受体、5α还原酶的活性，抑制毛囊雄激素受体生成，减少毛发生长。

⑩ 螺内酯：醛固酮竞争抑制剂，与二氢睾酮竞争靶组织雄激素受体；降低17α-羟化酶活性，降低血清中睾酮水平。治疗多毛需用药6～9月。

⑪ 地塞米松：适用于雄激素过多来源于肾上腺者，作用是抑制脱氢表雄酮硫酸盐浓度。可予地塞米松0.25～0.50mg，每晚1次；一般不宜长期应用，以免过度抑制垂体-肾上腺功能。

⑫ 格列酮类在动物实验中可导致生育能力下降、胚胎死亡、生长受限，因此妊娠、哺乳妇女不宜使用。

知识拓展

1. PCOS诊断标准

(1) 稀发排卵或无排卵；

(2) 高雄激素血症的临床表现和/或高雄激素血症；

(3) 卵巢多囊性改变：一侧或双侧卵巢中直径2～9 mm的卵泡≥12

个，和/或卵巢体积≥10ml。

上述3条中符合2条，并排除其他致雄激素水平升高病因：先天性肾上腺皮质增生、库欣综合征、分泌雄激素的肿瘤等，以及其他引起排卵障碍的疾病，如高泌乳素血症，卵巢早衰和垂体或下丘脑性闭经，以及甲状腺功能异常。

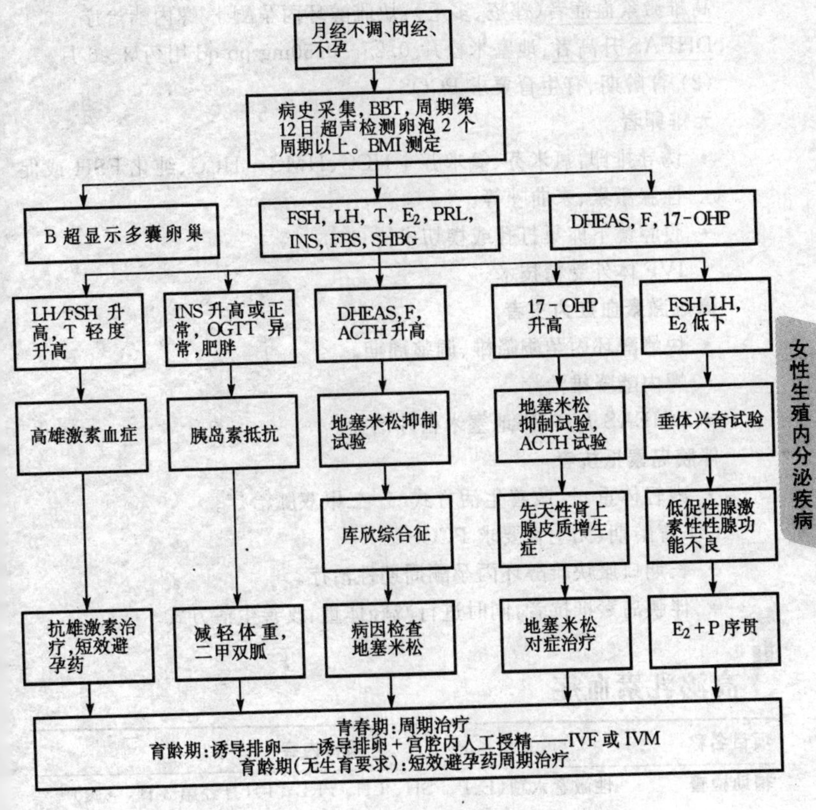

PCOS诊治流程图

2. PCOS治疗方案的选择

(1) 青春期PCOS

治疗原则 调整周期。

治疗方案　不同的情况，治疗方案不同。在性成熟前，尽量不采取抑制中枢治疗。

苗条者：改善生活方式＋孕激素周期调节＋螺内酯治疗。

肥胖者：减轻体重＋改善生活方式＋孕激素周期调节＋二甲双胍治疗。

高雄激素血症者（痤疮、多毛）：炔雌醇环丙孕酮＋ 螺内酯治疗。

DHEAS 升高者：地塞米松片 0.25～0.50mg po qd 用药 3～6 月。

（2）育龄期、有生育要求 PCOS

无排卵者

- 诱导排卵：氯米芬、氯米芬＋HCG、HMG＋HCG、纯化 FSH 或促性腺激素、来曲唑等。
- 腹腔镜下卵巢打孔或楔切术。
- IVF 体外受精技术。

高雄激素血症为主者

- 炔雌醇环丙孕酮降雄、调整周期。
- 螺内酯降雄治疗。
- DHEAS 升高者：地塞米松片治疗。

伴胰岛素抵抗者

- 减轻体重 ＋ 改善生活方式 ＋ 二甲双胍治疗。

（3）育龄期、无生育要求 PCOS

- 长期口服炔雌醇环丙孕酮周期性治疗。
- 伴胰岛素抵抗者：同时进行减轻体重、改善生活方式。

高泌乳素血症

项目名称	项目内容
辅助检查	性激素六项（E、P、FSH、LH、PRL 、T）（月经第 3 日，空腹）[①] 甲状腺功能检查[②] 肾上腺功能检查[③] 妊娠试验（血 HCG） 垂体影像学检查（头颅 MRI）

项目名称	项目内容
	眼科会诊④
	神经外科会诊⑤
治疗	病因治疗：甲状腺功能低下等对症治疗
	溴隐亭⑥ 2.5mg po bid
	手术治疗⑦
	放射治疗⑧

① 主要检测外周血中泌乳素(PRL)：根据 PRL 节律分泌特点，采血应在月经第 3～7 日的上午 9～11 时，并在禁食、安静状态下进行。PRL 显著升高者，一次检查即可确定；PRL＜50ng/ml 者，应进行第二次检查，不可轻易诊断高泌乳素血症。PRL≥25ng/ml 或高于本单位检验正常值为高泌乳素血症；PRL＞50ng/ml，约 20％有泌乳素瘤；PRL＞100ng/ml，约 50％有泌乳素瘤，可选择性做垂体 CT 或 MRI；PRL＞200ng/ml，常存在微腺瘤，必须做垂体 CT 或 MRI；PRL 降低：席汉综合征，使用抗 PRL 药物如溴隐亭、左旋多巴、$VitB_6$ 等。一般认为 PRL＜100ng/ml 多为功能性高泌乳素血症；PRL≥100ng/ml 应注意排除 PRL 腺瘤，肿瘤越大，PRL 越高。

② 高泌乳素血症伴黏液性水肿时，多合并甲低，甲状腺功能检测多为：TSH 升高、T_3、T_4 降低。

③ 高泌乳素血症伴肢端肥大症，多见于 PRL-GH 腺瘤时，GH 升高。

④ 考虑垂体泌乳素瘤，伴发视力改变时，应请眼科会诊，行视力、视野、眼压、眼底检查，以确定有无颅内肿瘤压迫征象。

⑤ 确诊垂体泌乳素瘤后，神经外科会诊有无手术指征、能否手术。

⑥ 溴隐亭

机理：是一种半合成麦角碱衍生物，为非特异性多巴胺受体激动剂、抑制 PRL 合成、释放；并直接作用于垂体肿瘤和 PRL 细胞，遏制肿瘤生长，阻抑 PRL、GH、TSH 和 ACTH 分泌。溴隐亭疗法适用于各种类型高泌乳素血症，也是垂体腺瘤(微/巨腺瘤)首选疗法。

用法：溴隐亭治疗从小剂量开始渐次增加，即从睡前 1.25mg 开始，递增到需要的治疗剂量。如果反应不大，可逐渐增加到治疗量。常用剂量为每天 2.5～10mg，分 2～3 次服用，剂量调整依据为血清 PRL

女性生殖内分泌疾病

水平。达到疗效后，可分次减量到维持量至每天 1.25～2.5mg，维持2～3月。

疗效：70%～90%的患者有效，表现为血 PRL 降至正常、泌乳消失或减少、垂体腺瘤缩小、恢复规则月经和生育。但溴隐亭只是使垂体腺瘤可逆性缩小、抑制肿瘤细胞生长，长期治疗后肿瘤出现纤维化。停止治疗后垂体腺瘤会恢复生长、导致高泌乳血症再现，因此需要长期治疗。

妊娠期的使用：对有生育要求患者，建议 PRL 稳定一段时间后再妊娠，一旦妊娠应考虑停药，并定期复查视野(妊娠 20、28、38 周)，异常者及时行垂体 MRI 检查。

⑦ 手术治疗适应证：药物治疗无效或效果欠佳者；药物治疗反应较大不能耐受者；巨大垂体腺瘤伴有明显视力视野障碍，药物治疗一段时间后无明显改善者；侵袭性垂体腺瘤伴有脑脊液鼻漏者；拒绝长期服用药物治疗者。手术也可以治疗复发的垂体腺瘤。在药物治疗之前或之后也可以采用手术治疗。

⑧ 放射治疗主要适用于大的侵袭性肿瘤、术后残留或复发肿瘤药物治疗无效或不能耐受药物治疗副作用的患者，有手术禁忌或拒绝手术的患者，以及部分不愿长期服药的患者。

知识拓展

1. PRL 升高的原因

对于无临床症状，首次检测 PRL 升高的患者，在诊断高泌乳素血症前应排除生理性高泌乳素血症、医源-药物性因素等。

(1) 生理性高催乳素血症

- 夜间和睡眠(2～6Am)；
- 晚卵期和黄体期；
- 妊娠期较非孕期升高≥10 倍；
- 哺乳期受按摩、乳头吸吮引起急性、短期或持续性分泌增多；
- 产褥期 3～4 周；
- 低血糖；
- 运动和应激刺激；
- 在性高潮时明显升高；

• 胎儿和新生儿(≥28孕周至产后2～3周)。

(2) 病理性高催乳素血症

下丘脑-垂体病变:空泡蝶鞍综合征;垂体柄病变、损伤或肿瘤压迫;精神创伤和应激;帕金森病。

肿瘤:非功能性的,包括颅咽管瘤、肉瘤样病、神经胶质细胞瘤。功能性的,包括PRL腺瘤46%;GH腺瘤22%～31%;PRL-GH腺瘤5%～7%等。

炎症:颅底脑膜炎、结核、梅毒、放线菌病。

破坏:损伤、手术、动静脉畸形、肉芽肿病。

原发性和/或继发性甲状腺功能减退症　假性甲状旁腺功能减退;桥本甲状腺炎。

异位PRL分泌综合征　未分化支气管肺癌、肾上腺癌、胚胎癌。

肾上腺及肾病　阿狄森氏病、慢性肾功衰竭。

多囊卵巢综合征

肝硬化

妇产科手术　人工流产、引产、死胎、子宫切除术、输卵管结扎术、卵巢切除术。

局部刺激　乳头炎、皲裂、胸壁外伤、带状疱疹、结核、手术。

医源-药物性因素　胰岛素低血糖、性激素(雌-孕激素避孕药)、合成TSH-RH。

麻醉药　吗啡、美沙酮、蛋氨酸脑啡肽;多巴胺受体阻断剂、多巴胺重吸收阻断剂等。

2.高催乳素血症诊疗程序

高 PRL 血症

排除生理性、药物性或其他继发性
垂体 MRI

正常或无症状
微腺瘤

随访
每年测 PRL

正常或微腺瘤,
并有症状

多巴胺激动剂
治疗

监测症状、PRL,
必要时垂体 MRI

PRL 正常、无症状、
微腺瘤无增大,2 年

停药、随访

PRL 仍升高、
有症状

垂体手术
随访

大腺瘤

测定其他垂体激素

单独 PRL 升高

多巴胺激动剂
治疗

监测 PRL、症状
每年垂体 MRI

PRL 正常、无症状
腺瘤无增大

随访,监测 PRL、症状
每 1～2 年垂体 MRI
继续药物治疗

PRL 仍升高和(或)有症状
和(或)肿瘤增大

垂体手术

随访、监测 PRL、症状、
每 1～2 年垂体 MRI
必要时放射治疗

PRL 轻度升高和(或)
其他垂体激素变化

手术治疗

高泌乳素血症诊治流程图

3. 高催乳素血症治疗原则

(1)泌乳伴 PRL 水平轻度升高，月经周期、排卵正常者：暂不治疗，定期监测血清 PRL 变化。

(2)有生育要求者：溴隐亭＋促排卵治疗，一旦妊娠应停用溴隐亭并定期复查视野。

(3)微小垂体腺瘤者：溴隐亭治疗。停药后每 2 月检查视野，如出现头痛、视力损害应随时就诊，并重新开始溴隐亭治疗。

功能失调性子宫出血

项目名称	项目内容
辅助检查	血细胞分析＋五分类①
	血凝全套①
	肝功十一项＋肾功两项
	宫颈细胞学检查②
	妇科 B 超(子宫、双附件、子宫内膜厚度等)③
	妊娠试验(血 β-hCG、尿 β-hCG)④
	性激素六项⑤
	测基础体温⑥
	诊断性刮宫⑦
	宫腔镜检查⑦
无排卵功血的治疗	
止血	
方案 A⑧	黄体酮注射液 20～40mg im qd ×(3～5)d
	地屈孕酮 10mg po bid ×10d
	黄体酮胶囊 100mg po bid ×10d
	口服微粒化孕酮 200～300mg po qd ×10d
	醋酸甲羟孕酮 6～10mg po qd ×10d
	丙酸睾酮 25～50mg im qd ×3d
方案 B⑨	结合雌激素 1.25mg po q(4～6)h (血止 3 日后按每 3 日减量 1/3)
	戊酸雌二醇 2mg po q(4～6)h (血止 3 日后按每 3 日减量 1/3)
	黄体酮注射液 20mg im qd ×3d(血色素≥至 90g/L,加用孕激素撤退)

项目名称	项目内容
	方案 C[10] 去氧孕烯炔雌醇片、复方孕二烯酮、屈螺酮炔雌醇片或炔雌醇环丙孕酮:1～2 片 po q(8～12)h,血止 3d 后逐渐减量至 1 片 po qd,共 21d
	方案 D[11] 醋酸甲羟孕酮 8mg po q6h ,血止 3 日后按每 3d 减量 1/3 直至维持量每日 6mg po qd,持续用至血止后 21d 停药
	方案 E 诊刮术
调节周期	
	方案 A[12] 黄体酮注射液 20～40mg im qd ×5d(月经第 21～25 日服用) 地屈孕酮 10mg po qd ×10d(月经第 16～25 日服用) 口服微粒化孕酮 200～300mg po qd ×10d(月经第 21～25 日服用) 醋酸甲羟孕酮 6～10mg po qd ×10d(月经第 16～25 日服用)
	方案 B[13] 氧孕烯炔雌醇片、复方孕二烯酮、屈螺酮炔雌醇片或炔雌醇环丙孕酮:1 片 po qd ×21d (月经第 5～25 日)
	方案 C[14] 结合雌激素 0.625mg po qd ×25d 戊酸雌二醇 1 或 2mg po qd ×25d 地屈孕酮 10mg po qd ×10d (月经第 16～25 日加服) 黄体酮胶囊 100mg po bid ×10d (月经第 16～25 日加服)
	方案 D 左炔诺孕酮宫内缓释系统(LNG-IUS)
促排卵	见 PCOS 章节,P332。
抗感染、对症治疗	
	甲硝唑片[15] 200mg po tid 左氧氟沙星[15] 500mg po qd/bid 维生素 C 片 2.0g po tid 叶酸片 10mg po tid 多糖铁复合物 150mg po qd/bid 维生素 B_{12} 100μg im qd/qod 氨甲环酸 2g po qd 5% GS 500ml ｜ iv gtt qd 氨甲环酸 1g ｜ 维生素 K_4 4mg po tid 维生素 K_3 4mg im tid 注射用蛇毒巴曲酶 1U iv qd×3d 卡巴克络 5～10mg po tid

项目名称	项目内容
	酚磺乙胺 0.25～0.5mg im qd/bid
手术治疗	
	宫腔镜下诊刮术
	宫腔镜下子宫内膜切除术
	子宫切除术
排卵型功血的治疗	
方案 A[16]	结合雌激素 0.625mg /戊酸雌二醇 1mg po qd(月经第 5～12 日)
方案 B	氯米芬 50 ～150mg po qd(月经第 5～10d)
方案 C[17]	HCG 5000～10000U im×(1～2)d (卵泡成熟时)
方案 D[18]	HCG 2000U im qod×5d (自基础体温上升之日开始)
方案 E[19]	黄体酮注射液 10～20mg im qd×(10～14)d(自排卵之日开始) 或醋酸甲羟孕酮 6～10mg po qd ×10d
方案 F[20]	溴隐亭 2.5～5mg po qd ×3 月
方案 G	去氧孕烯炔雌醇片、复方孕二烯酮、屈螺酮炔雌醇片、炔雌醇环丙孕酮 1 片 po qd ×21d (月经第 5～25 日)

① 了解贫血情况，排除血液系统疾病，协助确定止血方案。

② 有性生活史者，注意排除宫颈病变。

③ 了解子宫大小、有无肌瘤、子宫内膜厚度、有无宫腔内病变等。

④ 有性生活史者，排除妊娠相关疾病。

⑤ 协助判断有无排卵；测定睾酮、PRL 等协助排除其他内分泌疾病。

⑥ 协助判断功血原因：单相型，无排卵；双相型，有排卵；双相型，但高温相小于 11d，有排卵，但黄体功能不足；双相型、高相期体温下降缓慢伴经前出血，有排卵、黄体萎缩不全。双相型、经间期出现不规则出血时，可了解出血是在卵泡期、排卵期或黄体期。

⑦ 诊刮术具有快速止血、明确子宫内膜病变的双重作用。对于怀疑子宫内膜癌的患者建议分段诊刮。适于年龄大于 35 岁、药物治疗无效、存在子宫内膜癌高危因素的功血患者。检测卵巢排卵或黄体功能，经前或月经来潮 6h 内刮宫；不规则出血或大量出血时随时诊刮。

⑧ 孕激素子宫内膜脱落法或称药物刮宫：停药后 7d 即有撤退性出血，适用于血色素>80g/L、生命体征平稳的患者。为减少出血，可联合使用雄激素丙酸睾酮，并在处方同时告知患者有撤退出血。

⑨ 雌激素子宫内膜修复法：适用于出血时间长、量多致血色素<80g/L的青春期未婚患者。若减量后又出现出血，则恢复上一剂量。直至1片/日，维持至用药20d左右，或血色素增加至90g/L以上后，加用孕激素及丙酸睾酮，结束这一出血周前。

⑩ 短效口服避孕药法：适用于长期而严重的无排卵出血，疗程21d，或血色素增加至90g/L以上后停药。若减量后又出现出血，则恢复上一剂量。

⑪ 孕激素内膜萎缩法：高效合成孕激素可使内膜萎缩，从而达到止血目的，此法不适用于青春期患者。

⑫ 孕激素法：可于月经第15日起用药，连用5～10日，停药后3～7日撤退性出血，酌情应用3～6个周期。

⑬ 短效口服避孕药法：可很好控制周期，尤其适用于有避孕需求患者。自月经第5日起服药，连用21日，停药后5～7日撤退性出血。酌情应用3～6个周期。有血栓性疾病、心脑血管疾病高危因素及40岁以上吸烟的女性不宜应用。

⑭ 雌、孕激素序贯法：如孕激素治疗后不出现撤退性出血，考虑是否内源性雌激素水平不足，可用雌、孕激素序贯法。

⑮ 出血时间长于10d，应用抗生素预防感染。

⑯ 卵泡期使用低剂量雌激素可协同FSH，促进优势卵泡发育。

⑰ 促进月经中期LH排卵峰的出现。

⑱ 黄体功能刺激疗法。使血清孕酮明显上升，延长黄体期。

⑲ 黄体替代疗法。直接使用孕激素补充体内黄体期孕酮不足。

⑳ 合并高泌乳素血症患者，通过降低PRL，促进垂体分泌促性腺激素，改善黄体功能。

知识拓展

1. 功血的诊断流程

(1) 确定异常子宫出血的模式：不规则出血是指周期、经期、经量都异常。经间期出血是指两次正常月经之间有点滴出血，可分为卵泡期出血、围排卵期出血、黄体期出血。

(2) 排除外器质性疾病：需与生殖道、非生殖道、全身性疾病、医源性出血相鉴别。

(3) 鉴别有排卵型及无排卵型功血

无排卵型功血

临床表现：出血失去规律性（周期性），间隔时长时短，出血量不能预计，一般出血时间长，不易自止。出血频繁或出血多者可引起严重贫血甚至休克。

分类：青春期无排卵型功血，下丘脑-垂体-卵巢轴发育不完善导致无周期性排卵；绝经过渡期无排卵型功血，卵巢功能下降导致无周期性排卵；生殖期功血，下丘脑-垂体-卵巢轴功能失调。

有排卵型功血

临床表现：一般表现为月经周期缩短。有时月经周期虽在正常范围内，但卵泡期长，黄体期缩短，以致患者不易受孕或在孕早期流产。

分类：月经过多；黄体功能异常，包括黄体萎缩不全、黄体功能不全；围排卵期出血。

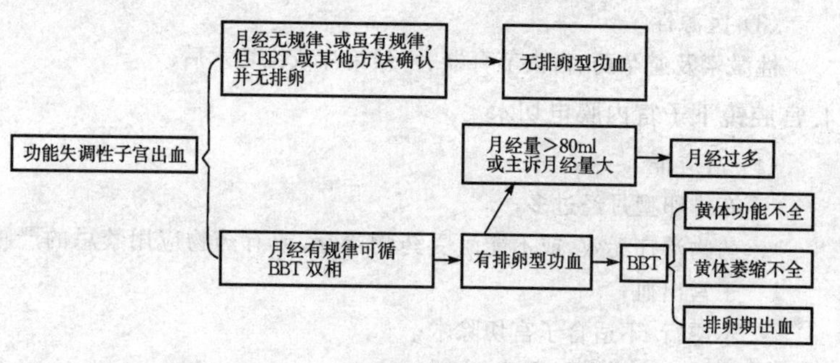

功血的分类

2. 功血的治疗原则

(1)无排卵型功血

青春期功血　止血、调整周期。

育龄期功血　止血、调整周期、促排卵。

绝经过渡期功血　止血、调整周期、减少经量、防止子宫内膜病变。

(2)排卵型功血：对症治疗，据“因”而治。

3. 异常子宫出血的器质性病因

(1) 全身系统性疾病：影响下丘脑-垂体-卵巢轴（HPOA）和/或子宫内膜凝血功能。

- 血液病影响凝血功能，如白血病、再生障碍性贫血、血小板减少性紫癜等；

- 肝、肾功能障碍，凝血机制障碍；
- 内分泌疾病，如甲状腺、肾上腺功能异常等导致排卵障碍；
- 自身免疫性疾病。

（2）生殖道疾病/功能紊乱

妊娠相关疾病 异位妊娠；先兆流产、稽留流产或不全流产；胎盘部位子宫复旧不全；滋养细胞疾病。

肿瘤 子宫平滑肌瘤、子宫肌腺症、子宫内膜异位症；子宫内膜癌；宫颈癌；卵巢性索间质肿瘤。

子宫内膜良性疾病 子宫内膜息肉；感染，如一般性感染、性传播疾病、结核；子宫内膜增生（单纯增生、复杂增生、不典型增生）。生殖道先天发育异常，如阴道斜膈。意外损伤或异物。

（3）医源性

性激素及避孕药、宫内节育器、宫颈治疗或锥切术后。

4. 宫腔镜下子宫内膜电切术

（1）适应证

- 有排卵型月经过多；
- 药物治疗无效、或不能耐受药物治疗，或有药物应用禁忌的严重子宫出血；
- 不愿行/不适合子宫切除术；
- 子宫＜孕 12 周，宫腔＜14cm。

（2）必要条件

- 无生育要求；
- 已排除内膜恶性病变、内膜不典型增生及复杂性增生。

（3）优缺点

- 优点：创伤小，可减少月经量，甚至闭经。
- 缺点：组织受损，影响病理诊断；费用高。

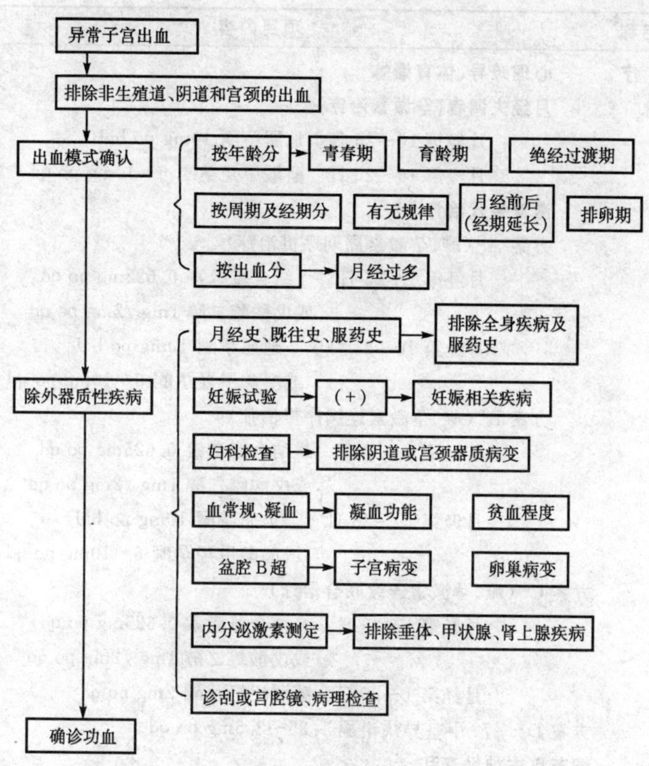

功血诊断流程图

绝经综合征

项目名称	项目内容
辅助检查	性激素六项[①]（E,P,FSH,LH,PRL,T）（月经第3日） 妇科B超[②] 乳腺B超[②] 宫颈细胞学检查[②] 肝肾功、血糖、血脂、离子五项 血细胞分析 血凝全套 骨密度检测

女性生殖内分泌疾病

项目名称	项目内容
治　疗	心理疏导、体育锻炼 月经失调者(孕激素治疗) 月经第16～25日　地屈孕酮 10mg po bid 月经第16～25日　醋酸甲羟孕酮 6～10mg po qd 激素替代治疗 方案A③(雌、孕激素周期序贯治疗) 月经第1～25日　结合雌激素 0.625mg po qd 或戊酸雌二醇 1mg /2mg po qd 月经第16～25日　地屈孕酮 10mg po bid 或醋酸甲羟孕酮 6～10mg po qd 方案B④(雌、孕激素连续序贯治疗) 月经第1～28日　结合雌激素 0.625mg po qd 或戊酸雌二醇 1mg /2mg po qd 月经第19～28日　地屈孕酮 10mg po bid 或醋酸甲羟孕酮 6～10mg po qd 方案C⑤(雌、孕激素连续联合治疗) 月经第1～25日　结合雌激素 0.625mg po qd 或戊酸雌二醇 1mg /2mg po qd 月经第1～25日　醋酸甲羟孕酮 2mg po qd 方案D⑥　7-甲基异炔诺酮 1.25～2.5mg po qd 调节自主神经紊乱 谷维素 10～20mg po tid 失眠症状重者 艾司唑仑 2.5mg po qn 潮热症状重者 可乐定 0.15mg po tid 预防骨质疏松 钙尔奇-D 600mg po qd

① 确诊依据。监测卵泡早期的FSH、LH水平,可以初步判断性腺轴功能。FSH在判断卵巢潜能方面比LH更有价值。

卵巢功能衰竭:基础FSH > 40IU/L、LH升高或> 40 IU/L,为高促性腺激素性闭经,即卵巢功能衰竭;如发生于40岁以前,称为卵巢早衰。

卵巢储备功能不良(DOR):基础 FSH/LH ＞ 2～3.6 提示 DOR(FSH 可以在正常范围),卵巢功能不良的早期表现;基础 FSH＞12IU/L,下周期复查,连续＞ 12 IU/L,提示 DOR。

卵巢早衰隐匿期:检查 2 次基础 FSH＞20IU/L,提示 1 年后可能闭经。

② 药物治疗前必须排除:子宫内膜癌、宫颈癌、乳腺癌。同时激素替代治疗前应排除有无激素使用禁忌证。

③ 方案 A 为雌、孕激素周期序贯治疗,模拟自然月经周期。适用于围绝经期或卵巢早衰妇女。

④ 方案 B 为雌、孕激素连续序贯治疗,每 28 日为一个治疗周期,周期之间不间断。适用于绝经 3～5 年内的妇女。

⑤ 方案 C 为雌、孕激素连续联合治疗,雌、孕激素均每日给药,发生撤退性出血概率低。适用于绝经多年妇女。

⑥ 7-甲基异炔诺酮为组织选择性雌激素活性调节剂,分解产物具有孕激素、雄激素和弱雌激素活性,不刺激子宫内膜增生,还可防治骨质疏松。

知识拓展

1. HRT 的适应证及禁忌证

(1) 适应证

- 无禁忌证的围绝经期及绝经后妇女均可应用 HRT;
- 具有围绝经期症状的妇女;
- 患有骨质疏松症或有骨折病史的老年妇女,或有发生骨质疏松症的高危人群;
- 患有心血管疾病或其危险因素者,如绝经早、吸烟、运动少、心血管疾病家族等;
- 泌尿生殖道萎缩相关问题,如阴道干涩、疼痛、排尿困难、性交后膀胱炎、反复泌尿系感染、反复发作阴道炎。

(2) 禁忌证

- 不明原因的绝经后阴道出血者;
- 雌激素依赖的恶性肿瘤如子宫内膜癌、乳腺癌、卵巢子宫内膜样癌患者;

- 生殖道恶性肿瘤如卵巢癌、宫颈癌、外阴癌等患者；
- 严重肝肾功能障碍者；
- 近期(6 月内)血栓性疾病患者；
- 红斑狼疮患者、血卟啉症、镰形红细胞贫血等。

(3) 下列情况慎用(需要在医生的监测和患者知情情况下使用)

- 生殖系统肿瘤病史，如乳腺癌、子宫内膜癌、卵巢癌、宫颈癌、外阴癌等；
- 子宫内膜异位症、子宫肌瘤；
- 严重的乳腺纤维瘤史；
- 有血栓形成倾向患者；
- 糖尿病；
- 高血压；
- 有乳腺癌家族史；乳腺良性病史；
- 胆囊疾病；耳硬化症；癫痫；偏头痛等。

2. HRT 治疗方案的选择

(1) 单用雌激素：适用于因良性妇科疾病切除子宫者。

(2) 单用孕激素

周期撤退 绝经过渡期。

连续用药 短期应用于绝经后症状重，需 HRT，但存在雌激素使用禁忌者。

(3) 雌、孕激素合用：对于有子宫的妇女应用 HRT 应由雌激素和孕激素组成。

雌孕激素序贯应用 使妇女发生周期性撤血，主要用于围绝经期和绝经时间短、年纪轻的妇女。

雌孕激素联合应用 常应用于绝经后、不愿有阴道出血者。

3. 卵巢早衰

妇女青春期发育后若在 40 岁前发生闭经、卵巢萎缩、体内雌激素水平低落、促性腺激素水平高达绝经期水平的现象。

(1) 发病机理

- 染色体核型异常；
- 卵泡生成障碍；

• 自身免疫性卵巢衰竭；
• 卵细胞储备过少或耗竭过多；
• 病毒感染等。

(2) 治疗：HRT、诱发排卵、免疫治疗、手术治疗等，疗效不佳。

卵巢过度刺激综合征

长期医嘱	临时医嘱
按妇科常规护理	血细胞分析＋五分类
Ⅰ级护理	尿液分析＋尿沉渣定量(流式法)
高蛋白饮食[①]	大便常规
测血压、脉搏、呼吸、体温 qid	肝功十一项、肾功两项、离子五项、血糖
测腹围、体重[②] bid	血凝全套
记出入量	妇科 B 超(经阴道)
50%人血白蛋白[③] 10g iv gtt qod	血 β-hCG
血浆 300ml iv gtt qod(交替使用)	血清雌激素(E_2)检测
生理盐水 100ml 冲洗管道 qd	心电图
地塞米松注射液 10mg iv qd(输血前)	胸部 B 超[⑦]
低分子右旋糖酐[④] 500ml iv gtt qd	腹部 B 超
吲哚美辛[⑤] 2.5mg po tid	呋塞米注射液[⑧] 20mg iv
泼尼松[⑤] 5mg po tid	5% GS 500ml ｜ iv gtt
黄体酮注射液[⑥] 40mg im bid	多巴胺[⑨] 20mg ｜
羟乙基淀粉 130/0.4%氯化钠注射液 500ml iv gtt qd	拟于 XX:XX 在行腹腔(胸腔)穿刺术[⑩]
	终止妊娠[⑪]
	手术治疗[⑫]

① 建议采取高蛋白饮食。如未扩容者应限制水、盐入量。

② 一般治疗：治疗过程中应监测血 HCT、WBC、电解质、肝肾功、尿渗透压以及 24h 出入量、腹围、体重，B 超了解卵巢大小、形态及胸腹水变化，以了解治疗效果。尤其 HCT 与卵巢过度刺激综合征(OHSS)轻重程度相关，可直接反映血管容量的多少与血液黏度，影响肾小球滤过率，以及有无血栓形成倾向。

女性生殖内分泌疾病

③ OHSS引起血液浓缩，因此应扩容治疗。只用晶体液不能维持体液平衡，故应予低右、白蛋白、冰冻血浆等胶体液扩容。血浆、白蛋白隔日交替使用。

④ 低右可以增加肾灌注量、尿量，降低血液黏滞度，改善微循环，防止血栓形成。但低右降低血小板黏附，有出血倾向者禁用。

⑤ 抗组胺类药物、吲哚美辛、糖皮质激素（泼尼松）的使用，可以阻止血浆向血管外渗漏。

⑥ 患者病情较稳定，可继续妊娠时使用。

⑦ 考虑对妊娠影响，以胸部B超取代胸部正侧位片。

⑧ 在扩容后仍少尿的患者可用渗透性利尿剂利尿，如呋塞米。当存在血液浓缩、低血压时，禁用利尿剂。

⑨ 严重的OHSS，在肾灌注不足而功能受损时可应用多巴胺扩血管、增加肾脏血流灌注。

⑩ 对于大量胸水、腹水的患者可在B超下行腹穿、胸穿，穿刺后临床症状缓解明显，而并不增加流产率。尤其张力性腹水患者，扩容后HCT下降，但尿量不增多，其原因为过多的腹水增大腹压，使肾血流灌注减少，因此扩容仍不能增加动脉灌注量，存在持续少尿现象。此时应行腹腔穿刺术，放掉腹水后腹压下降，肾血流量可迅速增加，随即尿量增多。穿刺最好在B超下进行，以免损伤增大的卵巢。

指征：胸水、呼吸困难，少尿，血肌酐1.0mg/dl，肌肝清除率降低，张力性腹水以及危重的OHSS发生肾衰、血栓等。

禁忌：有腹腔内出血、血流动力学不稳定等情况。

⑪ 有严重症状，如血栓、ARDS、肾衰、或多脏器衰竭时必须终止妊娠，此为最有效的治疗方法。同时应监测中心静脉压（12VP）、肺楔压、尿量、血肌酐，以及肌酐清除率、血气分析。

⑫ 手术治疗指征：卵巢过大而扭转、卵巢囊肿破裂。

知识拓展

1.卵巢过度刺激综合征

(1) 机理

在卵泡发育中存在水钠潴留现象，由血管内渗出至组织间隙的液体量增加，卵巢排卵时血管生成与通透性增加。多个卵泡同时发育时，卵巢囊性增大、血管通透性的突然增加，使液体迅速渗出至第三腔隙。在OHSS发病中，这种生理机制进一步加强，血管通透性升高而致液体外渗。

(2) 临床表现

卵巢增大、液体渗入第三腔隙形成腹水、胸水、甚至心包积液，继发引起血容量减少、血液浓缩、电解质紊乱、少尿（有效血容量的减少，使肾脏动脉的灌注减少，引起水钠潴留，造成临床少尿），严重时发生低血容量性休克、肝肾功能衰竭、血栓形成以及成人呼吸窘迫综合征（ARDS）等。

(3)分度

轻度 OHSS

Ⅰ级：$E_2 \geqslant 1500pg/ml$，卵巢增大，直径≤5cm，轻度腹胀不适。

Ⅱ级：Ⅰ级基础上出现消化道症状，如恶心、呕吐、腹泻。

中度 OHSS

Ⅲ级：B超有盆腹腔积液，5cm＜卵巢直径＜12cm，腹胀、腹痛。

重度 OHSS

Ⅳ级：Ⅲ级基础上出现胸水、呼吸困难、卵巢直径≥12cm。

Ⅴ级：出现血容量不足、血液浓缩、高凝、肾脏灌注不足、肾功能损害，少尿或无尿，电解质紊乱，血栓形成，ARDS等。

(4) 治疗原则

轻度 OHSS　一般不需特殊处理，鼓励病人多进水。大多数病人可在1周内恢复。但应门诊监护、并作相应处理，症状加重者，应继续观察4～6d。

中度 OHSS　治疗以卧床休息、补液为主，腹痛者可给少量镇痛剂，但应考虑到药物对胚胎的影响。多数病例在采卵或人工授精后1周内病情缓解。门诊监护时，如病情加重应住院治疗，如超过1周仍无缓解，表明可能是滋养细胞产生的HCG持续刺激黄体所致。

重度 OHSS　应立即入院治疗，纠正低血容量和电解质、酸碱平衡紊乱是治疗OHSS的关键。晶体液不能维持体液平衡，应选用50%白蛋白、血浆或低分子右旋糖酐，每天记录液体进、出量及腹围和体重，也可用中心静脉压监测补液。

2. E_2 监测对辅助生殖中卵巢过度刺激综合征的预防

OHSS是医源性疾病。血清 E_2 和卵巢形态学变化可以反映卵巢的刺激程度；血清 E_2≥300pg/ml、卵泡数≥20 是卵巢过度刺激阈值指标。因此，在辅助生殖促排卵过程中应严密监测卵巢的反应情况。

(1)促超排卵治疗时，当卵泡≥18mm，血 E_2 达 300pg/ml 时，停用 HMG，当日或于末次注射 HMG 后 24～36h 注射 HCG10000IU。

(2)E_2＜1000pg/ml，一般不会发生 OHSS。

(3)E_2＞2500pg/ml，为发生 OHSS 的高危因素，及时停用或减少 HMG 用量，并禁用 HCG 支持黄体功能，可避免或减少 OHSS 的发生。

(4)E_2＞4000pg/ml 时，近 100%发生 OHSS，并可迅速发展为重度 OHSS。

子宫内膜异位症和子宫腺肌病

子宫内膜异位症和子宫腺肌病(门诊治疗)

项目名称	项目内容
辅助检查	血细胞分析＋五分类 肝功十一项＋肾功两项＋离子五项 宫颈细胞学检查[①] 妇科 B 超(子宫、双附件等)
治疗	**药物治疗[②]** 方案 A(假孕疗法) 甲羟孕酮 20～30mg po qd×6 月 若出现突破性出血可加用炔雌醇 30～60 μg po qd 方案 B(假绝经疗法) 达那唑 200mg po bid/tid ×6 月(自月经第 1 日开始服用) 方案 C 孕三烯酮 2.5mg po 2/周 ×6 月(自月经第 1 日开始服用) 方案 D(长效 GnRH-a 疗法)[③] 注射用醋酸曲普瑞林 3.75mg im qm ×(3～6)月(自月经第 1 日开始) 或戈舍瑞林缓释植入剂 3.6mg im qm ×(3～6)月(自月经第 1 日开始) **子宫动脉栓塞术** **射频消融治疗** **高频超声聚焦消融术(HIFU)** **手术治疗[④]**
随访	

① 保留子宫,行子宫肌瘤切除术患者均建议行宫颈细胞学检查,排除宫颈病变。

② 药物治疗前、治疗中均需定期(3～4 周)复查肝肾功能,谨防药物引起

肝损害。若 ALT>100U/L,需停止用药。

③ 长期使用 GnRH-a 疗法,会出现低雌激素症状,如症状重,或 E_2<40pg/ml,建议采用反加疗法,每日予结合雌激素 0.625mg;同时建议补钙,预防骨质疏松发生。

④ 手术治疗时机:药物治疗 1~3 月后进行手术、术后继续用药 3 月;或手术后追加用药 6 月。

知识拓展

1. 子宫内膜异位症治疗方案的制定

(1)根据患者年龄,对生育要求、病情严重程度、症状及病灶范围、经济和医疗条件等加以全面考虑。

(2)特殊部位(腹壁切口瘢痕、泌尿系统、外阴、宫颈、肠道、腹股沟)子宫内膜异位症,药物治疗效果差,建议早期手术治疗。

子宫内膜异位症(手术治疗)

长期医嘱	临时医嘱
按妇科常规护理	血细胞分析+五分类
Ⅱ级护理	尿液分析+尿沉渣定量(流式法)
无渣半流食	大便常规
阴道灌洗上药 qd	肝功十一项、肾功两项、离子五项、血糖
诺氟沙星胶囊 0.2 g po tid	血凝全套
甲硝唑片 200mg po tid	乙肝五项定量、丙肝定性
术后长期医嘱	血型检测
按 XX 麻醉下 XX 术后常规护理	RPR+TPPA+HIV 抗体检测
Ⅰ级护理[③]	妇科 B 超(经阴道)
禁食水[③]	心电图
留置导尿[④]	胸部正侧位片
一般专项护理(会阴护理) bid	心脏彩超[①]
氧气吸入(3L/min) 6h	肺通气功能[①]
心电监测 (10h)	空腹血糖、餐后血糖[①]
测血压脉搏 10h(1 次/h)	宫颈细胞学检查(TCT)

长期医嘱	临时医嘱
0.9% NS 100ml 注射用头孢曲松钠 2g iv gtt q12h	缩宫素 0.01U 点左眼(皮试)⑥ 拟于 XX:XX 在 XX 麻醉下行 XX 术治疗②
10%GS 500ml 氨甲苯酸注射液 0.2g 酚磺乙胺注射液 2g iv gtt qd	术前 12h 禁食，6h 禁水 注射用头孢曲松钠 0.05mg 皮试 复方聚乙二醇电解质 108.68g po(术前晚)
10% GS 500ml 三磷酸腺苷注射液 40mg 维生素 C 注射液 2g 辅酶 A 粉针 100U iv gtt qd	一般专项护理(备皮) 配血(浓红 6U、血浆 600ml) **术后临时医嘱**
奥硝唑氯化钠注射液 0.5g iv gtt bid	标本送病理检查
转化糖电解质注射液 500ml iv gtt qd	腹部伤口置沙袋(6h)
5% GS 500ml 氯化钾注射液 10ml 硫酸镁注射液 10ml 维生素 C 注射液 3g iv gtt qd	血细胞分析＋五分类(术后第 2 日) 腹部伤口换药(术后第 2 日) 腹部伤口换药(术后第 5 日)
阴道血浆引流管持续引流通畅⑤	
5% GS 500ml 缩宫素⑥ 20U iv gtt qd	

① 年龄大于 55 岁，建议完善检查，进一步评估患者身体状况，能否耐受手术。同时建议自入院给予心肌极化、营养心肌治疗。

② 手术分类

保守性手术：主要用于年轻、有生育要求者。保留子宫及附件(尽量保留双侧)，仅切除病灶、分离粘连、重建卵巢、修复组织。

半根治手术：无生育要求，病灶严重，而年龄较轻者(＜45 岁)，可行子宫和病灶切除术，尽可能保留一侧正常卵巢组织，以避免绝经期症状过早出现。

根治性手术：年龄接近绝经期，病情重，复发患者，应行全子宫及双侧附件切除术。

③ 手术当日Ⅰ级护理、禁食水；术后第 1 日即可Ⅱ级护理、不胀气全流食；术后第 2 日即可半流食；术后第 3 日即可普食。

④ 术后一般留置导尿 24h。

⑤ 腹腔镜手术、阴式手术建议留置阴道血浆引流管，观察腹腔内出血情况，若无引流，可次日拔出。

⑥ 促进子宫收缩，减少瘤腔出血。子宫腺肌瘤切除术者选用。

知识拓展

1.（腹腔镜、经腹、经阴道）全子宫切除术术前患者病情告知书

除去 1～3 项腹腔镜特有情况外，其余为经腹或经阴道全子宫切除术病情告知书。

（1）手术如腹腔粘连重，气腹不能形成等原因，中转开腹手术可能。

（2）腹腔镜手术可能导致高碳酸血症，皮下、腹膜下气肿、腹膜后等部位血肿、血气栓形成、如气栓形成导致患者死亡可能。

（3）术中可能电灼伤、电烧伤。

（4）术中周围脏器损伤，如肠管、膀胱、输尿管等，致尿瘘、粪瘘，可能需再次手术。

（5）贫血导致术中弥漫性出血、DIC、休克等。

（6）术中术后大出血，致失血性休克。

（7）术中探查如性质可疑需送快速冰冻，根据冰冻结果决定手术范围。

（8）术后出现肠粘连、肠梗阻、包裹性积液、盆腔血肿等，必要时需行二次手术。

（9）术后伤口感染，脂肪液化，延期愈合。

（10）下肢静脉血栓形成，致血栓性静脉炎，血栓脱落而致猝死。

（11）术后病检如为恶性，可能需补充放疗，化疗等，或需补充手术。

（12）术后出现呼吸道感染，坠积性肺炎。

（13）因麻醉及手术刺激，术中、术后心脑血管意外，危及生命。

（14）输血、输液反应。

（15）术后泌尿系感染。

（16）术后肿瘤有复发可能。

（17）术后阴道残端出血，感染，愈合不良可能。

(18)其他。

2.(腹腔镜、经腹、经阴道)子宫腺肌瘤切除术术前患者病情告知书

除去1～3项腹腔镜特有情况外，其余为经腹或经阴道全子宫切除术病情告知书。

(1)手术如腹腔粘连重，气腹不能形成等原因，中转开腹手术可能。

(2)腹腔镜手术可能导致高碳酸血症，皮下、腹膜下气肿、腹膜后等部位血肿、血气栓形成、如气栓形成导致患者死亡可能。

(3)术中可能电灼伤、电烧伤。

(4)术中周围脏器损伤，如肠管、膀胱、输尿管，形成粪瘘、尿瘘等，需二次手术。

(5)术中、术后大出血，致失血性休克。

(6)术后出现肠粘连、肠梗阻，包裹性积液，血肿，需二次手术。

(7)术后伤口感染，脂肪液化、伤口延期愈合。

(8)术后尿潴留，尿路感染，尿失禁，需长期留置尿管或膀胱造瘘。

(9)术中、术后心脑血管意外可能。

(10)切除腺肌瘤，保留子宫，可能不能改善月经情况。

(11)肌腺瘤，则无法切净，仅缩小瘤体；腺肌瘤复发可能。

(12)术后瘤腔感染，血肿形成，必要时需二次手术。

(13)术后病理回报若为恶性肿瘤需要补充治疗，如再次手术、化疗、放疗等。

(14)术后经期腹痛无明显改善可能。

(15)输血、输液反应。

(16)术后避孕2年。

(17)不排除其他意外发生。

3.子宫内膜异位症的治疗原则

(1)总原则

- 合并不孕及附件包块者，首选手术治疗；
- 无合并不孕及附件包块者，首选药物治疗；
- 药物治疗无效者可考虑手术治疗。

子宫内膜异位症患者常合并排卵功能障碍，故不论采用激素治疗或保守性手术治疗，皆可用 HMG 或/及氯米芬促卵泡成熟排卵。如为不育而实行保守手术治疗者，可应用激素治疗 3～6 个月以巩固疗效。并且，术后尽早采用辅助生殖技术使患者尽早受孕。

(2)手术治疗原则

根据患者的具体情况选择保守性手术、半保守性手术或根治性手术。

(3)药物治疗原则

轻、中度痛经　可先用 NSAIDs 对症处理。

一线药药　口服避孕药，建议连续用药，观察 2～3 月有效可继续使用，反之改二线药物。

二线药物　包括孕激素、内美通、米非司酮、GnRHa 等，其中以 GnRHa＋反向添加为首选。

(4)术前用药：病变较重，估计手术困难者，可短暂用药 2～3 月，病灶可能缩小。缺点是手术剥除卵巢囊肿层次欠清。

(5)术后用药：盆腔病变严重或不能彻底切净病灶者，可用药 3～6 月，以期抑制残存子宫内膜异位灶；免疫调节；抑制假囊形成；提高术后辅助妊娠技术的成功。

(6)反向添加治疗

适应证　用于 GnRHa 过度抑制卵巢功能时，适量加雌激素以缓解绝经后症状和体征。

用药时机　用于 GnRHa 的第 2 个月至停药后 1 月。

用药方法　结合雌激素 0.625mg 或戊酸雌二醇 1mg po qd；醋酸甲羟孕酮 2mg po qd。

理论依据　雌激素窗口学说，绝经后雌激素约为 20 pg/ml，子宫内膜异位症复发时 E_2＞40pg/ml，因此 20 pg/ml＜E_2＜40 pg/ml，即可避免复发，又可防止卵巢过度抑制。

4. 子宫内膜异位症常用药物

药物名称	作用机制	血清雌激素水平	用法	不良反应
短效避孕药	连续服用的假孕治疗，引起异位子宫内膜组织蜕膜化、萎缩	早卵泡期水平	连续应用： 1片 po 6～12月； 周期应用： 1片 po 21日×6周期	恶心、血栓形成、痤疮、脱发、肌肉增多、乳房减小、声音变粗
孕激素	抑制垂体促性腺激素释放；子宫内膜蜕膜化，继而内膜萎缩、闭经	早卵泡期水平	醋酸甲羟孕酮 30mg po qd 6月 甲地孕酮 30mg po qd 6月	突破出血；乳胀；体重增加
达那唑	抑制FSH，LH峰，抑制卵巢甾体激素生成；直接与子宫内膜PR、TR结合，抑制内膜细胞增殖，内膜萎缩、闭经	早卵泡期水平	200mg po bid/tid 连用6月	男性化、体重增加
孕三烯酮	抑制卵巢功能，使血E_2处于卵泡期水平；与雌ER、PR、TR结合，促使正常子宫内膜萎缩、退化	早卵泡期水平	2.5mg po 2次/周 连用6月	男性化、体重增加
GnRHa	抑制垂体促性腺素分泌，卵巢分泌性激素减少，低雌激素状态	绝经后水平	注射用醋酸曲普瑞林3.75mg im；戈舍瑞林缓释植入剂3.6mg皮下注射	绝经期症状，骨质疏松等
复方醋酸棉酚片	直接抑制卵巢、子宫内膜	早卵泡期水平	20mg po qd，连服3月	低钾血症；更年期综合征
米非司酮	孕激素受体调节剂，抗孕激素、抗糖皮质激素、抑制排卵，干扰子宫内膜完整性	早卵泡期水平	25mg po qd，连服3月	潮热、疲倦、恶心和一过性肝酶升高

5. 子宫内膜异位症伴不孕处理流程

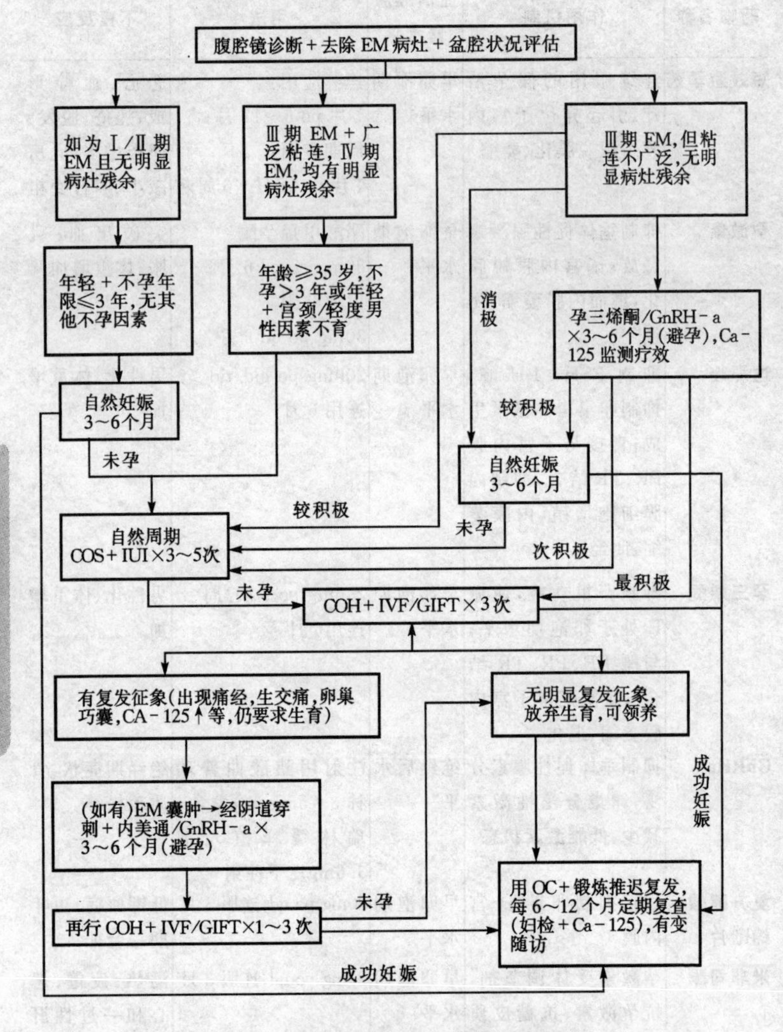

子宫内膜异位症伴不孕临床处理流程

女性生殖器官发育异常

处女膜闭锁

长期医嘱	临时医嘱
按妇科常规护理	血细胞分析＋五分类
Ⅱ级护理	尿液分析＋尿沉渣定量(流式法)
无渣半流食	大便常规
高锰酸钾(1∶5000) 坐浴 bid	肝功十一项、肾功两项、离子五项、血糖①
术后长期医嘱	乙肝五项定量,丙肝定性①
按XX麻醉下处女膜闭锁切开术后常规护理	血型检测①
Ⅱ级护理	心电图①
无渣半流食	胸部正侧位片①
留置导尿	注射用青霉素钠 20U 皮试
一般专项护理(会阴护理) bid	血凝全套
高锰酸钾(1∶5000) 坐浴 bid ×7d	妇科B超
氧气吸入(3L/min)3h(局麻可免)	腹部B超②(肝、胆胰脾、双肾、输尿管)
测血压脉搏 4h (qh)(局麻可免)	性激素六项③
0.9% NS 100 ml 注射用青霉素钠 400万U iv gtt q12h	染色体检查③
奥硝唑氯化钠注射液⑤ 0.5g iv gtt bid	**术前临时医嘱**
	拟于XX:XX在局麻/鞍麻下行处女膜闭锁切开术
	术前12h禁食,6h禁水(急诊可忽略)
	一般专项护理(备皮)
	配血
	术后临时医嘱
	阴道置模具④(必要时)

① 若为急诊局麻手术,可暂时略去。

② 生殖器畸形常伴发泌尿系畸形,因此术前需明确诊断。

③ 必要时查。

④ 较厚的处女膜，有时需将处女膜行三角性切除并缝合边缘，必要时置阴道模型至伤口完全愈合，防止阴道口术后挛缩、狭窄。

⑤ 若无伴发感染，仅仅为经血潴留，则术后可口服抗生素门诊治疗。

知识拓展

1. 处女膜闭锁切开术术前患者病情告知书

(1)术中损伤周围脏器，如尿道、膀胱、直肠而导致尿瘘、粪瘘。

(2)术后出现血肿、感染而导致手术失败。

(3)本次手术主要解决经血排出问题，日后可能仍有阴道狭窄，需行二次手术。

(4)术中探查发现为阴道闭锁，需改变手术方式，术后可能需长期配带模具，如不能坚持，可导致人造阴道粘连闭锁。

(5)术后带模具期间有一定排尿、排便困难。

(6)术后粘连、瘢痕形成，导致阴道狭窄、粘连闭锁，二次手术可能。

(7)输血、输液反应。

(8)其他。

2. 处女膜闭锁诊断依据

(1)青春期后无月经初潮。

(2)逐渐加重的周期性下腹痛。

(3)耻骨上扪到包块，且逐月增大。

(4)检查时可见处女膜向外膨隆，表面呈紫蓝色。

(5)肛查扪到压向直肠、张力大、有压痛的包块。

(6)B超显示子宫、阴道内积液。

3. 处女膜闭锁切开术术中、术后注意事项

术中　在闭锁的处女膜突出部位作“X”形切开，切开后阴道口应能通过两指以上，如在月经初潮以前手术或闭锁部位较高，切开时应放入金属导尿管，并以示指伸入肛门作标志，引导切开闭锁处，避免损伤尿道、膀胱和直肠。

处女膜切开后，流出暗黑而黏稠的经血，任其逐渐外流，不得揉捏下

腹部或压迫子宫，不可行妇科双合诊检查，以免经血倒流至盆腔，甚至造成输卵管破裂。修剪处女膜切缘，形成圆形阴道口。

用 2-0 号肠线间断缝合切口边缘，如局部无出血，亦可不缝合。

术后处理 术后尽早下床活动，利于经血排出；保持外阴清洁和阴道口通畅；处女膜较厚者，术后应放置阴道模型；术后 1 个月复查，仍有输卵管积血症者，给予对症处理。

先天性无阴道、无子宫

长期医嘱	临时医嘱
按妇科常规护理	血细胞分析＋五分类
Ⅱ级护理	尿液分析＋尿沉渣定量(流式法)
无渣半流食	大便常规
高锰酸钾(1∶5000) 坐浴 bid	肝功十一项、肾功两项、离子五项、血糖
术后长期医嘱	乙肝五项定量、丙肝定性
按 XX 麻醉下阴道成型术后常规护理	血型检测
Ⅱ级护理	心电图
无渣半流食	胸部正侧位片
留置导尿[3]	血凝全套
一般专项护理(会阴护理) bid	妇科 B 超
氧气吸入(3L/min) 3h	腹部 B 超[1](肝、胆胰脾、双肾、输尿管)
测血压脉搏 4h (qh)	染色体检查[2]
0.9% NS 100ml	**术前临时医嘱**
注射用青霉素钠 400 万 U iv gtt q12h	拟于 XX:XX 在 XX 麻醉下行腹腔镜下腹膜代阴道成形术/经阴道羊膜代阴道成形术
奥硝唑氯化钠注射液 0.5g iv gtt bid	术前 12h 禁食，6h 禁水
10% GS 500ml	一般专项护理(备皮)
三磷酸腺苷注射液 40mg iv gtt qd	配血
维生素 C 注射液 2g	注射用青霉素钠 20U 皮试
辅酶 A 粉针 100U	复方聚乙二醇电解质 108.68g po(术前晚)
5%葡萄糖氯化钠注射液 500ml	**术后临时医嘱**
iv gtt qd	阴道置模具

① 生殖器畸形常伴发泌尿系畸形，因此术前需明确诊断。

② 排除性染色体异常，例如两性畸形等。

③ 术后第5日晨拔尿管，患者自解小便顺利，方可出院。

知识拓展

1.腹腔镜下腹膜代阴道成形术术前患者告知书

除去13～15腹腔镜特有情况外，其余为羊膜代阴道成形术术前病情告知书。

(1)术中周围脏器损伤，如损伤肠管、膀胱、输尿管，致粪瘘、尿瘘等，必要时需二次手术。

(2)术中、术后大出血，致失血性休克。术中需输血。

(3)术后出现肠粘连、肠梗阻、包裹性积液、血肿等并发症，可能需二次手术。

(4)术后伤口感染、脂肪液化、伤口延期愈合。

(5)术后尿潴留，尿路感染，尿失禁，需长期留置尿管或膀胱造瘘。

(6)下肢静脉血栓形成，致血栓性静脉炎，血栓脱落引起猝死。

(7)术后坠积性肺炎、肺部感染。

(8)术后出现血肿、感染而导致手术失败。

(9)术后只能解决性生活问题，不能解决生育问题。

(10)术后需配带模具，如不能坚持，可导致人造阴道粘连闭锁。

(11)术后带模具期间有一定排尿、排便困难。

(12)输血、输液反应。

(13)手术如腹腔粘连重，气腹不能形成等原因，中转开腹手术可能。

(14)腹腔镜手术可能导致高碳酸血症，皮下、腹膜下气肿、腹膜后等部位血肿、血气栓形成、如气栓形成导致患者死亡可能。

(15)术中可能电灼伤、电烧伤。

(16)其他。

阴道横隔、阴道斜隔

长期医嘱	临时医嘱
按妇科常规护理	血细胞分析＋五分类
Ⅱ级护理	尿液分析＋尿沉渣定量(流式法)
无渣半流食	大便常规
高锰酸钾(1∶5000) 坐浴 bid	肝功十一项、肾功两项、离子五项、血糖
术后长期医嘱	乙肝五项定量,丙肝定性
按联合麻醉下阴道横隔/纵隔切开术后常规护理	血型检测
	心电图
Ⅱ级护理	胸部正侧位片
无渣半流食	血凝全套
留置导尿	妇科 B 超
一般专项护理(会阴护理) bid	腹部 B 超[①](肝、胆胰脾、双肾、输尿管)
高锰酸钾(1∶5000) 坐浴 bid ×7d	染色体检查[②]
氧气吸入(3L/min) 3h	拟于 XX:XX 在联合麻醉下行阴道横隔/纵隔切开术
测血压脉搏 4h (1 次/h)	术前 12h 禁食，6h 禁水
0.9% NS 100ml ／ 注射用青霉素钠 400 万 U iv gtt q12h	一般专项护理(备皮)
奥硝唑氯化钠注射液 0.5g iv gtt bid	配血
	注射用青霉素钠 20U 皮试
	复方聚乙二醇电解质 108.68g po(术前晚)
	术后临时医嘱
	阴道置模具(必要时)

① 生殖器畸形常伴发泌尿系畸形,因此术前需明确诊断。

② 排除性染色体异常。

知识拓展

1. 阴道横隔、阴道斜隔切开术术前患者病情告知书

(1)术中术后大出血,致失血性休克。

（2）术中损伤周围脏器，如尿道、膀胱、直肠而导致尿瘘、粪瘘。

（3）术后出现血肿、感染而导致手术失败。

（4）本次手术主要解决经血排出问题，日后可能仍有阴道狭窄，需行二次手术。

（5）术中探查发现为阴道闭锁，需改变手术方式，术后可能需长期配带模具，如不能坚持，可导致人造阴道粘连闭锁。

（6）术后带模具期间有一定排尿、排便困难。

（7）术后粘连、瘢痕形成，导致阴道狭窄、粘连闭锁，二次手术可能。

（8）输血、输液反应。

（9）其他。

2.阴道横隔分类

阴道横隔系副中肾管垂直融合异常所致，即下生长融合的副中肾管尾端与向上生长的泌尿生殖窦相接处未贯通或部分贯通所致，可分为阻塞性，即完全性阴道横隔；非阻塞性，即不完全性阴道横隔两种横隔可位于阴道的任何部位，但更常见于阴道中、上段交界部位。

3.阴道斜隔分类

两侧副中肾管部分融合异常，可导致单侧阴道阻塞、阴道斜隔，以非对称性阻塞为特点。非对称性阻塞的阴道斜隔，被称为阴道斜隔综合征，常伴有同侧泌尿系发育异常，多为双宫体、双宫颈及斜隔侧的肾缺如。阴道斜隔分为以下三个类型。

（1）Ⅰ型为无孔斜隔，隔后的子宫与外界及另侧子宫完全隔离，宫腔积血聚积在隔后腔。

（2）Ⅱ型为有孔斜隔，隔上有一数毫米的小孔，隔后子宫与另侧子宫隔绝，经血通过小孔滴出，引流不畅。

（3）Ⅲ型为无孔斜隔合并宫颈瘘管，在两侧宫颈间或隔后腔与对侧宫颈之间有小瘘管，有隔一侧子宫经血可通过另一侧宫颈排出，引流亦不通畅。

纵隔子宫

长期医嘱	临时医嘱
按妇科常规护理	血细胞分析＋五分类
Ⅱ级护理	尿液分析＋尿沉渣定量(流式法)
无渣半流食	大便常规
阴道灌洗上药 qd	肝功十一项、肾功两项、离子五项、血糖
诺氟沙星胶囊 0.2g po tid	血凝全套
甲硝唑片 200mg po tid	乙肝五项定量、丙肝定性
术后长期医嘱	血型检测
按联合麻醉下宫腔镜下子宫纵隔切除术后常规护理	RPR＋TPPA＋HIV 抗体检测
Ⅱ级护理	妇科 B 超(经阴道)
半流食	心电图
留置导尿 1d	胸部正侧位片
一般专项护理(会阴护理) bid	空腹血糖、餐后血糖
氧气吸入(3L/min) 3h	**术前临时医嘱**
测血压脉搏 4h qh	拟于 XX:XX 在联合麻醉下行宫腔镜下子宫纵隔切除术①
0.9% NS 100ml 注射用青霉素钠 400 万 U　iv gtt q12h	术前 12h 禁食，6h 禁水
钠钾镁钙葡萄糖注射液 500ml iv gtt	注射用青霉素钠 20U 皮试
10% GS 500ml 三磷酸腺苷注射液 40mg 维生素 C 注射液 2g 辅酶 A 粉针 100U　iv gtt qd	复方聚乙二醇电解质 108.68g po(术前晚)
奥硝唑氯化钠注射液 0.5g iv gtt bid	一般专项护理(备皮)
观察阴道流血情况	配血(浓红 6U、血浆 600ml)
	术后临时医嘱
	标本送病理检查
	血细胞分析＋五分类(术后第 2 日)

① 宫腔镜下纵隔切除术后，需宫腔置入节育器，并术后用人工周期 3～6 月，预防宫腔粘连。

知识拓展

1. 宫腔镜下子宫纵隔切除术术前患者病情告知书

(1)损伤,如宫颈撕裂,子宫穿孔,周围脏器如肠管、膀胱、输尿管等,严重时需开腹手术。

(2)术中、术后出血,必要时压迫止血,严重时需开腹手术切除子宫。

(3)发生弥漫性腹膜炎、败血症或宫腔粘连。

(4)人流综合征。

(5)术野暴露不佳,出现导致手术失败。

(6)膨宫液大量进入血循环,体液超负荷,出现低钠血症和肺水肿,导致 TURE 综合征。

(7)宫腔镜下难以切除,中转开腹切除。

(8)电意外损伤,如电灼伤,电击伤。

(9)术后宫颈管粘连、宫腔粘连、宫腔积血,致经血不畅,痛经,严重时致盆腔子宫内膜异位症,继发不孕。

(10)术后宫腔粘连可能,必要时需行二次手术。

(11)术中、术后空气栓塞、死亡;术中、术后出现心衰、心脏骤停。

(12)术后需佩戴宫内节育器,若有月经来潮,需严格避孕。

(13)术后不孕可能。

(14)术后病理若为恶性病变,需补充化疗或放疗等治疗。

(15)其他。

性分化异常

项目名称	项目内容
常规检查	血细胞分析+五分类
	肝功十一项+肾功两项+离子五项
	妇科 B 超(子宫、双附件等)
染色体检查[①]	染色体数量、染色体结构
激素测定[②]	性激素六项(E、P、T、FSH、LH、PRL)
	甲功五项
	24h 尿 17 -酮类固醇、尿 17 -羟类固醇

项目名称	项目内容
	血、尿游离糖皮质激素等
功能试验	GnRH 刺激试验[3]
	ACTH 兴奋试验[4]
	地塞米松抑制试验[4]
	HCG 刺激试验[5]
	雄激素兴奋试验[6]
分子生物学检测	SRY 检测[7]
	5α-还原酶活性测定[8]
	21-羟化酶活性测定[9]
	雄激素受体基因检测、受体结合力检测[10]
药物治疗	方案 A 人工周期[11]
	月经第 5～25 日 结合雌激素 0.625mg po qd ×25d
	或戊酸雌二醇 1mg 或 2mg po qd ×25d
	月经第 16～25 日 加服地屈孕酮 10mg po bid ×10d
	或黄体酮胶囊 100mg po bid ×10d
	方案 B 氢化可的松[12] 10～20mg/m^2 po bid
手术治疗[13]	

① 性染色体测定：是鉴别性分化与发育异常的关键第一步。正常人体的染色体核型为 46XX 或 46XY，性染色体异常包括性染色体数量和结构的异常。

性染色体数量异常：包括 X 或 Y 染色体数量的增减。缺失 1 条 X 染色体的 45X 先天性卵巢发育不全(Turner 综合征)。X 染色体多于 2 个的超雌，47XXX，48XXXX。在男性染色体核型中，额外增加的性染色体影响较大，不论增加 X 或 Y 染色体，都可能严重影响睾丸的发育，并引起性征和体征的改变，如克氏综合征的 47XXY。

染色体结构畸变：即染色体在分裂过程中受各种因素的影响，发生断裂，以不同方式，互相连接，形成多种染色体结构畸变，最终导致遗传物质或遗传信息的增减或位置改变。

性染色体数量和结构均异常：同时存在，或与正常嵌合存在，如 45X/46XY 性腺发育不全以及 Turner 综合征与真两性畸形中的各种嵌合型。

② 激素测定：性分化与发育异常患者主要表现为某种性激素的不足或过多，一般测定激素包括促性腺激素（主要指 FSH 和 LH）和性腺激素（雌激素、孕激素和雄激素），以此判断患者体内何种激素不足或过多，初步分析性分化异常原因；24h 尿 17-酮类固醇、尿 17-羟类固醇，血、尿游离糖皮质激素等检测，可协助判断雄激素增多的原因。

③ 当 LH、FSH 与雌激素或雄激素均低落时，应区分下丘脑 GnRH 不足或垂体分泌不足，可用静脉注射 GnRH 试验。若 LH 值上升 2～3 倍，为正常反应，见于低促性腺激素性性腺功能低下伴嗅觉丧失（如 Kallmann 综合征）；若 LH 无改变或稍上升，FSH 变化少，为无反应或低弱反应，提示垂体组织本身的异常（如损伤）或 GnRH 受体异常。

④ ACTH 兴奋试验和地塞米松抑制试验的原理是雄激素过多，有来自卵巢或睾丸，亦有来自肾上腺。利用 ACTH 兴奋试验和地塞米松抑制试验可鉴别雄激素的来源。

⑤ HCG 具有 LH 活性，可用以检验睾丸间质细胞功能。有助于了解性激素不足的原因，可用于鉴别 5a-还原酶缺乏、雄激素合成障碍和不完全型雄激素不敏感综合征。

⑥ 主要用于鉴别雄激素合成障碍和不完全型雄激素不敏感综合征。

⑦ Y 染色体性决定区检测：在 Y 染色体短臂有一结构基因，称为 Y 染色体性决定区（SRY），目前认为它是睾丸决定因子的最佳候选基因。取外周血分离白细胞，提取基因组 DNA，或取皮肤及双侧性腺活检提取基因组 DNA。采用聚合酶链反应（PCR）扩增 SRY 基因的保守序列，检测有无 SRY 基因条带扩增。

⑧ 5α-还原酶活性测定的原理是男女胚胎的外生殖器源于共同的原基，即泌尿生殖窦、生殖结节、生殖褶与生殖突。男性在双氢睾酮（睾酮通过 5α-还原酶的催化形成双氢睾酮）的作用下，这些原基将分别形成前列腺、尿道、龟头、阴茎与阴囊。女性因不分泌睾酮，上述原基则分别形成阴道的下 2/3、阴蒂与大、小阴唇。通过靶组织中 5α-还原酶活性的测定，对某些外生殖器性别不清的病因诊断有重要意义。

⑨ 21-羟化酶活性测定的原理是先天性肾上腺皮质增生产生过多睾酮，导致女性胎儿中肾管可分化为男性内生殖器，外生殖器分化为不同程度的男性型。95％的先天性肾上腺皮质增生患者有 21-羟化酶基因

的缺失。因此可利用其PCR探针诊断出点突变或缺失。

⑩ 通过对雄激素与靶组织的结合测定,可鉴别46XY外生殖器性别不清的病因。通过直接测定雄激素受体基因的改变而了解雄激素不敏感综合征的发病原因。

⑪ 人工周期、激素替代治疗适用于Turner综合征、单纯性腺发育不全患者,可促进患者生长发育、预防骨质疏松等。

⑫ 类固醇代谢异常患者需补充糖皮质激素制剂,1~2周后血、尿中激素下降后可减量至维持剂量。

⑬ 手术治疗适用于混合型性腺发育不全、真两性畸形、睾丸退化综合征等。手术方式根据患者社会性别、本人意愿以及畸形程度决定。原则上除阴茎发育良好者外,均宜按女性抚养。

知识拓展

1. 正常性分化

人类3~5周胚胎的性腺为中性,具有分化为睾丸或卵巢的两种潜力。正常的性分化奠基由三个有顺序而相关的过程组成。

(1)第一步是染色体性别的决定。性染色体组成为XY者将分化为男性;XX的将分化为女性。

(2)第二步是染色体性别转变为性腺性别。Y染色体短臂具有睾丸决定因子,Y染色体性决定区(SRY),具有Y染色体的胚胎,其未分化的性腺将形成睾丸;一般不具有Y染色体的,将形成卵巢。

(3)第三步是性腺性别转变为表型性别。睾丸分泌的雄激素将促成男性的表型;没有雄激素的作用,胚胎将发育为女性表型。

2. 性分化过程

性分化在胚胎期完成,决定性别差异。两种分期:第一种是性腺分化、内外生殖器的分化;第二种是性腺分化、生殖管道分化、外生殖器生长、第二性征发育。

(1) 性腺分化

男性 由SRY决定。妊娠40~50天胚胎睾丸形成;孕9周胚胎睾丸合成睾酮;孕16周胚胎合成睾酮达高峰;胎儿睾丸支持细胞分泌苗勒管抑制因子(MIS)。

女性 妊娠17~20周出现卵巢结构;妊娠7月,所有卵巢细胞进入减数分裂期，停滞于核网期。

(2) 生殖道的分化：生殖道的始基为中肾管和副中肾管，在胚胎期两者并存，妊娠8周后开始。

男性 性腺为睾丸，首先是支持细胞分泌MIS，使副中肾管退化，于10周时几乎完全消失。于9周时胚胎睾丸分泌的睾酮促使中肾管分化为男性内生殖器，于12周时分化完成。

女性 性腺为卵巢，因无睾酮分泌，中肾管自然萎缩退化。中肾管一般于10周时开始退化，约历时3周。退化不全时可残留为卵巢旁体、卵巢冠和中肾管囊肿。于妊娠8～9周时副中肾管开始分化，12周时分化完成。

(3) 外生殖器的分化：外生殖器的始基为生殖结节、生殖皱褶和生殖隆突，在妊娠9～10周时开始分化，于12～13周完成。

男性 睾丸分泌的睾酮在外周经5α-还原酶转化为双氢睾酮，在此两激素作用下生殖结节分化为阴茎头，生殖皱褶形成阴茎体，生殖隆突形成阴囊。

女性 卵巢无睾酮分泌，在无足量雄激素影响下，生殖结节分化为阴蒂，生殖皱褶分化为小阴唇，生殖隆突分化为大阴唇。妊娠14周时尿道口和外阴前庭形成，尿道开口固定。故14周后雄激素增高使阴蒂增大，但不会导致尿道下裂。

3. 性染色体异常

早期胚胎生殖系统向何种性别方向分化，关键取决于性染色体是否有Y染色体的存在，有Y染色体的向男性分化，无Y染色体的则分化为女性。性染色体异常必然会造成性分化的异常。常见病例如下。

(1)Turner综合征(先天性卵巢发育不全)：卵巢的正常发育需要有两条正常功能的X染色体。45，XO女性的卵巢发育不全，为条索样性腺，无卵泡。最常见的核型是45，XO，但也可以是嵌合体(如45，X/46，XX等)、等臂X[如46，x，i(Xq)等]或x部分缺失[如46，x，del(Xp)等]。

(2)Klinefelter综合征(细精管发育不全)：最常见的核型是47，XXY，但也可以是47，XXY/46，XY、47，XXY/46，XX等。睾丸小而且无精子。

(3)XO/XY性腺发育不全：核型为45，XO/46，XY。此类一侧为条索样性腺，另侧为发育不良的睾丸；但临床上也有双侧为发育不全的睾丸或卵巢。

（4）真两性畸形：患者既有男性的、又有女性的性腺组织与内生殖器。真两性畸形患者核型以46，XX最常见，约占50%左右；其他为46，XY或各种嵌合体（46，XY/46，XX；46，XY/45，XO）。常见临床表现：一侧为卵巢，另一侧为睾丸，约占真两性畸形的40%；一侧为卵巢或睾丸，另一侧为卵睾，约占40%；双侧均卵睾，两者间有纤维组织间隔，约占20%。

4.性腺发育异常

（1）单纯性腺发育不全：有XY型和XX型两种。

XY型　外表为女性，有正常女性内生殖器，但第二性征不发育，双侧为条索状性腺。其原因是Y染色体短臂上的SRY基因缺失、突变。

XX型　外表为女性，但第二性征不发育。有正常女性内生殖器；双侧为条索状性腺。

（2）睾丸退化

（3）真两性畸形

（4）假两性畸形

男性假两性畸形　患者性染色体大多为XY，性腺为睾丸，符合男性标准，但伴有不同程度的女性化表现。这种人因其本质为男性，故不可能受孕。

女性假两性畸形　患者性染色体为XX，性腺为卵巢，但有不同程度的男性化表现（外阴可表现为阴蒂增大，像尿道下裂的阴茎。大阴唇肥大，像阴囊，小阴唇萎缩等）。常见者有先天性肾上腺皮质增生综合征；胚胎时期因母体用药或接触过量雄激素所致之女性假两性畸形；由某些男性化肿瘤所引起之女性假两性畸形。

5.性激素分泌异常

性激素的合成原料均来源于循环或局部合成的胆固醇。性分化与发育异常患者主要表现为某种性激素的不足或过多。雌激素主要由卵巢分泌，睾丸和肾上腺分泌少量。雄激素主要由睾丸合成和分泌，肾上腺和卵巢也能分泌少量。性激素的异常分为激素不足与激素过多。

（1）雄激素过多：女性胎儿中肾管可分化为男性内生殖器。外生殖器分化为不同程度的男性型。

- 先天性肾上腺皮质增生(17 羟孕酮和雄烯二酮显著增加);
- 真两性畸形;
- 早孕期母体接受外源性雄激素过多。

(2)雄激素不足:见于 46, XY 患者。

雄激素不足合并促性腺激素水平提高,提示性腺发育不全(如 XY 单纯性腺发育不全)、睾丸发育不全(如睾丸退化)或雄激素合成异常(如 17α 羟化酶缺乏);雄激素不足合并促性腺激素水平降低,提示下丘脑-垂体异常;雄激素正常而仍有雄激素浓度不足的表现,提示可能有受体方面的异常(雄激素不敏感综合征);17α-羟化酶/17,20 裂解酶缺乏。

(3)雌激素不足:见于 46, XX 患者。

雌激素不足合并促性腺激素水平提高,提示性腺发育不全(XX 单纯性腺发育不全)、卵巢发育不全(Turner 综合征)或雌激素合成异常(芳香化酶缺乏);雌激素不足合并促性腺激素水平降低,提示下丘脑-垂体异常。

(4)雌激素过多:少见,见于 46, XY 的真两性畸形患者或雄激素不敏感综合征。

女性生殖器官发育异常

6. 常见性分化异常疾病的鉴别诊断

外阴性别辨别不清病例的鉴别诊断

项目＼疾病	雄激素不敏感综合征(不完全型)	21-羟化酶缺乏	46, XX 孕期应用雄激素
染色体	46,XY	46,XX /46,XY	46,XX
子宫	无	有/无	有
阴道	无	有/无	有
乳房	无发育	无发育	有发育
睾酮	男性水平	高于女性水平	女性水平
肾上腺皮质增生	无	有	无
高血压	无	有	无
低血钾	无	有	无

外阴幼稚病例的女性型、46,XY 病例的鉴别诊断

项目 \ 疾病	雄激素不敏感综合征(完全型)	46,XY 单纯性腺发育不全	17-α 羟化酶缺乏
子宫	无	有	无
阴道	有	有	无
乳房	乳房发育,但乳头发育不成熟	无发育	无发育
睾酮	男性水平	低	低
高血压	无	无	有
低血钾	无	无	有
原发闭经	有	有	有

7. 常见性分化异常疾病

(1) Turner 综合征:又称先天性卵巢发育不全,是一种最为常见的性发育异常。

性染色体 45, XO 为主,可有多种嵌合型,如 45, XO/46, XY,46, XX/45, XO 等。

临床表现 身矮、生殖器与第二性征不发育;女性外阴,发育幼稚,有阴道,子宫小或缺失。躯体特征为多痣,眼睑下垂,耳大位低,腭弓高,后发际低,颈短而宽,有颈蹼,胸廓桶状或盾形,乳头间距大,乳房及乳头均不发育,肘外翻,第 4 或 5 掌骨或跖骨短、掌纹通关手、下肢淋巴水肿、肾发育畸形、主动脉弓狭窄等,心血管系统异常(主动脉缩窄)、骨质疏松、智力障碍等。

诊断 染色体分析(最重要)+ 临床表现。

治疗

- 促进身高:小剂量雌激素;
- 促进第二性征发育:雌激素;
- 防止骨质疏松:雌激素、钙片、锶盐等。

(2) 雄激素不敏感综合征

性染色体 46,XY。性腺为睾丸,睾酮分泌正常,但雄激素受体缺陷,导致雄激素效应完全或不完全消失。

临床表现 多种多样，可介于表型女性与几乎正常的男性之间。外生殖器多为幼稚女性型，苗勒管抑制因子(MIS)正常存在，因此无子宫。

完全型：临床表现表型为正常女性，常因原发性闭经就诊而发现，少数则因疝手术在疝囊或腹股沟管中意外发现睾丸而得以诊断。患者外生殖器为正常女性型但阴道短，并呈盲端，没有女性内生殖器。青春期呈女性体态，乳房发育，但阴毛、腋毛缺如。

不完全型：可有偏向女性的会阴阴蒂，尿道下裂、阴唇融合、大阴蒂和隐睾等；或为正常男性外观，而仅有青春期乳房增大；亦可为无生殖能力的男性。

诊断

- 根据上述临床表现；
- 染色体检查，核型均为正常男性 46，XY；
- 体内 LH 和 E_2 升高，但无明显 T 和 FSH 水平的变化；
- 确诊须依靠雄激素测定和细胞中雄激素受体的测定。

(3) 46，XY 单纯性腺发育不全

性染色体 有子宫的 46，XY。

临床表现 因性腺从最初无发育，苗勒管抑制因子(MIS)不存在，因此有子宫。无睾酮分泌，外阴为幼稚女性外阴。

(4) 17－α 羟化酶缺乏：一种极为罕见的先天性肾上腺增生，临床上出现月经异常、性发育幼稚、反复发作的卵巢囊肿或外生殖器性别不清时应考虑鉴别此症。高孕激素血症是避免漏诊的重要线索。

临床表现 表现为高血压、低血钾、性激素合成障碍及身材较高、骨龄滞后等方面。

高血压、低血钾：17α 羟化/17，20 碳链裂解作用受阻，导致孕酮、DOC 等盐皮质激素堆积；皮质醇、性激素合成障碍。ACTH 代偿性分泌增加，使肾上腺皮质增生，更加重了盐皮质激素堆积，从而引起高血压、低血钾；

性激素合成障碍：46，XX 表现为乳房及性毛不发育、原发闭经；46，XY 因睾酮合成障碍，致使外生殖器呈女性幼稚型，但因(MIF)合成与分泌不受影响，故无子宫及输卵管，阴道上段缺如，阴道呈盲端，患者为女性表型，腹腔或腹股沟内有发育不良的睾丸。

身材较高，骨龄滞后：主要是由血 LH、FSH、孕酮水平升高，雌二醇、睾酮、17α 羟孕酮水平低下导致的。

不完全型与完全型 17,20-碳链裂解酶缺陷症(17OHD)的主要不同点是患者具有某些雌激素或雄激素功能的表现。

鉴别诊断 需要与不完全型 17OHD(46,XX)及不完全型 17OHD(46,XY)相区别。

不完全型 17OHD(46,XX):女性表型、外阴幼女型或性别不清、阴毛稀少,伴不同程度乳房发育、出现反复发作的卵巢囊肿和性腺功能低下,合并高血压、低血钾时,应考虑到本症。易与单纯性性腺发育不全、卵巢功能早衰混淆。

不完全型 17OHD(46,XY):患者有外生殖器性别不明时,应与不完全型雄激素不敏感综合征、21 羟化酶缺乏症鉴别。

不完全型 17OHD(46,XX)

疾病	鉴别诊断要点
单纯性性腺发育不全	无乳房发育和月经,无高孕酮血症
卵巢功能早衰	妇女早期多有数年正常的月经和第二性征发育,诊断时 FSH 水平>40U/L,孕激素也不升高
不完全型 17OHD(46,XX)	显示持续高孕酮血症。患者 T、E_2 水平极度低下,卵巢不可能排卵,因类固醇合成酶缺陷引起的 P 水平升高,进一步检查肾上腺功能即可明确诊断。患者均反复出现双侧卵巢无回声区似多囊卵巢,但性激素检查结果明确提示不是多囊卵巢综合征,最可能的原因是高孕酮或升高的促性腺激素引起的多发性卵巢黄素化囊肿

不完全型 17OHD(46,XY)

疾病	鉴别诊断要点
不完全型雄激素不敏感综合征	患者血清睾酮水平应相当于或高于正常男性水平,血压、ACTH、17αP、K^+ 均正常
21 羟化酶缺乏症	46,XX 患者有明显男性化征,46,XY 者有男性假性性早熟征;两者 P、17αP、T 水平均升高,骨龄提前。主诉高血压时应与原发性醛固酮增多症、嗜络细胞瘤鉴别,此两病均无性腺功能低下,前者肾上腺 CT 常可见占位性病变,后者儿茶酚胺及大血管影像检查异常

治疗

小剂量糖皮质激素治疗：有高血压、低血钾者应用。治疗过程中须监测相关激素水平变化、体重变化，以调整地塞米松或强地松的剂量，防止不良反应。

人工月经周期：46，XX 患者应用。治疗过程中须监测相关激素水平变化、体重变化，以调整地塞米松或强地松的剂量，防止不良反应。

卵巢囊性肿块：随访观察，除非有囊肿破裂、扭转等急诊情况，否则不必手术。

46，XX 患者：几乎无生育可能，必要时可考虑辅助受孕。

46，XY 患者：应常规切除双侧睾丸，以防癌变；按女性生活者，外阴适当整形，补充雌激素改善女性特征，减少骨量丢失。

女性盆底功能障碍性及生殖器损伤性疾病

外阴、阴道损伤、处女膜裂伤

门诊治疗

长期医嘱	临时医嘱
按妇科常规护理	血细胞分析＋五分类
Ⅱ级护理	尿液分析＋尿沉渣定量(流式法)
普食	大便常规
外阴部冷敷/热敷、理疗	肝功十一项、肾功两项、离子五项、血糖
密切观察阴道流血、外阴血肿变化情况	血凝全套
0.9% NS 100ml | iv gtt q12h	乙肝五项定量、丙肝定性
注射用青霉素钠 400万U |	血型检测
10%GS 500ml | iv gtt qd	心电图
氨甲苯酸注射液 0.2g |	胸部正侧位片
酚磺乙胺注射液 2g |	注射用青霉素钠 20U 皮试
奥硝唑氯化钠注射液 0.5g iv gtt bid	

外阴、阴道损伤、处女膜裂伤

手术治疗

长期医嘱	临时医嘱
按妇科常规护理	血细胞分析＋五分类
Ⅱ级护理	尿液分析＋尿沉渣定量(流式法)
普食	大便常规
外阴部冷敷/热敷、理疗	肝功十一项、肾功两项、离子五项、血糖
术后长期医嘱	乙肝五项定量，丙肝定性
按联合麻醉下阴道血肿清除术后常规护理	血型检测
Ⅰ级护理①	心电图
禁食水①	胸部正侧位片
留置导尿	注射用青霉素钠 20U 皮试

女性盆底功能障碍性及生殖器损伤性疾病

术后长期医嘱	临时医嘱
一般专项护理(会阴护理) bid 氧气吸入(3L/min) 6h 心电监测 (10h) 测血压脉搏 10h(qh) 0.9% NS 100ml 注射用青霉素钠 400 万 U　iv gtt q12h 10%GS 500ml 氨甲苯酸注射液 0.2g 酚磺乙胺注射液 2g　iv gtt qd 奥硝唑氯化钠注射液 0.5g iv gtt bid	血凝全套 **术前临时医嘱** 拟于 XX:XX 在联合麻醉下行外阴血肿清除术 术前 12h 禁食，6h 禁水 一般专项护理(备皮) 配血 **术后临时医嘱** 阴道置碘仿纱布条(24h 后取出) 血细胞分析＋五分类(术后第 2 日)

① 手术当日Ⅰ级护理、禁食水；术后第一天即可Ⅱ级护理、普食。

知识拓展

1. 外阴血肿治疗原则

外阴血肿的治疗应根据血肿大小、是否继续长大以及就诊的时间而定。

外阴小血肿　血肿小无增大可暂保守治疗。嘱患者卧床休息，最初 24h 内宜局部冷敷(冰敷)，以降低局部血流量和减轻外阴疼痛。24h 后可改用热敷或超短波、远红外线等治疗，以促进血肿吸收。血肿形成4～5d 后，可在严密消毒情况下抽出血液以加速血肿的消失。

外阴大血肿　凡血肿巨大，明确伤口，伴活动性出血者，应在良好的麻醉条件下(最好骶管麻醉或鞍麻)切开血肿，排出积血，结扎出血点后，再予缝合。术毕应在外阴部和阴道内同时用纱布加压以防继续渗血，同时安置保留尿管开放引流。

子宫脱垂、阴道前后壁膨出

门诊治疗

项目名称	项目内容
辅助检查	阴道分泌物病原体检测
	宫颈细胞学检查(TCT)
	妇科B超(子宫、双附件)
治疗	加强营养,避免负重(久站、重体力劳动等)
	积极治疗便秘、慢性咳嗽等原发病
	高锰酸钾(1∶5000)坐浴 bid/qd
	盆底肌肉(肛提肌)锻炼 tid
	盆底治疗仪治疗 qd×10d
	选用子宫托

子宫脱垂、阴道前后壁膨出

手术治疗

长期医嘱	临时医嘱
按妇科常规护理	血细胞分析+五分类
Ⅱ级护理	尿液分析+尿沉渣定量(流式法)
无渣半流食	大便常规
阴道擦洗 qd	肝功十一项、肾功两项、离子五项、血糖
诺氟沙星胶囊 0.2g po tid	血凝全套
甲硝唑片 200mg po tid	乙肝五项定量、丙肝定性
高锰酸钾(1∶5000)坐浴 bid	血型检测
雌三醇软膏[2] 外用 bid	RPR+TPPA+HIV抗体检测
或结合雌激素[2] 0.625mg po qd	妇科B超(经阴道)
戊酸雌二醇[2] 2mg po qd	腹部B超
术后长期医嘱	心电图
按XX麻醉下XX术后常规护理	胸部正侧位片
Ⅰ级护理[3]	心脏彩超[1]
禁食水[3]	肺通气功能[1]

术后长期医嘱	临时医嘱
留置导尿[4] 一般专项护理(会阴护理) bid 氧气吸入(3L/min) 6h 心电监测 (10h) 测血压脉搏 10h(qh) 0.9% NS 100ml 注射用头孢曲松钠 2g｜iv gtt q12h 10%GS 500ml 氨甲苯酸注射液 0.2g 酚磺乙胺注射液 2g｜iv gtt qd (选用) 10% GS 500ml 三磷酸腺苷注射液 40mg 维生素 C 注射液 2g 辅酶 A 粉针 100U｜iv gtt qd 奥硝唑氯化钠注射液 0.5g iv gtt bid 5% GS 500ml 氯化钾注射液 10ml 硫酸镁注射液 10ml 维生素 C 注射液 3g｜iv gtt qd 阴道血浆引流管持续引流通畅[5]	空腹血糖、餐后血糖[1] 宫颈细胞学检查(TCT) **术前临时医嘱** 拟于 XX:XX 在 XX 麻醉下行 XX 术治疗 术前 12h 禁食，6h 禁水 注射用头孢曲松钠 0.05mg 皮试 复方聚乙二醇电解质 108.68g po(术前晚) 一般专项护理(备皮) 配血(浓红 6U、血浆 600ml) **术后临时医嘱** 标本送病理检查 阴道置油纱卷(24h 后取出) 血细胞分析＋五分类(术后第 2 日) 尿液分析＋尿沉渣定量(流式法)(拔尿管后)

① 年龄>55 岁，建议完善检查，进一步评估患者身体状况，能否耐受手术。同时建议自入院给予心肌极化、营养心肌治疗。

② 围绝经期或绝经后妇女，于术前一周开始给予少量雌激素外用，以改善阴道血液循环，促进上皮生长，阴道上皮增厚，利于伤口缝合及愈合。

③ 术后护理：留置导尿 5～7d；保持外阴清洁；术后 90d 内，避免重体力劳动；避免大便干燥。

④ 手术当日Ⅰ级护理、禁食水；第 2 日即可Ⅱ级护理、不胀气全流食；第 3 日即可无渣半流食。

知识拓展

1. 经阴道全子宫切除术、阴道前后壁修补术术前患者病情告知书

(1)术中周围脏器损伤,如肠管、膀胱、输尿管等,造成尿瘘、粪瘘必要时需二次手术。

(2)手术及麻醉刺激术中、术后可能出现心脏骤停,脑血管意外,危及生命。

(3)术中术后大出血,致失血性休克。

(4)术后出现肠粘连、肠梗阻、包裹性积液、盆腔血肿等必要时需二次手术。

(5)术中分离困难,必要时需中转开腹,如需开腹,腹部伤口感染,延期愈合可能。

(6)术后下肢静脉血栓形成,致血栓性静脉炎,血栓脱落而致猝死。

(7)阴道顶端穹窿、阴道壁修补术后再次膨出。

(8)术后坠积性肺炎。

(9)术后阴道残端出血、感染、愈合不良,泌尿系感染,尿潴留。

(10)输血、输液反应。

(11)其他。

2. 子宫脱垂的分度

根据 1981 年在青岛召开的部分省、市、自治区"两病"科研协作组的意见,检查时以患者平卧用力下屏时,子宫下降的程度,将子宫脱垂分为三度。

(1)Ⅰ度:子宫颈下垂距处女膜<4cm,但未脱出阴道口外。

轻型　宫颈外口距处女膜缘<4cm,未达处女膜缘。

重型　宫颈已达处女膜缘,阴道口可见子宫颈。

(2)Ⅱ度:子宫颈及部分子宫体已脱出阴道口外。

轻型　宫颈脱出阴道口,宫体仍在阴道内。

重型　部分宫体脱出阴道口。

(3)Ⅲ度:子宫颈及子宫体全部脱出阴道口外。

3. 阴道前/后壁膨出的分度

(1) Ⅰ度：阴道前/后壁膨出已达处女膜缘，尚未出阴道口。

(2) Ⅱ度：部分阴道前/后壁已膨出于阴道口外。

(3) Ⅲ度：阴道前/后壁已全部膨出于阴道口外。

4. 子宫脱垂治疗方法选择

子宫脱垂的病因基础是盆腔支持组织缺陷。因此，治疗原则是加强盆底肌肉和筋膜张力，促进盆底功能恢复，积极治疗使腹压增高的咳嗽、便秘等慢性疾病。

(1) 非手术治疗

子宫托。盆底肌肉(肛提肌)锻炼。治疗祛除咳嗽、便秘等慢性使腹压增高的疾病。已绝经者应适量补充雌激素，避免过度疲劳，休息后能改善减轻子宫脱垂程度。

(2) 手术治疗

适用于Ⅱ度以上脱垂者、合并直肠膀胱膨出有症状者及保守治疗无效者。手术原则为恢复正常子宫解剖位置或切除子宫，修补阴道壁多余黏膜，缝合修补盆底肌肉。根据患者的不同年龄、生育要求及全身健康状况，手术方法不同：

加强盆筋膜支持的手术 适用于Ⅰ度脱垂或Ⅱ度脱垂伴有阴道前后壁膨出的患者和宫颈延长者，常用有以下几种术式：阴道前后壁修补术；阴道前后壁修补＋宫颈部分切除及主韧带缩短术；韧带悬吊手术，经腹腔镜行圆韧带、骶韧带缩短术，适用先天性单纯轻度子宫脱垂患者。

经阴道全子宫切除及阴道前后壁修补术 适用于Ⅱ、Ⅲ度脱垂无生育要求的患者。

阴道封闭术 又称 Le-Fort 手术。适用于子宫颈无恶变、年老不能耐受较大手术者(因术后部分阴道封闭失去性交功能。)

(3) 自我治疗

- 注意卧床休息，睡时宜垫高臀部或脚部抬高两块砖的高度；
- 产后不过早下床活动，特别不能过早地参加重体力劳动；
- 避免长期站立或下蹲屏气等增加腹压的动作；

- 保持大小便通畅；
- 及时治疗慢性气管炎、腹泻等增加腹压的疾病；
- 哺乳期不应超过两年，以免子宫及其支持组织萎缩；
- 适当进行身体锻炼提高身体素质。
- 节制房事。

会阴陈旧性Ⅲ度裂伤

长期医嘱	临时医嘱
按妇科常规护理	血细胞分析＋五分类
Ⅱ级护理	尿液分析＋尿沉渣定量(流式法)
无渣半流食②	大便常规
阴道灌洗上药 bid	肝功十一项、肾功两项、离子五项、血糖
高锰酸钾(1∶5000) 坐浴 bid	血凝全套
诺氟沙星胶囊 0.2g po tid	乙肝五项定量、丙肝定性
甲硝唑片 200mg po tid	血型检测
番泻叶 代茶饮 tid	RPR＋TPPA＋HIV 抗体检测
雌三醇软膏 外用 bid③	腹部 B 超
术后长期医嘱	妇科 B 超(经阴道)
按联合麻醉下会阴陈旧性裂伤修补术/直肠阴道瘘修补术术后常规护理	心电图
Ⅰ级护理	胸部正侧位片
禁食水④	心脏彩超①
无渣半流食④	肺通气功能①
留置导尿④	空腹血糖、餐后血糖①
一般专项护理(会阴护理)④ bid	清洁灌肠②(术前 1 日)
氧气吸入(3L/min) 6h	**术前临时医嘱**
心电监测 (10h)	拟于 XX:XX 在联合麻醉下行会阴陈旧性裂伤修补术/直肠阴道瘘修补术治疗
测血压脉搏 10h④ (qh)	术前 12h 禁食，6h 禁水

术后长期医嘱			术前临时医嘱
盐酸洛哌丁胺 2mg po bid			注射用头孢曲松钠 0.05mg 皮试
0.9% NS	100ml	iv gtt q12h	清洁灌肠(术前晚 21∶00)
注射用头孢曲松钠	2g		清洁灌肠(术晨 6∶00)
10%GS	500ml	iv gtt qd	一般专项护理(备皮)
氨甲苯酸注射液	0.2g		配血(浓红 4U、血浆 400ml)
酚磺乙胺注射液	2g		**术后临时医嘱**
10% GS	500ml	iv gtt qd	液状石蜡⑤ 30ml po (术后第 5 日)
三磷腺苷注射液	40mg		血细胞分析+五分类(术后第 2 日)
维生素 C 注射液	2g		
辅酶 A 粉针	100U		
奥硝唑氯化钠注射液 0.5g iv gtt bid			
5% GS	500ml	iv gtt qd①	
氯化钾注射液	10ml		
硫酸镁注射液	10ml		
维生素 C 注射液	3g		

① 年龄>55 岁,建议完善检查,进一步评估患者身体状况,能否耐受手术。同时建议自入院给予心肌极化、营养心肌治疗。

② 术前准备

手术时间:阴道修补术最好选择在生育任务已完成的妇女中进行。有咳嗽及贫血的患者应先对咳嗽治疗,并纠正贫血。手术时间选择在月经后 3~7d,如术后即来月经容易造成伤口感染。

饮食:术前 3d 无渣半流食。

外阴、阴道准备:每日用 1∶5000 高锰酸钾溶液坐浴 1~2 次,碘附阴道迭擦洗 2 次。

肠道准备:术前 3d 口服诺氟沙星胶囊、甲硝唑等药物控制肠道细菌;术前 3d 口服番泻叶清理肠道;术前 1d 清洁灌肠。

③ 围绝经期或绝经后妇女,可于术前一周开始给予少量雌激素外用,以改善阴道血液循环,使上皮生长,促进愈合。

④ 术后护理,加强抗感染,防止伤口感染,修补失败。

外阴、阴道护理:保持伤口清洁;每日用 1∶1000 苯扎溴铵液擦洗外阴保持清洁;留置导尿 5d;如阴道分泌物多,有臭味,表示阴道伤口有感染，可予热 1∶5000 高锰酸钾溶液坐浴（术后第 7 日开始），以利伤口愈合。

肠道处理：术后第 2 日，停禁食水，继续无渣半流食 4d；予盐酸洛哌丁胺控制大便 5d，以利伤口愈合。

⑤ 术后 5d 如仍无大便，可给予轻泻剂，口服液状石蜡 30ml，避免大便用力，伤口裂开。

知识拓展

1. 会阴陈旧性Ⅲ度裂伤、粪瘘修补术术前患者病情告知书

（1）术中周围脏器损伤，如肠管、膀胱、输尿管等，造成尿瘘、粪瘘必要时需二次手术。

（2）手术及麻醉刺激术中、术后可能出现心脏骤停，脑血管意外，危及生命。

（3）术中术后大出血，致失血性休克。

（4）术后下肢静脉血栓形成，致血栓性静脉炎，血栓脱落而致猝死。

（5）术后伤口感染，愈合力差；手术失败，再次出现直肠阴道瘘可能。

（6）术后出现呼吸道感染，坠积性肺炎。

（7）术后留置导尿，泌尿系感染可能。

（8）输血、输液反应。

（9）其他。

2. 复发后二次修补术

复发原因 组织支持不够；绝经期雌激素缺乏，组织愈合力差；蛋白质营养不够，贫血、慢性咳嗽等均可能影响愈合。

二次修补术时间 如必须再次手术，一般须在 3～6 月后，待炎症和感染的消退后。也可应用肾上腺皮质激素及抗生素进行治疗，以便提早手术时间。

术后锻炼 术后加强会阴锻炼很重要。锻炼的方法主要是缩紧直肠，憋住大便。

3. 粪瘘的手术时机

（1）手术或产伤引起的粪瘘应及时修补。

（2）先天性直肠阴道瘘无合并肛门闭锁者：在 15 岁左右月经来潮后

修补，过早手术可引起阴道狭窄。

(3)压迫或坏死造成的粪瘘：应等待 3～6 个月，炎症完全消退后手术。

3. 会阴陈旧性Ⅲ度裂伤与粪瘘鉴别诊断

肛诊　令患者收缩肛门，会阴陈旧性Ⅲ度裂伤无肛门括约肌收缩感；粪瘘有肛门括约肌收缩感。

妇科检查　检查阴道直肠隔，会阴陈旧性Ⅲ度裂伤无瘘孔发现；粪瘘可见瘘孔。

生殖道瘘

粪瘘

处理同会阴陈旧性Ⅲ度裂伤，见 P387。

生殖道瘘

尿瘘

长期医嘱	临时医嘱
按妇科常规护理	血细胞分析＋五分类
Ⅱ级护理	尿液分析＋尿沉渣定量(流式法)
无渣半流食[②]	大便常规
阴道灌洗上药 bid	肝功十一项、肾功两项、离子五项、血糖
高锰酸钾(1∶5000) 坐浴 bid	血凝全套
雌三醇软膏 外用 bid	乙肝五项定量、丙肝定性
氧化锌油膏 外用 bid	血型检测
诺氟沙星胶囊 0.2g po tid	腹部 B 超
甲硝唑片 200mg po tid	RPR＋TPPA＋HIV 抗体检测
泼尼松 5mg po tid	妇科 B 超(经阴道)
术后长期医嘱	心电图
按联合麻醉下尿瘘修补术术后常规护理	胸部正侧位片
	心脏彩超[①]

术后长期医嘱	临时医嘱
Ⅰ级护理	肺通气功能①
禁食水/无渣半流食④	空腹血糖、餐后血糖①
留置导尿④	**尿瘘专项检查**③
戊酸雌二醇④ 2mg po qd	亚甲蓝试验
一般专项护理④(会阴护理) bid	靛胭脂试验
氧气吸入(3L/min) 6h	膀胱镜、输尿管镜检查
心电监测 10h	静脉肾盂造影
测血压脉搏④ 10h (qh)	肾图
0.9% NS 100ml	**术前临时医嘱**
注射用头孢曲松钠 2g	拟于 XX:XX 在联合麻醉下行尿瘘修补术治疗
iv gtt q12h	术前 12h 禁食，6h 禁水
10%GS 500ml	注射用头孢曲松钠 0.05mg 皮试
氨甲苯酸注射液 0.2g iv gtt qd	清洁灌肠（术前晚 21:00）
酚磺乙胺注射液 2g	清洁灌肠（术晨 6:00）
10% GS 500ml	一般专项护理(备皮)
三磷酸腺苷注射液 40mg	配血(浓红 4U、血浆 400ml)
维生素 C 注射液 2g iv gtt qd	**术后临时医嘱**
辅酶 A 粉针 100U	血细胞分析＋五分类(术后第 2 日)
奥硝唑氯化钠注射液 0.5g iv gtt bid	
5% GS 500ml	
氯化钾注射液 10ml iv gtt qd①	
硫酸镁注射液 10ml	
维生素 C 注射液 3g	

① 年龄＞55 岁，建议完善检查，进一步评估患者身体状况，能否耐受手术。同时建议自入院给予心肌极化、营养心肌治疗。

② 术前准备

肠道准备：术前 3d 给无渣半流食；术前晚及当日清晨，给予灌肠。

外阴、阴道准备：碘附阴道擦洗，bid；1∶5000 高锰酸钾溶液，坐浴，bid；伴有外阴部大腿内侧皮炎，可用氧化锌油膏，外用 bid；围绝经期或绝经后妇女，可于术前 1 周开始给予少量雌激素外用，以改善阴道血液循环，使上皮生长，阴道上皮增厚，利于伤口缝合及愈合；肾上腺皮质激素可以减轻局部炎症反应、缩小瘘孔并软化瘢痕，可提早修补瘘孔。

泌尿系准备：术前3d口服诺氟沙星胶囊、甲硝唑等药物控制泌尿系感染。

③ 术前尿瘘特异检查

亚甲蓝试验

目的：检查肉眼难以辨认的膀胱阴道小瘘孔、多发性小瘘孔，或疤痕中瘘孔等；或鉴别膀胱阴道瘘与输尿管阴道瘘。

方法：病人取膝胸卧位，通过尿道插入导尿管，将亚甲蓝稀释液（2ml亚甲蓝加入100～200ml生理盐水中。如无亚甲蓝可用稀释用紫溶液或灭菌牛奶）注入膀胱内，夹住导尿管。注入过程中，提拉阴道后壁，观察阴道前壁、前穹窿及宫颈口有无蓝色液体流出。自阴道壁有蓝色液流出者为膀胱阴道瘘，同时可知瘘孔数目及部位。自宫颈口或其裂伤中流出者，则为膀胱宫颈瘘或膀胱子宫瘘。如无蓝色液体流出，则应怀疑为输尿管瘘。此时可拔除导尿管，如蓝色液体迅速从尿道口溢出，进一步检测，排除输尿管阴道瘘，也应想到为压力性尿失禁的可能性。

靛胭脂试验

目的：诊断输尿管瘘。

方法：凡经亚甲蓝试验阴道无蓝色液体流出者，可静脉注入靛胭脂5ml，5min后观察阴道有无蓝色液体流出，有则可诊断输尿管阴道瘘。

膀胱镜、输尿管镜检查：可以查明瘘孔部位、大小、膀胱容量、黏膜情况，并明确瘘孔与输尿管口的关系，作为修补时的参考。

静脉肾盂造影

目的：有助于明确输尿管损伤侧别、部位及肾功能情况，以及损伤侧输尿管有无狭窄、扩张或梗阻等状况。

方法：静脉内注入泛影酸钠，行肾、输尿管、膀胱X摄片，据显影情况做出诊断。在静脉肾盂造影前，患者宜先行一次B超检查，了解其双肾、肾盂及输尿管、膀胱等大体情况。个别病例，有时也用膀胱逆行造影。

肾图：了解肾功能及上尿路通畅情况，如输尿管瘘所致处狭窄或梗阻，可致患侧肾功减退或肾脏萎缩、肾功丧失。

④ 术后护理

膀胱引流要持续通畅，使伤口易于愈合。放置导尿管时间可根据瘘孔大小而定。如瘘孔很小，可在术后3～5d拔除大瘘孔则延长至12～14d。保持伤口清洁；每日用1∶1000苯扎溴铵液擦洗外阴，保持清洁。尽量取俯卧位或侧卧位，减少瘘孔处受尿液浸泡感染。应用抗生素2～3周，老年者可加用雌激素。术后给予流质及无渣半流质饮食5d，第4日时可给液状石蜡或润肠丸等，使大便通畅。出院时，要向患者说明3月内禁止性生活和阴道检查，否则有修补瘘再次破裂可能。术后妊娠，一定强调提早入院，行剖宫产术。无生育要求者，尤其是瘘孔修补困难、局部组织薄弱、骨盆狭小者，应采取避孕措施或在修补同时行绝育术。

知识拓展

1.尿瘘修补术术前患者病情告知书

(1)术中周围脏器损伤，如肠管、膀胱、输尿管等，造成尿瘘、粪瘘必要时需二次手术。

(2)手术及麻醉刺激术中、术后可能出现心脏骤停，脑血管意外，危及生命。

(3)术中、术后大出血，致失血性休克。

(4)术后下肢静脉血栓形成，致血栓性静脉炎，血栓脱落而致猝死。

(5)术后伤口感染，愈合力差；手术失败，再次出现尿瘘可能。

(6)术后出现呼吸道感染，坠积性肺炎。

(7)术后留置导尿，尿路感染，尿潴留，尿失禁，需长期留置尿管或膀胱造瘘可能。

(8)输血、输液反应。

(9)其他。

2.尿瘘手术时机选择

时间的选择则依形成瘘的原因而定。需要注意的是，手术必须在月经干净3～7d进行。第一次瘘修补失败，二次进行时，时间选择的原则同第一次。

新鲜的创伤性瘘 如外伤、产科手术损伤、妇科手术损伤，均应争取立即进行。

因滞产或化学性损伤致瘘 应自瘘发生之日起，等待3～6个月进行，这时炎症消退，组织愈合力好。但若在瘘发生后即给予抗生素及泼尼松 10～20d，然后行瘘修补也可获得满意效果。

3.尿瘘治疗方法的选择

尿瘘治疗的主要手段是手术，由于致瘘原因不同、情况各异，在个别情况下可先试行非手术疗法，如治疗失败再行手术。此外，对不宜手术者则应改用尿收集器进行治疗。

(1)非手术治疗

分娩或手术 1 周后出现的膀胱阴道瘘　可经尿道安放直径较大的保留导尿管，开放引流，并给予抗生素预防感染，4～6 周后小的瘘孔有可能愈合，较大者亦可减小其孔径。

手术 1 周后出现的输尿管阴道瘘　如能在膀胱镜检下将输尿管导管插入患侧输尿管损伤以上部位(非插入假道)，并予保留，2 周后瘘孔有自愈可能。

对针头大小瘘孔　可试用硝酸银烧灼，形成新创面，以后瘘孔可因组织增生粘连而闭合。

直径 2～3mm 的膀胱阴道瘘　可采用电凝或激光烧灼破坏已经上皮化的瘘管，保留 2～3 周导尿管，开放引流，有望愈合。

结核性膀胱阴道瘘　一般不考虑手术，均应先行抗结核治疗。治疗半年至 1 年后瘘孔有可能痊愈。只有经充分治疗后未愈合者方可考虑手术。

年老体弱，不能耐受手术或经有经验的医师反复修补失败的复杂膀胱阴道瘘，可使用尿收集器，以避免尿液外溢。

(2)手术治疗：原则是首选简单术式，不要任意扩大手术范围及手术时间。为保证手术修补成功，术前应进行评估，给予个体化处理。确定尿瘘性质、部位、类型，选择适当的手术时机。根据瘘孔类型、性质、部位、大小选择术式。防止感染。即使是因癌肿或结核所致者，也应先行病因治疗，待病情好转后，于适当时间行手术修补。

不孕症

不孕症及辅助生殖技术

项目名称	项目内容
常规检查	病史采集
	体格检查
	妇科查体(排除生殖器畸形)
	妇科B超
	男性精液常规、衣原体、支原体检测
	性交后试验①
	双方染色体检查
卵巢因素检测	基础体温测定
	女性白带常规检查、宫颈黏液衣原体、支原体检测
	性激素六项(E,P,FSH, LH,PRL,T)(月经第3,21日)
	超声监测卵泡发育、排卵、子宫内膜厚度
	子宫内膜活检(月经来潮6h)
	垂体兴奋试验
免疫性因素检测	女性血清、宫颈黏液抗精子抗体测定
	女性血清抗宫内膜抗体、抗透明带抗体、抗心磷脂抗体测定
	男性精液抗精子抗体检测
输卵管因素检测	输卵管通液试验
	子宫、输卵管碘油造影或子宫、输卵管超声造影
内镜检查	宫腔镜检查
	输卵管镜检查
	腹腔镜检查②
输卵管因素不孕	输卵管通液治疗
	宫腔镜下双侧输卵管介入术
	腹腔镜手术(粘连松解、伞端成形等)
	输卵管吻合术

项目名称	项目内容
免疫因素不孕	维生素C片 100mg po qd 维生素E胶囊 100mg po qd 地塞米松片 0.5mg po qd 阿司匹林 50mg po qd
卵巢排卵障碍性不孕[3]	
方案A	氯米芬方案，PCOS患者首选 √氯米芬 50～150mg po qd×5d(月经来潮第5日至第9日)
方案B	氯米芬＋雌激素方案，适用于子宫内膜较薄患者 √氯米芬 50～150mg po qd×5d(月经来潮第5～9日) √戊酸雌二醇 1～2mg/结合雌激素 0.625mg po qd，自停用氯米芬后开始使用至排卵前
方案C[4]	氯米芬＋ 绒毛膜促性腺激素，适用于单用氯米芬促排卵效果不佳者 √氯米芬 50～150mg po qd ×5d(月经来潮第5～9日) 停用氯米芬后开始持续监测卵泡发育情况，当B超显示优势卵泡直径为18～20mm时，开始应用绒毛膜促性腺激素 10000U im st(一般注射后36～44h排卵)
方案D[4]	人绝经后促性腺激素＋ 绒毛膜促性腺激素，适用于单用氯米芬促排卵效果不佳者 √人绝经后促性腺激素(HMG) 75～150U im qd，自月经第5日开始，用5～7d后根据B超监测卵泡发育情况调整剂量，至卵泡直径≥18mm或2个卵泡直径达16～18mm时停药 √绒毛膜促性腺激素(HCG)5000～10000U im st(自停用HMG24h开始应用，如尿LH峰阳性，一般于24～36h后排卵；如尿LH峰阳性，一般于24～36h后排卵；如尿LH峰阴性，一般于36～44h排卵)
方案E[4]	氯米芬＋人绝经后促性腺激素＋ 绒毛膜促性腺激素，适用于单用氯米芬促排卵效果不佳者

项目名称	项目内容
	氯米芬 50～150mg po qd×5d(月经来潮第 5～9 日) √人绝经后促性腺激素(HMG) 75～150U im qd，停用氯米芬后，根据 B 超监测卵泡发育情况调整剂量，至卵泡直径≥18mm 或 2 个卵泡直径达 16～18mm 时停药 √绒毛膜促性腺激素(HCG)5000～10000U im st(自停用 HMG 24h 开始应用，如尿 LH 峰阳性，一般于 24～36h 后排卵；如尿 LH 峰阳性，一般于 24～36h 后排卵；如尿 LH 峰阴性，一般于 36～44h 排卵)
	方案 F　适用于高泌乳素血症患者 √溴隐亭 1.25～2.5mg po bid (自月经来潮第 1 日开始，连续 3～6 月)
	方案 G　适用于高雄激素患者 √炔雌醇环丙孕酮 1 片 po qd (自月经来潮第 1 日开始，连服 21d 停药，重复 3 月)
	方案 H　适用于氯米芬促排卵不敏感患者 √服用氯米芬同时加用二甲双胍 0.5g po tid，停用氯米芬后二甲双胍仍继续服用，直至妊娠
辅助生殖助孕技术	人工授精(IUI) 体外受精-胚胎移植(IVF-ET) 单精子卵胞浆内显微注射技术(ICSI) 卵子、精子赠送技术 胚胎植入前遗传学诊断(PGD)

① 性交后试验

试验方法：试验选择在子宫颈黏液最利于精子通过的时间，即在女方排卵期前 1～2 天进行。夫妻性交后平卧半小时，然后在 2 至 4h 内做检查，取女方宫颈黏液，在显微镜下观察精子数量和活动。

结果判定及临床意义：每高倍视野内有 1～20 条精子，即可视为阳性。一般认为，如果每高倍视野多于 20 条精子，则受孕的机会较多。阳性结果提示不孕夫妇有正确的性交技巧；男方有正常的精液；女方阴道内环境适宜，宫颈黏液与男方精子有相容性，因而具有较高的受孕机会；阴性者应首先考虑有无性交方式的不当，可在指导性生活后重复进行，反复性交后试验阴性者应复查精液常规，双方查抗精子抗体及局部有无炎症等。

② 对于子宫输卵管造影有疑问或不明原因不孕者，应予行腹腔镜检查。

③ 促排卵治疗过程中每2～3日监测血清E_2，LH，P；防止卵巢过度刺激综合征发生。

④ 对HCG促排卵患者，在排卵前2～6次测尿LH，如测到内源性LH阳性，卵泡直径不足18mm，提示为隐匿性早熟的LH峰，此周期放弃。

知识拓展

1. 排卵障碍性疾病的病因、诊断、鉴别诊断

(1) 病因：卵泡发育及排卵是由下丘脑-垂体-卵巢性腺轴调控的，所以性腺轴的任何一个部位异常都可引起排卵障碍。

下丘脑性无排卵

器质性病变：如颅咽管瘤、外伤、感染及先天发育异常。

功能性病变：精神病及过度紧张；体重过轻或过重，超过标准体重85%～120%；剧烈运动；长期服用氯丙嗪、避孕药等药物。

垂体性无排卵

肿瘤：如垂体腺瘤。

损伤：缺血（席汉氏综合征）、炎症、放射、手术。

空蝶鞍综合征。

卵巢性无排卵

先天性卵巢发育异常：45，XO，47，XXX等。

Gn不敏感综合征：有卵泡，卵巢对Gn无反应，Gn高。病因不清，可能与自身免疫障碍或卵巢Gn受体缺乏有关。

卵巢早衰：<40岁闭经，FSH及LH>40U/L，E_2<50pg/ml。

PCOS。

未破裂卵泡黄素化综合征（LUF）。

其他内分泌腺的影响 甲状腺；肾上腺。

(2) 诊断

基础体温（BBT） 无排卵BBT为单相，有排卵为双相。一般BBT多在排卵后2～3日上升，少数在排卵日上升，升高幅度>0.3℃。

阴道脱落细胞 阴道上1/3的上皮细胞对性激素变化敏感，在月经

周期中也有周期性变化。如果月经后半期检测阴道脱落细胞仍为雌激素影响的角化细胞多而无周期性变化，表示无排卵。

宫颈黏液 月经后半期宫颈黏液仍为羊齿植物状结晶，无椭圆体，为无排卵。

子宫内膜检查 受卵巢雌、孕激素的影响，月经中期中子宫内膜有明显的中期性变化，经前 5～7d 为分泌晚期变化。如果月经前或来月经 12h 内做子宫内膜检查为增殖期改变，表明无排卵。

血性激素测定 月经中期的不同阶段，血中性激素的水平是不同的，分析血清性激素水平是否正常，一定要考虑抽血时间。月经中期（排卵期），主要观察是否出现 LH 峰（＞40U /L）和 E_2 峰（400pg /ml）。月经第 21 日（或来月经前 7 日），主要观察孕激素和雌激素水平，P＞5ng/ml 表明有排卵；P 在 6～10ng/ml，虽有排卵，但存在黄体功能不足；P＞15ng/ml 则正常。月经第 9 日，如果 FSH、LH＜15U /ml、E_2＜100pg /ml，则卵泡发育不良，不排卵的可能性大。

尿排卵试条自我监测

超声卵泡监测 超声可分辨 2～4mm 的卵泡（阴道超声更清楚）。一般从月经周期第 9 日开始，1～3 日观察 1 次，通过连续观察，可看到卵泡逐渐长大，并向卵巢表面迁移，第 9～12 日可确定优势卵泡（＞14mm），排卵前卵泡每天长 2～3mm。成熟卵泡 18～24mm（自然周期 17mm，HMG 促排卵＞18mm，氯米芬促排卵＞20mm），位于卵巢表面。

排卵：卵泡塌陷、体积缩小、无回声区消失；血体、不规则有强回声光点的囊肿；20％可见盆腔积液（排出 4～6ml 卵泡液，B 超可测出＞5ml 液体）。

不排卵：无卵泡发育；无优势卵泡；卵泡不破裂，持续存在，盆腔无积液。

腹腔镜：如排卵，可见到排卵斑、血体-黄体。

（3）排卵障碍部位的判断及促排卵药物的选择

内分泌测定

泌乳素升高：正常育龄妇女血清 PRL 值为 5～25ng/ml，如果＞25ng/ml 即为升高。高水平的 PRL 对下丘脑-垂体-卵巢性腺轴功能起抑制作用。可采用溴隐亭、手术治疗。

低促性腺激素状态：正常生育年龄妇女血清 FSH 与 LH 为 5～

40IU/L，如果 FSH 与 LH<5IU/L，为低促性腺激素性排卵障碍，表明病变在下丘脑或垂体，功能障碍，例如席汉氏综合征。可采用 GnRHa，hMG，rFSH 治疗。

高促性腺激素状态：血清 FSH 与 LH>40IU/L，为高促性腺激素性排卵障碍，表明病变在卵巢，如卵巢早衰、性腺发育不全等。可采用赠卵试管婴儿。

LH/FSH>3、T 升高：多为多囊卵巢综合征。可采用二甲双胍、氯米芬、HMG、rFSH 等治疗。

T_3、T_4、TSH，及尿 17-羟、17-酮：排除甲状腺及肾上腺病变。

黄体酮试验

方法：见功能失调性子宫出血章节。

阳性：有撤药性出血，表明体内有雌激素，宫内膜呈增殖期改变，不排卵部位在下丘脑或垂体。可采用氯米芬、HMG，rFSH 等治疗。

阴性：无撤药性出血，说明体内缺乏雌激素，病变可能在卵巢或下丘脑及垂体。

尿促性素(HMG)试验

适应证：对黄体酮试验阴性者行 HMG 试验，以确定不排卵部位在卵巢本身或之上。

方法：HMG 150U 注射，每日 1 次，连用 5～7 日，超声观察有否卵泡发育及排卵。

阳性：有卵泡发育或排卵，病变在垂体或下丘脑。可采用 hMG，rFSH 治疗。

阴性：无反应，病变在卵巢本身，疗效差。

垂体兴奋试验　见闭经章节，P329。

氯米芬(CC)试验

方法：CC 100mg po qd，连服 5 日，用药前及停药 5 日测血清 FSH 及 LH 水平。

阳性：如用药后 FSH 及 LH 升高 3～10 倍为阳性反应，表明下丘脑-垂体功能正常，病变可能在卵巢。

阴性：如果无明显变化，为阴性反应，病变在下丘脑。

2. 人工授精技术

(1) 分类：阴道内人工授精(IVI)、宫颈内人工授精(ICI)、宫腔内人工授精(IUI)和输卵管内人工授精(ITI)。

(2) 适应证

丈夫精液人工授精

- 男性因少精、弱精、液化异常、性功能障碍、生殖器畸形等不育；
- 女性因宫颈黏液分泌异常、生殖道畸形及心理因素导致性交不能等不育；
- 女性因轻度子宫内膜异位症；
- 免疫性不育；
- 原因不明的不育。

供精人工授精

- 无精子症、严重的少精症、弱精症和畸精症；
- 输精管绝育术后期望生育而复通术失败者及射精障碍等；
- 男方和/或家族有不宜生育的严重遗传性疾病；
- 母儿血型不合不能得到存活新生儿；
- 原因不明的不育。

(3) 禁忌证

- 女方因输卵管因素造成的精子和卵子结合障碍；
- 女方患有生殖泌尿系统急性感染或性传播疾病；
- 女方患有遗传病、严重躯体疾病、精神心理障碍；
- 有先天缺陷婴儿出生史并证实为女方因素所致；
- 女方接触致畸量的射线、毒物、药品并处于作用期；
- 女方具有酗酒、吸毒等不良嗜好。

3. 体外受精-胚胎移植及其衍生技术

(1) 适应证

体外受精-胚胎移植(IVF-ET)

- 女方因输卵管因素造成精子与卵子遇合困难；
- 排卵障碍；
- 中～重度子宫内膜异位症；
- 不明原因不育；
- 经过人工授精技术治疗4周期仍不成功者。

卵胞浆内单精子注射(ICSI)

- 严重的少、弱、畸精子症；

- 梗阻性无精子症；
- 生精功能障碍；
- 男性免疫性不育；
- 体外受精-胚胎移植(IVF-ET)受精失败；
- 精子无顶体或顶体功能异常。

植入前胚胎遗传学诊断(PGD)　凡是能够被诊断的遗传性疾病都可以适用于植入前胚胎遗传学诊断(PGD)。主要用于X连锁遗传病、单基因相关遗传病、染色体病及可能生育以上患儿的高风险人群等。

接受卵子赠送

- 丧失产生卵子的能力；
- 女方是严重的遗传性疾病基因携带者或患者；
- 具有明显的影响卵子数量和质量的因素。

接受胚胎赠送

- 夫妻双方同时丧失产生配子的能力；
- 夫妻双方有严重的遗传性疾病或携带导致遗传性疾病的基因，不能产生功能正常的配子；
- 不能获得发育潜能正常的胚胎。

(2) 禁忌证

- 提供配子的任何一方患生殖、泌尿系统急性感染和性传播疾病或具有酗酒、吸毒等不良嗜好；
- 提供配子的任何一方接触致畸量的射线、毒物、药品并处于作用期；
- 接受胚胎赠送/卵子赠送的夫妇女方生殖、泌尿系统急性感染和性传播疾病，或具有酗酒、吸毒等不良嗜好；
- 女方子宫不具备妊娠功能或严重躯体疾病不能承受妊娠。

附　录

附录 1　处方常用外文缩略词表

项目	含义	外文缩写	项目	含义	外文缩写
给药次数	每日 1 次	qd	给药次数	每晨 1 次	qm
	每日 2 次	bid		每晚 1 次	qn(on)
	每日 3 次	tid		隔日 1 次	qod
	每日 4 次	qid		每 2 日 1 次	q2d
	每日 5 次	quing id		每小时 1 次	qh
	每日 6 次	sex id		每 30 分钟 1 次	q1/2h
	每周 1 次	qw		每 4 小时 1 次	q4h
	每周 2 次	biw		每 2 小时 1 次	q2h
	每周 8 次	q3h		每 10 分钟 1 次	q10min
	每 2 周 1 次	qiw		每 6 小时 1 次	q6h
	隔周 1 次	qow		每 8 小时 1 次	q8h
给药次数	上午	am	给药次数	早餐及晚餐	m *et* n
	下午	pm		疼痛时	dol dur
	今晚	hn		早餐前	aj
	明晨	cm		早餐后	pj
	明晚	cn		中餐前	ap
	立即	st		中餐后	pp
	随意	a dlid		睡前	hs
	饭前(晚餐前)	ac		遵医嘱	md
	饭后(晚餐后)	pc		必要时	prn

项目	含义	外文缩写	项目	含义	外文缩写
给药次数	口服	po	给药次数	静脉注射	im
	内服	us imt		静脉滴注	iv gtt / iv drip
	外用	us ent		穴位注射	i adacum
	灌肠	pr		一次顿服	pro dos
	吸入	inhal		餐间	ie
	鼻用	pro nar		顿服	ht
	眼用	pro o		肌肉注射	im
	耳用(滴耳)	pro aur		腰椎注射	iI
	阴道用	pro vgain		腹腔注射	ia
	皮试	AST(et)		胸腔注射	ip
	皮下注射	ih:H		球结膜下注射	isc
	皮内注射	id			

附录 2 子宫内膜异位症分期标准

美国生殖医学协会制定的子宫内膜异位症修订分期(R-AFS 1985)

病灶位置 \ 病灶大小			＜1cm	1～3cm	＞3cm	得分
腹膜		浅表	1	2	4	
		深部	2	4	6	
卵巢	右	浅表	1	2	4	
		深部	4	16	20	
	左	浅表	1	2	4	
		深部	4	16	20	
粘连包裹			＜1/3	1/3～2/3	＞2/3	
卵巢	右	膜状	1	2	4	
		致密	4	8	16	
	左	膜状	1	2	4	
		致密	4	8	16	
输卵管	右	膜状	1	2	4	
		致密	4*	8*	16	
	左	膜状	1	2	4	
		致密	4*	8*	16	
子宫直肠窝封闭		部分		4		
		完全		40		
评分总计						

附注：* 输卵管完全堵塞计 16 分；Ⅰ期：微型 1～5 分；Ⅱ期：轻度 6～15 分；Ⅲ期：中度 16～40 分；Ⅳ期：重度 ＞41 分。

附录3 常见妇科恶性肿瘤分期系统

表3-1 原发卵巢恶性肿瘤的手术-病理分期(FIGO,2000)

分期	特征
Ⅰ期	**肿瘤局限于卵巢**
Ⅰa期	肿瘤局限于一侧卵巢,包膜完整,表面无肿瘤,腹水或腹腔冲洗液中未见恶性细胞
Ⅰb期	肿瘤局限于两侧卵巢,包膜完整,表面无肿瘤,腹水或腹腔冲洗液中未见恶性细胞
Ⅰc期	肿瘤局限于一侧或两侧卵巢,伴有以下任何一项者:包膜破裂;表面有肿瘤;腹水或腹腔冲洗液中查见恶性细胞
Ⅱ期	**肿瘤累及一侧或双侧卵巢,伴盆腔内扩散**
Ⅱa期	肿瘤蔓延和/或转移至子宫和/或输卵管;腹水或冲洗液中无恶性细胞
Ⅱb期	肿瘤蔓延到其他盆腔组织;腹水或冲洗液中无恶性细胞
Ⅱc期	Ⅱa或Ⅱb期病变,但腹水或冲洗液中查见恶性细胞
Ⅲ期	**一侧或双侧卵巢肿瘤,镜检证实有盆腔外腹腔转移和/或区域淋巴结转移,肝表面转移为Ⅲ期**
Ⅲa期	淋巴结阴性,组织学证实盆腔外腹膜表面有镜下转移
Ⅲb期	淋巴结阴性,腹腔转移灶直径≤2cm
Ⅲc期	腹腔转移灶直径>2cm,和/或腹膜后区域淋巴结阳性
Ⅳ期	**远处转移(胸水有癌细胞,肝实质转移)**

附注:Ⅰc、Ⅱc期如细胞学阳性,应注明是腹水还是腹腔冲洗液;如包膜破裂,应注明是自然破裂或手术操作时破裂。

表 3-2　子宫内膜癌临床分期与手术-病理分期(FIGO,2009)

<table>
<tr><th colspan="2">子宫内膜癌临床分期</th><th colspan="2">子宫内膜癌手术-病理分期(FIGO,2009)</th></tr>
<tr><td>分期</td><td>特征</td><td>分期①</td><td>特征</td></tr>
<tr><td>Ⅰ期</td><td>肿瘤局限于宫体</td><td>Ⅰ期</td><td>肿瘤局限于宫体</td></tr>
<tr><td>Ⅰa 期</td><td>宫腔深度≤8cm</td><td>Ⅰa 期</td><td>肿瘤局限于子宫内膜</td></tr>
<tr><td rowspan="2">Ⅰb 期</td><td rowspan="2">宫腔深度＞8cm</td><td>Ⅰb 期</td><td>子宫肌层侵犯＜1/2</td></tr>
<tr><td>Ⅰc 期</td><td>子宫肌层侵犯≥1/2</td></tr>
<tr><td rowspan="3">Ⅱ期</td><td rowspan="3">肿瘤累及宫体、颈管,无子宫外病变</td><td>Ⅱ期</td><td>肿瘤累及宫颈,无子宫外病变</td></tr>
<tr><td>Ⅱa 期</td><td>仅宫颈黏膜腺体受累(FIGO,2000)②</td></tr>
<tr><td>Ⅱb 期</td><td>宫颈间质受累</td></tr>
<tr><td rowspan="4">Ⅲ期</td><td rowspan="4">肿瘤侵至子宫外,但未超出骨盆</td><td>Ⅲ期</td><td>肿瘤播散于子宫外的盆腔内,但未累及膀胱、直肠</td></tr>
<tr><td>Ⅲa 期</td><td>肿瘤侵至浆膜和/或附件受累③</td></tr>
<tr><td>Ⅲb 期</td><td>阴道和/或宫旁受累</td></tr>
<tr><td>Ⅲc 期</td><td>盆腔和/或腹主动脉旁淋巴结转移</td></tr>
<tr><td>Ⅳ期</td><td>肿瘤超出骨盆,或明显累及膀胱、直肠黏膜,但泡样水肿不属Ⅳ期</td><td>Ⅳ期</td><td>肿瘤累及膀胱、直肠(黏膜明显受累),或有盆腔外远处转移</td></tr>
<tr><td>Ⅳa 期</td><td>肿瘤累及临近器官,如膀胱、直肠、乙状结肠或小肠</td><td>Ⅳa 期</td><td>肿瘤累及膀胱和/或直肠黏膜</td></tr>
<tr><td>Ⅳb 期</td><td>远处器官转移</td><td>Ⅳb 期</td><td>远处转移,包括腹腔内转移或腹股沟淋巴结转移</td></tr>
</table>

①G1、2、3 中任何一种。

②2009 年分期认为:仅宫颈黏膜腺体受累为Ⅰ期,而不再是 FIGO,2000 年分期定义的Ⅱa 期。

③2009 年分期认为:腹水细胞学检查阳性应单独报告,但并没有改变分期。

表 3-3 宫颈癌临床分期(FIGO,2009)

分期	描述
Ⅰ	肿瘤严格局限于宫颈(扩展至宫体将被忽略)
Ⅰa	镜下浸润癌。间质浸润≤5 mm,水平扩散≤7 mm。
$Ⅰa_1$	间质浸润≤3 mm,水平扩散≤7 mm。
$Ⅰa_2$	间质浸润>3 mm,且≤5 mm,水平扩展≤7 mm。
Ⅰb	肉眼可见病灶局限于宫颈,或临床前病灶>Ⅰa 期①
$Ⅰb_1$	肉眼可见病灶最大径线≤4 cm
$Ⅰb_2$	肉眼可见病灶最大径线> 4 cm
Ⅱ	肿瘤超过子宫颈,但未达骨盆壁或未达阴道下 1/3
Ⅱa	无宫旁浸润
$Ⅱa_1$	肉眼可见病灶最大径线≤4 cm
$Ⅱa_2$	肉眼可见病灶最大径线> 4 cm
Ⅲ	肿瘤扩展到骨盆壁和(或)累及阴道下 1/3 和(或)引起肾盂积水或肾无功能者②
Ⅲa	肿瘤累及阴道下 1/3,没有扩展到骨盆壁。
Ⅲb	肿瘤扩展到骨盆壁和(或)引起肾盂积水或肾无功能
Ⅳ	肿瘤播散超出真骨盆或(活检证实)侵犯膀胱或直肠黏膜。泡状水肿不能分为Ⅳ期
Ⅳa	肿瘤播散至邻近器官
Ⅳb	肿瘤播散至远处器官

①所有肉眼可见病灶甚至于仅仅是浅表浸润也都定为Ⅰb 期。浸润癌局限于可测量的间质浸润,最大深度为 5 mm,水平扩散不超过 7 mm。无论从腺上皮或者表面上皮起源的病变,从上皮的基底膜量起浸润深度不超过 5 mm。浸润深度总是用毫米(mm)来报告,甚至在这些早期(微小)间质浸润(0～1 mm)。无论静脉或淋巴等脉管浸润均不改变分期。

②直肠检查时肿瘤与盆腔间无肿瘤浸润间隙。任何不能找到其他原因的肾盂积水及肾无功能病例都应包括在内。

附录

表 3-4 外阴癌临床分期(FIGO,2009)

Ⅰ	肿瘤局限于外阴,淋巴结未转移
ⅠA	肿瘤局限于外阴或会阴,最大径线≤2 cm,间质浸润≤1.0 mm①
ⅠB	肿瘤最大径线>2 cm或局限于外阴或会阴,间质浸润>1.0 mm②
Ⅱ	肿瘤侵犯下列任何部位:下1/3尿道、下1/3阴道、肛门,淋巴结未转移
Ⅲ	肿瘤有或(无)侵犯下列任何部位:下1/3尿道、下1/3阴道、肛门,有腹股沟-股淋巴结转移
ⅢA	(i)1个淋巴结转移(≥5 mm),或(ii)1~2个淋巴结转移(<5 mm)
ⅢB	(i)≥2淋巴结转移(≥5 mm),或(ii)≥3个淋巴结转移(<5 mm)
ⅢC	阳性淋巴结伴囊外扩散
Ⅳ	肿瘤侵犯其他区域(上2/3尿道,上2/3阴道)或远处转换
ⅣA	(i)肿瘤侵犯下列任何部位:上尿道和(或)阴道黏膜、膀胱黏膜、直肠黏膜、或固定在骨盆壁,或(ii)腹股沟-股淋巴结出现固定或溃疡形成。
ⅣB	任何部位(包括盆腔淋巴结)的远处转移

①浸润深度指肿瘤从接近最表皮乳头上皮-间质连接处至最深浸润点的距离。

表 3-5 阴道癌临床分期(FIGO)

分期	肿瘤累及范围
0期	原位癌(浸润前癌)
Ⅰ期	肿瘤局限于阴道
Ⅱ期	肿瘤侵及阴道旁组织,但未达盆壁
Ⅲ期	肿瘤扩散达盆壁
Ⅳa期	肿瘤侵及膀胱、直肠黏膜,和/或/扩散超出真骨盆
Ⅳb期	远处器官转移

表 3-6 子宫肉瘤临床分期(UICC)

分期	肿瘤累及范围
Ⅰ期	肿瘤局限于宫体
Ⅱ期	肿瘤浸润至宫颈
Ⅲ期	肿瘤超出子宫范围,侵犯盆腔其他脏器组织,但仍局限于盆壁
Ⅳ期	肿瘤超出骨盆范围,侵犯上腹腔或有远处转移

表 3-7　输卵管手术-病理分期(FIGO,2000)

分期	特征
0 期	原位癌(浸润前癌)
Ⅰ期	肿瘤局限于输卵管
Ⅰa 期	肿瘤局限于一侧输卵管,未穿透浆膜层,无腹水或腹腔冲洗液中未见恶性细胞
Ⅰb 期	肿瘤局限于两侧输卵管,未穿透浆膜层,无腹水或腹腔冲洗液中未见恶性细胞
Ⅰc 期	肿瘤局限于一侧或两侧输卵管,达到或穿透输卵管浆膜层,或在腹水或腹腔冲洗液中查见恶性细胞
Ⅱ期	肿瘤累及一侧或双侧输卵管,伴盆腔内扩散
Ⅱa 期	肿瘤蔓延和/或转移至子宫和/或卵巢;腹水或冲洗液中无恶性细胞
Ⅱb 期	肿瘤蔓延到其他盆腔组织;腹水或冲洗液中无恶性细胞
Ⅱc 期	Ⅱa 或Ⅱb 期病变,腹水或冲洗液中查见恶性细胞
Ⅲ期	一侧或双侧输卵管肿瘤,伴盆腔外腹腔内种植和/或区域淋巴结转移
Ⅲa 期	淋巴结阴性,显微镜下盆腔外腹膜转移
Ⅲb 期	淋巴结阴性,盆腔外腹腔转移灶直径≤2cm
Ⅲc 期	盆腔外腹腔转移灶直径＞2cm,和/或腹膜后区域淋巴结阳性
Ⅳ期	远处转移(不包括腹膜转移)

表 3-8 滋养细胞肿瘤的临床分期(FIGO,2009)

FIGO 分期,2000		北京协和医院分期,宋氏	
分期	特征	分期	特征
Ⅰ期	病变局限于子宫	Ⅰ期	病变局限于子宫者,无转移
Ⅱ期	病变超出子宫,但局限于生殖器官	Ⅱ期	病变超出子宫,但局限于生殖器官
		Ⅱa 期	宫旁或附件转移
		Ⅱb 期	阴道、外阴转移
Ⅲ期	病变累及肺,伴有或不伴有生殖道受累	Ⅲ期	肺转移
		Ⅲa 期	单个病灶直径不超过 3cm 或多发病灶总面积估计不超过一侧肺之一半
		Ⅲb 期	肺转移超过Ⅲa 期范围者
Ⅳ期	肺及生殖器官外的其他转移	Ⅳ期	全身广泛转移如脑、肝、脾、肠、皮肤等处转移

附录 4　生殖道脱垂及损伤性疾病分度

表 4-1　子宫脱垂的临床分度

分度	类型	表现
Ⅰ度	轻型	宫颈外口距处女膜缘<4cm，尚未达到处女膜缘
	重型	宫颈外口已达处女膜缘，在阴道口能见到宫颈。
Ⅱ度	轻型	宫颈已脱出于阴道口外，宫体仍在阴道内
	重型	宫颈及部分宫体已脱出至阴道口外
Ⅲ度		宫颈及宫体全部脱出至阴道口外

表 4-2　阴道前/后壁膨出的临床分度

分度	表现
Ⅰ度	阴道前/后壁形成球形，向下突出，达处女膜缘，尚未出阴道口外
Ⅱ度	阴道壁展平或消失，部分阴道前/后壁突出于阴道口外
Ⅲ度	阴道前/后壁全部脱出于阴道口外（一般伴有Ⅱ度以上子宫脱垂）

表 4-3　盆腔脏器脱垂分度（POP-Q 分类法）

分度	内容
0	没有脱垂；Aa，Ap，Ba，Bp，都是－3cm；C 点在 TVL 和<（TVL－2cm）之间
Ⅰ	脱垂最远处在处女膜内，距离处女膜>1cm 处
Ⅱ	脱垂最远处在处女膜边缘的 1cm 内，不论在处女膜内还是外
Ⅲ	脱垂最远处在处女膜外，距离处女膜边缘>1cm 但<2cm，并<TVL
Ⅳ	阴道完全或几乎完全脱垂；脱垂最远处超过或等于>（TVL－2cm）

Aa：距处女膜 3cm 的阴道前壁处，－3cm，＋3cm；

Ba：阴道前壁脱出离处女膜最远处，－3cm，±TVL；

C：宫颈或子宫切除的阴道残端，±TVL；

D：后穹隆（没有切除子宫者），±TVL 或空缺（子宫切除后）；

Ap：距处女膜 3cm 的阴道后壁处，－3cm，＋3cm；

Bp；阴道后壁脱出离处女膜最远处，－3cm，±TVL

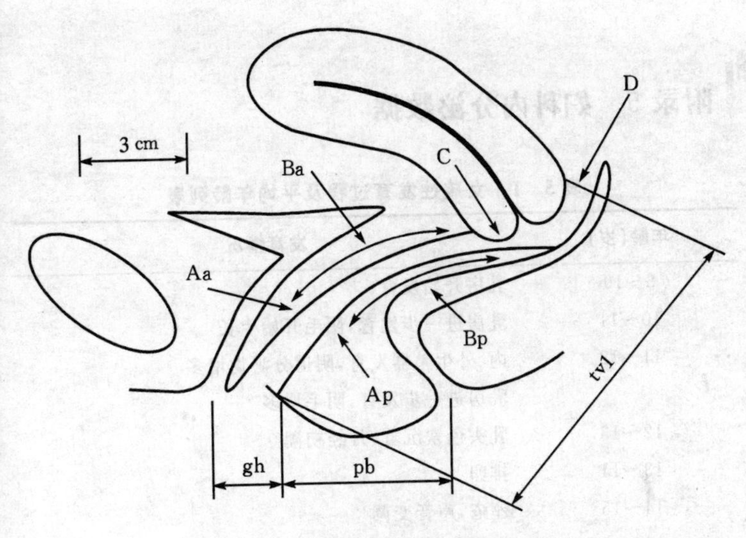

POP-Q 分类法盆腔脏器脱垂评估指示点

表 4-4　会阴裂伤的临床分度

分度	内容
Ⅰ度	会阴部皮肤及阴道入口黏膜撕裂，未达肌层，出血不多
Ⅱ度	裂伤已达会阴体筋膜及肌层，累及阴道后壁黏膜，向阴道后壁两侧沟延伸并向上撕裂，解剖结构不易辨认，出血较多
Ⅲ度	裂伤向会阴深部扩展，肛门外括约肌已断裂，甚至阴道直肠隔及部分直肠前臂裂伤(出血不一定多，但组织损伤严重)

表 4-5　张力性尿失禁的分度

分度	内容
轻度	发生在咳嗽、打喷嚏时，至少每周发作 2 次
中度	发生在日常活动中
重度	发生在站立时

附录5 妇科内分泌数据

表5-1 女孩性发育过程及平均年龄列表

年龄(岁)	发育情况
8～10	乳房开始发育
10～11	乳房进一步发育,阴毛开始生长
11～12	内、外生殖器发育,阴道分泌物增多 乳房进一步发育,阴毛增多
12～13	乳头色素沉着,月经初潮
13～14	排卵
14～15	痤疮,声音变调
16～17	骨骼发育停止

表5-2 女孩青春期第二性征发育的Tanner分期

Tanner分期	乳房发育	阴毛发育
Ⅰ期	幼儿型,乳房平坦	无阴毛
Ⅱ期	乳房开始隆起,呈芽胞状,可触及乳腺腺体块,乳晕略增大	大阴唇出现少量阴毛,色较浅
Ⅲ期	乳房和乳晕进一步增大,在同一丘面,乳晕色素加深,乳头增大	毛色加深、增粗、变长伴卷曲向上扩展至耻骨联合
Ⅳ期	乳房和乳晕继续增大,乳晕在乳房上形成第二个隆起,乳头更增大	阴毛增多,已具有成人的特征,但分布限于阴阜
Ⅴ期	乳房发育完成,乳晕的第二个隆起消失	阴毛特征和量达到成人水平,倒三角分布,至大腿上部

表 5-3 评价绝经期综合征严重程度的 Kupperman 评分表

症状	基本分	0分	1分	2分	3分
潮热出汗	4	无	<3 次/天	3~9 次/天	>10 次/天
感觉异常	2	无	偶有	中	重
失眠	2	无	偶有	经常,安眠药有效	影响工作生活
情绪激动	2	无	偶有	经常,能控制	经常,不能控制
抑郁、疑心	1	无	偶有	经常,不影响生活	影响生活
眩晕	1	无	偶有	经常,不影响生活	影响生活
疲乏	1	无	偶有	上 4 楼困难	日常生活受限
骨关节痛	1	无	偶有	经常,能忍受	功能障碍
头痛	1	无	偶有	经常,能忍受	需治疗
心悸	1	无	偶有	经常,不影响生活	需治疗
皮肤蚁走感	1	无	偶有	经常,能忍受	需治疗
阴道干涩	1	无	轻	中	重

附注:症状评分=加权因子×程度评分。各项症状评分相加之和为总分,总分超过 6 分诊断确立,高于 30 分表示病情严重。

附录 6　常见化疗药物、化疗方案缩写列表

表 6－1　常见化疗药物缩写

药物名称	缩写	药物名称	缩写
环磷酰胺	CTX	多西紫杉醇	Taxotere
异环磷酰胺	IFO	顺铂	DDP
阿霉素	ADM	卡铂	CDDP
表阿霉素	E－ADM	托泊替康	TPT
表柔比星(吡柔比星)	THP	丝裂霉素	MMC
放线菌素 D	KSM/Act-D	阿糖胞苷	CA
博来霉素	BLM	羟基脲	HU
5-氟尿嘧啶	5-FU	三苯氧胺	TMA
氨甲蝶呤	MTX	依立替康/开普拓	CPTI
长春新碱	VCR	足叶乙甙(依托泊苷)	VP16
紫杉醇	Taxol	多西他赛	Docetaxel
卡莫司汀	BCNU	伊立替康	CPT-11
长春新碱	VCR	平阳富柔	PLM
洛莫司汀	CCNU	奈达铂	nedaplatin
达卡巴嗪	DTIC	拓扑替康	Topotecan
吉西他宾	Gemcitabine		

表 6-2　常见化疗方案简写名称

方案	方案用药	方案	方案用药
PT	卡铂、紫杉醇、紫杉特尔	PC	卡铂、环磷酰胺
PAC	卡铂、阿霉素、环磷酰胺	CA	卡铂、阿霉素
PA	卡铂、阿霉素	PM	卡铂、丝裂霉素
PF	卡铂,5-氟尿嘧啶	PEB	卡铂、足叶乙甙、博莱霉素
PIB	卡铂、异环磷酰胺、博来霉素	PVB	卡铂、长春新碱、博莱霉素
VAC	长春新碱、新福菌素、环磷酰胺	PEV	卡铂、足叶乙甙、长春新碱
PE	卡铂、足叶乙甙	PAM	卡铂、阿霉素、氨甲蝶呤
PMB	卡铂、氨甲蝶呤、博莱霉素	FIP	5-氟尿嘧啶、异环磷酰胺、卡铂
TIP	紫杉醇、异环磷酰胺、顺铂/卡铂	PEA	卡铂、足叶乙甙、阿霉素
双枪	5-氟尿嘧啶、新福菌素	EMO/CO	放线菌素 D、足叶乙甙、氨甲蝶呤、长春新碱、环磷酰胺
CAPV	环磷酰胺、阿霉素、顺铂/卡铂、长春新碱	API	阿霉素、顺铂/卡铂、异环磷酰胺
PMB	顺铂/卡铂、丝裂霉素、博莱霉素	HDE	羟基脲、氮烯米胺、足叶乙甙

参考文献

[1] 曹泽毅.中华妇产科学.2版.北京:人民卫生出版社,2005.
[2] 乐杰.妇产科学.7版.北京:人民卫生出版社,2008.
[3] 丰有吉,沈铿.妇产科学.北京:人民卫生出版社,2008.
[4] 中华医学会.临床诊疗指南(妇产科学分册).北京:人民卫生出版社,2009.
[5] 邓姗,郎景和.协和妇产科临床备忘录.2版.北京:人民军医出版社,2008.
[6] 史常旭,辛晓燕.现代妇产科治疗学.2版.北京:人民军医出版社,2007.
[7] 曹泽毅.妇科常见肿瘤诊疗指南.2版.北京:人民卫生出版社,2007.
[8] 刘继红.妇科肿瘤诊疗指南.北京:人民军医出版社,2010.
[9] 渔船新,李儒芝.妇科内分泌疾病治疗学.上海:复旦大学出版社,2009.
[10] 葛秦生,连利娟.生殖内分泌与妇科疾病诊疗手册.北京:科学技术文献出版社,2002.
[11] 谢玲,陈美龄,林元.妇产科医嘱速查手册.北京:化学工业出版社,2010.
[12] 刘乃丰,孙子林.临床医嘱手册.4版.江苏:江苏科学技术出版社,2009.
[13] 陈必良,马向东.西京产科医师手册.西安:西安交通大学出版社,2011.